北京市高等教育精品教材立项项目
医学高等专科学校教材
中央广播电视大学医科类大专教材

人体生理学

（第二版）

主　编　朱文玉　曲瑞瑶
副主编　王黎光
编　者　（按姓氏笔画为序）

王黎光　邯郸医学高等专科学校
朱文玉　北京大学医学部
曲瑞瑶　首都医科大学
宋文珍　邯郸医学高等专科学校
陈冬志　河北省职工医学院
张明艳　河北省职工医学院
岳　华　河北医科大学中医学院
周崇坦　河北省承德医学院
赵春秀　华北煤炭医学院
南瑞生　内蒙古医学院
崔浩军　内蒙古医学院

U0257331

北京大学医学出版社

RENTI SHENGLIXUE

图书在版编目（CIP）数据

人体生理学 / 朱文玉，曲瑞瑶主编. —2 版 .—北京：
北京大学医学出版社，2002.2（2018.4 重印）

ISBN 978-7-81071-271-2

Ⅰ．①人… Ⅱ．①朱…②曲… Ⅲ．①人体生理学 -
医学院校 - 教材 Ⅳ．① R33

中国版本图书馆 CIP 数据核字（2015）第 045292 号

人体生理学（第二版）

主　　编：朱玉文　曲瑞瑶
出版发行：北京大学医学出版社
地　　址：（100191）北京市海淀区学院路 38 号　北京大学医学部院内
电　　话：发行部 010-82802230；图书邮购 010-82802495
网　　址：http://www.pumpress.com.cn
E-mail：booksale@bjmu.edu.cn
印　　刷：北京东方圣雅印刷有限公司
经　　销：新华书店
责任编辑：刘鼎新　暴海燕　　责任校对：翁晓军　　责任印制：罗德刚
开　　本：787×1092mm　1/16　　印张：17.25　　字数：458 千字
版　　次：2002 年 3 月第 2 版　2018 年 4 月第 19 次印刷
书　　号：ISBN 978-7-81071-271-2
定　　价：23.00 元

再 版 前 言

　　《人体生理学》第一版自1995年出版以来得到了广大教师和学生的肯定，在6年中已增印6次，发行量达9万册。第二版是在第一版的基础上，根据新世纪医学教学改革的精神与第一版在使用过程中的反馈意见编写的。

　　本版删减了第一版中已陈旧的内容，并适当的增补了已被公认的新概念、新进展，以及第十三章衰老，使本书内容更全面地与国家执业医师资格考试临床助理医师考试的要求接轨。此外，为了便于学生自学，本版在编写中主要作了两点改革，一是文中重点的名词用黑体字编排；另一是将重点内容以边注的形式加以强化。希望能有助于学生更好地掌握住重点知识。

　　由于我们水平有限，书内缺点和错误仍在所难免，望同道和读者不吝指正。

编　者

2001 年 12 月 20 日

出 版 说 明

为了适应学科发展和教学改革的新形势，我社组织北京大学医学部以及首都医科大学、山西医科大学、内蒙古医学院、华北煤炭医学院、承德医学院、张家口医学院、河北省职工医学院、邯郸医学高等专科学校的专家教授对我社 1994 年出版的医学大专教材作了修订，出版第二版，尽可能将最优秀的教材奉献给读者。这套医学大专教材，包括人体解剖学、组织学与胚胎学、医学基础化学、人体生理学、医学生物化学、医学寄生虫学、医学免疫学与微生物学、医学遗传学、病理学、病理生理学、药理学、诊断学基础、预防医学、护理学基础、内科学、外科学、妇产科学、儿科学、五官科学（耳鼻咽喉科学、眼科学、口腔科学）、皮肤病性病学、传染病学、中医学等 22 本。其中 14 门基础医学教材为"中央广播电视大学医科大专指定教材"。

本套教材是根据医学大专学生的培养目标和教学大纲，在总结各校教学经验的基础上编写的。强调少而精和实用性，保证基本理论和基本知识的内容，适当反映学科发展趋势。这套系列教材除主教材外，各书配有辅导教材，即学习指导，便于学生自学。本套教材适用于医学高等专科学生（含临床医学、预防医学、口腔医学、护理学、妇幼卫生、精神卫生、医学检验、医学影像等专业）、大专层次的高职教育、网络教育、成人教育及专业证书班学生。授课教师可根据专业和学时数，选择重点讲授。

本套教材在策划、组稿、编写过程中，得到有关院校领导和中央电大医科课程主持教师的大力支持和各位编审人员的通力合作，在此一并致以衷心的感谢。

目　　录

第一章　绪　论

人体生理学（human physiology）是一门研究正常状态下人体功能活动规律的科学，只有熟悉和掌握了正常人体不同细胞、器官活动的规律，以及它们之间的相互联系，才能深刻地认识和掌握疾病的发生、发展规律与防治疾病的原理和措施，才能在医疗实践中有所创新和发展。因此，生理学是医学中的一门重要的基础学科。

生理学的知识归根结底是来自实践。早在 17 世纪，英国医生哈维（William Harvey，1578～1657）用动物实验方法第一次阐明了血液循环的途径和规律。科学家还可以在不伤害人体健康的条件下观察和研究各器官的功能活动。例如，通过测量人体在不同条件下的血压变化，了解各种因素对血压的影响；通过对病人的观察了解某一器官的功能。例如，通过对甲状腺机能亢进病人症状和体征的观察，推断甲状腺的功能。

由于生理学的知识来源于实验观察，研究方法对于生理学的发展起着十分重要的作用。通常将生理学的研究分为三个水平，即整体水平、器官和系统水平及细胞和分子水平。整体水平的研究是以完整的机体为研究对象，观察和分析在各种内外环境条件下，不同器官和系统的功能及它们之间相互协调的规律，器官、细胞和分子水平的研究则往往需将某个器官或细胞从整体内分离出来，在一定人工控制的环境中研究其个别的功能。不同水平的研究各有其优缺点，一般需要将不同水平研究所获得的资料进行分析、综合，才能对人体功能活动的内在机制有更深入和更全面的认识。

第一节　生命活动的基本特征

人体生命活动的基本特征主要有 4 个方面，即新陈代谢、兴奋性、适应性和生殖。

一、新陈代谢

机体不断地从环境中摄取营养物质并合成为自身的物质（合成代谢），同时又不断地分解自身原有的物质（分解代谢），并将其分解产物排出体外。机体这种不断破坏和清除衰老的结构，重建新的结构的吐故纳新过程称为**新陈代谢**（metabolism）。

物质的合成需要摄取利用能量，而物质在分解过程中又会将蕴藏在其内的化学能量释放出来，作为机体各种生理活动的能量来源并维持体温。因此，新陈代谢包含着物质的转变（物质代谢）和能量转换（能量代谢）两个密不可分的过程。

二、兴奋性

机体所处的环境是经常在发生变化的，正常情况下，机体会对环境的变化作出适当的反应。生理学常将能引起机体发生一定反应的内外环境条件的变化称为**刺激**（stimulus），而将刺激引起机体的变化称为**反应**（reaction）。

刺激引起反应必须具备三个条件，即足够的刺激强度、足够的刺激作用时间和刺激强度达到一定的变化率。若将刺激作用时间和强度变化率固定不变，只改变刺激强度，则刚能引起组织细胞产生反应的最小刺激强度称为**阈强度**，简称**阈值**（threshold）。刺激强度小于阈值的称为**阈下刺激**，刺激强度大于阈值的刺激称为**阈上刺激**。

组织细胞对刺激所产生的反应是多种多样的，如肌肉表现为收缩、腺体表现为分泌、神经表现为产生和传导冲动。但它们在这些表现之前都会产生一种共同的生物电反应——动作电位（将在第二章中介绍），近代生理学将组织细胞对刺激产生动作电位的能力称为**兴奋性**（excitability）；将对刺激能产生动作电位的组织称为**可兴奋组织**；将组织细胞受刺激后产生动作电位称为**兴奋**（excitement）。

● 引起组织细胞产生反应的最小刺激强度称为阈强度。

● 兴奋性是指组织细胞对刺激产生动作电位的能力。

● 阈值是衡量组织细胞兴奋性的指标之一。阈值与兴奋性成反变关系。

兴奋性是机体生命活动的基本特征之一，但不同组织细胞或同一组织细胞在不同情况下，对刺激反应的能力并不相同，即组织细胞的兴奋性是不同的。用什么来衡量组织的兴奋性？最常用的指标就是上面提到的刺激的阈值。兴奋性越高的组织细胞，对弱的刺激便能产生兴奋，即其刺激阈值越小；只对很强的刺激才产生兴奋的组织，表示其兴奋性较低，其刺激阈值也高。简言之，组织细胞兴奋性的高低与阈值的大小呈反变关系，即兴奋性 $\propto 1/$ 阈值。

三、适应性

机体根据内外环境的变化而调整体内各部分活动和关系的功能称为**适应性**（adaptability）。适应分为行为适应和生理适应两种。

行为适应常有躯体活动的改变，如在低温环境中机体会出现趋热活动；遇到伤害性刺激时会出现躲避活动。行为适应在生物界普遍存在，属于本能性行为适应。

生理适应是指身体内部的协调性反应。如在高原低氧环境中生活的人，血液中红细胞和血红蛋白会增加，以增强运输氧的能力；又如在强光照射下，瞳孔缩小以减少光线进入眼内，使视网膜免遭损伤。

四、生殖

人体生长发育到一定阶段时，男性和女性两种个体中发育成熟的生殖细胞相结合，便可形成与自己相似的子代个体，这种功能称为**生殖**（reproduction）。生殖是人类得以繁衍后代、延续种系的基本生命特征。

第二节　内环境及其稳态

人体内的液体总称**体液**（body fluid）。体液总量约占身体重量的 60%，按其分布分为细胞内液和细胞外液两大类。细胞内的液体称为**细胞内液**，约占体液的 2/3（占体重的 40%.）；**细胞外液**占体液的 1/3（占体重的 20%），包括血浆、组织液、淋巴液和脑脊液。

人体内绝大多数细胞与外界环境没有直接接触，它们的直接生活环境是细胞外液，因此生理学中常将细胞外液称为**内环境**（internal environment）。内环境是相对于人体所处的外环境而言的。

内环境是细胞生存的环境，细胞新陈代谢不断地与内环境发生物质交换，从内环境中摄取氧气和营养物质。内环境的各项物理、化学因素，如 O_2 与 CO_2 分压、pH、各种离子和营养物质浓度、温度、渗透压等保持相对稳定，给细胞创造一个适宜的环境，是细胞维持正常生理功能的必要条件。生理学上将内环境理化性质相对恒定的状态称为**稳态**（homeostasis）。

内环境的理化因素不是静止不变的。由于细胞不断进行新陈代谢，不断与内环境发生物质交换，就不断地扰乱或破坏内环境的稳态，外界环境因素的改变、疾病都可影响内环境的稳态。与此同时，体内各器官、组织又从不同方面参与了内环境稳态的维持。如呼吸器官通过呼吸运动补充 O_2 排出 CO_2、消化器官通过消化和吸收摄入营养成分、泌尿器官通过生成和排出尿，排出各种代谢尾产物，并参与水、电解质及酸碱平衡的调节等。因此，内环境稳态的保持是一个复杂的生理过程，是一个不断破坏和不断恢复的过程，是一个动态的、相对稳定的状态。

当环境剧烈变化或疾病（如缺 O_2、高烧、酸中毒等）时，内环境的理化性质可发生较大变化，如果器官组织的代偿性活动不能维持内环境的稳态时，整个机体的功能将发生严重障碍，甚至导致死亡。

第三节　生理功能的调节

当机体的内外环境发生变化时，体内各器官组织的功能及相互关系也会发生相应的变化，使机体适应环境的变化，并维持内环境的稳态。人体各器官功能的这种适应性反应称为生理功能的调节。

一、生理功能的调节方式

人体存在着精确的调节系统，其调节方式主要有 3 种，即神经调节、体液调节和自身调节。

（一）神经调节　通过神经系统进行的调节方式称为**神经调节**（nervous regulation）。神经调节的基本方式是反射（reflex）。**反射**是指在中枢神经系统参与下，机体对刺激产生的规律性反应。完成反射的结构基础是**反射弧**（reflex arc），它包括 5 个部分，即感受器、传入神经、中枢、传出神经和效应器。感受器的作用是感受内外环境变化的刺激，感受器可将各种刺激的能量转换为电信号（神经冲动），沿传入神经传至中枢。中枢包括脑和脊髓，中枢神经对传入信号进行处理、分析综合后将指示由传出神经传到效应器，改变效应器的活动。例如当强光刺激人眼感受器后，通过传入神经到中枢，再由传出神经至瞳孔括约肌，引起瞳孔缩小，就是一种反射活动（瞳孔对光反射）。反射活动的完成有赖于反射弧结构和功能的完整。反射弧的 5 个部分中任何一个部分结构或功能遭受破坏，反射活动将不能完成。

反射分为非条件反射和条件反射两种。**非条件反射**（unconditioned reflex）

●内环境即指细胞外液，主要包括血浆和组织液。
●内环境理化性质相对恒定的状态称为稳态。

●内环境的稳态是一个动态的、相对的稳定状态。

●生理功能的调节包括神经调节、体液调节和自身调节三种方式。
●神经调节的基本方式是反射。反射的结构基础是反射弧，反射弧包括 5 个部分，缺一不可。

是天生具有的，多是人维持生命的本能活动，其反射弧和反应都是比较固定的，如食物入口后对口腔内感受器的刺激引起的唾液分泌。**条件反射**（conditioned reflex）则是后天获得的，是个体在生活过程中建立起来的，例如人们在谈论美味食品时，虽然没有食物的具体刺激，也会引起唾液分泌。条件反射是建立在非条件反射基础上的一种高级神经活动，它大大地扩展了机体适应环境的能力。

神经调节的特点是反应迅速、准确、作用时间短暂。

（二）体液调节　**体液调节**（humoral regulation）是指体内产生的一些特殊化学物质通过体液途径对某些组织或器官的活动进行调节的过程。这一类化学物质主要有：①由内分泌腺或内分泌细胞分泌的激素（hormone），如胰岛素、肾上腺素等；②一些组织细胞产生的特殊化学物质，如组胺、5-羟色胺等；③细胞代谢的某些产物，如 CO_2、乳酸等。

化学物质到达被调节的组织或器官，主要是通过血液循环，但有一些化学物质则并不通过血液循环运送，而是直接扩散到周围的组织液而作用于其邻近的组织细胞。

体液调节的特点是反应较缓慢、作用持续时间较长，作用面较广泛。

一般来讲，体液调节是一个独立的调节系统，但人体内很多内分泌腺的活动直接或间接受神经的支配和调节，在这种情况下，内分泌腺往往是神经反射传出通路上的一个分支（图1-1）。例如交感神经中枢兴奋时，既可通过神经纤维直接作用于心脏，同时交感神经纤维还作用于肾上腺髓质，使肾上腺素分泌增加，通过血液循环加强心脏的活动。这种神经和体液复合调节的方式被称为**神经-体液调节**（neuro-humoral regulation），神经在其中起主导作用。

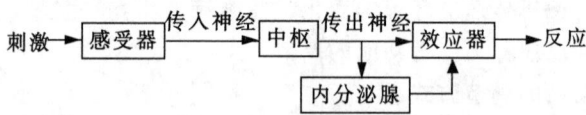

图1-1　神经-体液调节示意图

（三）自身调节　**自身调节**（autoregulation）是指组织或器官不依赖于神经和体液调节，而是由其自身特性对内外环境变化产生适应性反应的过程。这种调节方式只存在于少数组织和器官。例如，在一定范围内，心肌纤维被伸展得愈长，其收缩力将随之增加。由于这一现象在没有神经和体液因素影响下的离体灌流心脏中也同样存在，说明它完全是由心肌自身的特性决定的。

自身调节的特点是影响范围小、调节幅度小、灵敏度较低。自身调节在维持某些器官功能的稳定中具有一定意义。

二、人体功能调节的反馈控制

在人体,通常将神经中枢或内分泌腺看作是控制部分,而将效应器或靶细胞看成是受控部分。但在多数情况下,控制部分与受控部分之间往往并不是一种单向信息联系,而是存在着双向的信息联系,即除控制部分发出信息改变受控部分的活动外,受控部分也不断有信息返回到控制部分,纠正和调整控制部分的活动。因此,在控制部分与受控部分之间形成一闭环式的控制回路(图1-2)。

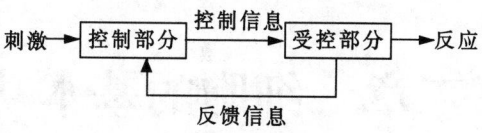

图 1-2 反馈控制的示意图

生理学上通常将受控部分的信息返回作用于控制部分的过程称为**反馈**（feedback）。不难看出，由于反馈的存在，使机体活动的调节达到更精确的程度。

根据受控部分对控制部分发生的作用效果不同，可将反馈分为两种：负反馈和正反馈。

（一）负反馈　受控部分发出的反馈信息对控制部分的活动产生抑制作用，使控制部分的活动减弱，称为**负反馈**（negative feedback）。例如，胰岛分泌胰岛素使血糖降低，当血糖浓度降低后，通过反馈信息反过来抑制胰岛素的分泌，从而使血糖浓度不至过度降低。

负反馈普遍存在于机体调节过程中，它是维持机体与外环境协调及维持内环境稳态的重要控制机制。

（二）正反馈　受控部分发出的反馈信息加强控制部分的活动，使其活动更加强，称为**正反馈**（positive feedback）。在正反馈情况下，反馈作用与原来的效应一致，促进或加强原效应，使该效应迅速达到预期顶点。例如在排尿反射中，尿液通过尿道时，对尿道感受器的刺激返回到排尿中枢，可加强膀胱逼尿肌的收缩，使膀胱进一步收缩，直到尿液排尽。体内正反馈控制为数不多。

体内还有一种情况，即不是由受控部分发出反馈信息来调整控制部分的活动，而是由某种监测装置在受到刺激后预先发出信息，作用于控制部分，使其及早做出适应性反应，这类控制称为**前馈**（feedforward）。条件反射活动就是一种前馈控制活动。例如冬泳时，在人体温还未降低前，通过视觉、环境等刺激已提前发动了体温调节机制，使产热增加和散热减少。前馈使机体的反应更具有预见性，并减少机体反应的波动。

（朱文玉）

●负反馈时，受控部分发出的信息对控制部分产生抑制，它是维持内环境稳态的重要机制。

●反馈信息加强控制部分的活动称为正反馈。

第二章 细胞的基本功能

细胞是人体的结构和生命活动的基本单位。体内所有生理功能及生化反应都是在细胞活动的基础上进行的。本章重点讨论细胞膜性结构的基本化学组成、细胞膜的功能以及细胞对各种环境因素产生反应而表现的感应性和运动性活动，如神经细胞的生物电现象、神经冲动的传导、肌细胞的收缩等。

第一节 细胞膜的基本结构和功能

●质膜是具有一定特殊结构和功能的半透膜，它构成细胞内容物与环境间或细胞器与胞浆间的屏障。细胞通过细胞膜与周围环境间进行物质交换。

细胞膜（cell membrane）又称质膜（plasma membrane），它将细胞内容物与其周围的环境分隔开来。细胞膜是一个具有特殊结构和功能的半透膜，在细胞内容物与周围环境间形成一道屏障，通过细胞膜对某些物质的选择性通透，保持细胞的正常新陈代谢，并严格保持细胞内物质成分的稳定。细胞内部也存在着类似的膜性结构，它们构成细胞器与胞浆间的屏障，使各细胞器保持化学组成上的相对稳定和独立。

一、细胞膜的基本结构

在电子显微镜下观察经过处理的从低等生物草履虫到高等哺乳类动物的各种标本可以清晰地看到，细胞膜都由三层结构组成，即膜的内、外两侧各有一条厚约 2.5nm 电子致密带，中间夹有一层疏松的透明带，厚约 2.5nm，三层的总厚度约为 7.5nm。一般将这三层结构型式作为一个单位，称为单位膜（unit membrane）。这种结构不仅见于细胞的细胞膜，也见于各种细胞器的膜性结构，因此，被认为是一种细胞中普遍存在的基本结构形式。

根据对各种细胞膜和细胞中其他膜性结构的微量化学分析结果表明，尽管不同来源的膜中各种物质的比例和组成有所不同，但其基本的化学成分是脂类、蛋白质和糖类，其中以脂类和蛋白质为主，糖类只有少量。按其重量计算，膜内蛋白质约为脂类的 1~4 倍不等，如红细胞膜中蛋白质约占总重量的60%，脂类约占 40%。由于蛋白质分子量大，因此膜中脂质的重量虽不及蛋白质，而所含分子数较蛋白质多 100 倍以上。各种生物膜组成成分的比例不一致，脂类与蛋白质所占比例，其范围可以为 1:4~4:1（见表 2-1）。

表 2-1 不同生物膜蛋白质和脂质含量的比较（重量百分比）

成 分	红细胞	髓 鞘	线粒体	细 菌
蛋白质	60	22	76	75
脂 类	40	78	24	25

膜在化学组成上的差异与其功能有关。一般来说，功能越复杂或多样的膜，蛋白质所占比例越大。如髓鞘的功能比较简单，主要起绝缘作用，因此其含脂量可高达 80%，而蛋白质的含量显著降低。

从 30 年代以来就提出了各种有关膜分子结构的假说，其中受到较多实验支持并至今仍被大多数人所接受的是 1972 年 Singer 和 Nicolson 提出的**液态镶嵌模型**（图 2-1）。该模型的基本内容是：膜的共同结构特点是以流动的液态脂质双分子层为基架，其中镶嵌着生理功能不同的蛋白质。流动的脂质分子构成细胞膜的连续主体，蛋白质分子像一群岛屿无规则地分散在脂质分子的海洋中。

●细胞膜的分子组成主要是脂质、蛋白质和糖类，其排列和组建方式为"液态镶嵌模型"，即以脂质双分子层为基架，其中镶嵌不同功能的蛋白质。

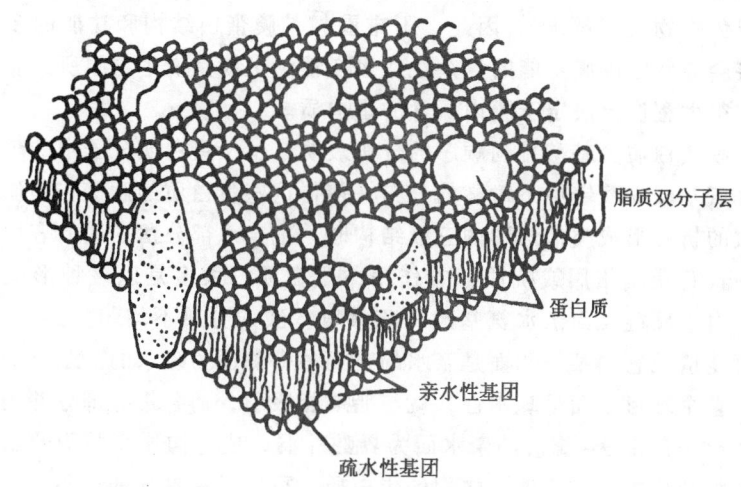

图 2-1　单位膜的液态镶嵌式模型

膜外侧蛋白质和脂质分子上可能存在的糖链（未画出）

（一）**脂质双分子层**　用纯净的膜结构，采取化学层析法可得到膜的各种脂质成分。细胞膜上的脂质主要是磷脂，约占总量的 70% 以上；其次为胆固醇；还有少量的糖脂。

磷脂是最重要的脂类，几乎所有的细胞膜中都含有磷脂。磷脂的基本结构是以甘油为基架，甘油的两个羟基与两分子的脂肪酸相结合形成酯键，另一个羟基与磷酸形成酯键，磷酸又与一个碱基结合。根据这个碱基的不同，磷脂可分为四种，即磷脂酰胆碱（即卵磷脂）、磷脂酰乙醇胺（即脑磷脂）、磷脂酰丝氨酸和磷脂酰肌醇。其中含量最多的是磷脂酰胆碱，其次是磷脂酰乙醇胺。

膜脂的种类虽多，但它们的分子结构具有共同的特点，即都具有亲水和疏水两部分。以磷脂酰胆碱为例，在其分子中含磷脂和胆碱的一端是亲水的，为极性头部；两条几乎平行的脂肪酸链是疏水的，为非极性尾部。脂类分子的结构特点，使它们在水相中会形成团粒或片状双层结构。它们的极性头部通过静电引力和烃链，对水有亲和力，因而面向水。而疏水的尾部则互相聚集，避开水相，游离的两端有自动闭合的趋势。由于脂质分子本身的理化特性和热力学特点，因而能使其在细胞膜中呈定向整齐的双层排列，亲水端朝向膜的内表面和外表面，疏水端朝向膜的中央。

（二）**细胞膜蛋白质**　脂质双分子层中镶嵌有不同生理功能的蛋白质。膜蛋白的种类繁多，其大小不同，形态也不完全相同，基本是以 α-螺旋及球形存在。膜蛋白镶嵌的深浅不同，有些蛋白质分子贯穿整个脂质双分子层，有的

●细胞膜上蛋白质按其功能可分为载体蛋白、通道蛋白、泵蛋白（离子泵）、受体蛋白及抗原标志等。

不同程度的伸入到膜的内部；有的则镶嵌较浅仅附着在膜的内表面或外表面。膜蛋白的功能各不相同，根据膜蛋白的功能可将其分为以下几类：第一类包括载体蛋白、通道蛋白和泵蛋白（离子泵）。这一类蛋白质与物质（离子、营养物质或代谢产物）的转运有关。第二类是受体蛋白。这类蛋白质可"辨认"和"接受"细胞环境中特异的化学刺激或信号，并将其传到细胞内，而引起细胞功能的相应改变。第三类是抗原标志。这些蛋白质起着细胞"标志"作用，供免疫系统或免疫物质"辨认"，因此，不难设想，膜蛋白结构和功能的多样性及复杂性将会导致细胞膜功能的复杂性及多变性。也就是说生物膜所具有的各种功能，在很大程度上决定于膜内所含的蛋白质。

对一些膜蛋白质氨基酸排列顺序的分析表明，由于蛋白质分子中的疏水氨基酸和亲水氨基酸在肽链中不对称的分布，使得这些蛋白质的肽链在脂质结构中反复多次的折叠形成类似球形的三级结构时，把亲水部分留在膜的表面。一些膜结构中具有受体作用或抗原标志作用的蛋白质，大多是以该种形式存在的。另外，由于肽链表面亲水氨基酸和疏水氨基酸的分布不均匀。α-螺旋形成时，很可能造成它的某一侧面是亲水的，而另一侧面为疏水的。当其形成球形结构时，整个球形表面呈疏水性，就与脂质相吸引，而各折叠部分并列成环状，中间形成一条由α-螺旋的亲水面为界的孔洞，成为沟通膜两侧的水相通道，一些在膜结构中起"通道"作用的蛋白质，可能具有这样的结构形式（图2-2）。

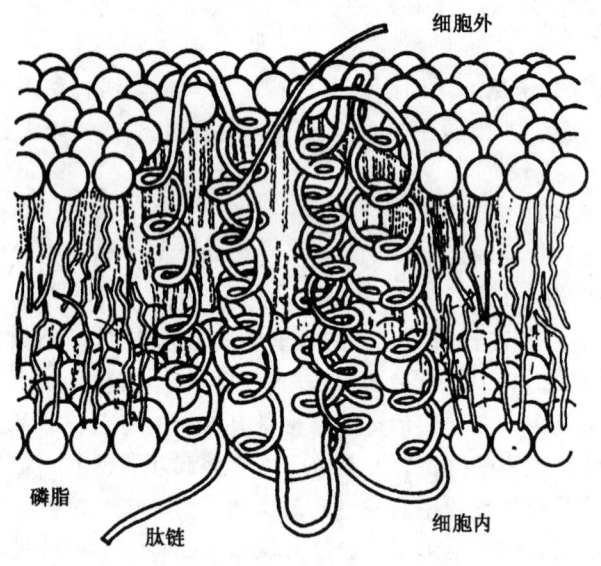

图2-2 球形蛋白质的结构及其与膜脂质的相互关系

（三）细胞膜糖类 细胞膜所含糖类甚少，约占细胞膜重量的2%～10%，主要是一些寡糖和多糖链。组成这些寡糖和多糖链的单糖常见的有葡萄糖、半乳糖、甘露糖、岩藻糖、N-乙酰氨基糖类等。它们多与蛋白质多肽链的氨基端共价结合，形成糖蛋白；与脂质分子亲水端共价结合形成糖脂。这些糖链绝大多数裸露在膜的外表面一侧，形成细胞外被，它们的存在，成为细胞活动和细胞识别的重要功能基础。例如：有些糖链可作为抗原决定簇，表示某种免疫

都处于正三边形的顶点上；而在 H 带两侧的暗带的横断面上，可看到粗肌丝、细肌丝重叠存在的情况，其空间排列为：每一个粗肌丝正处在以六条细肌丝为顶点的正六边形中央。这种空间排列方式为肌肉收缩时粗、细肌丝间的相互作用准备了条件。

（二）肌管系统 肌管系统指包绕在每一条肌原纤维周围的膜性囊管状结构，分为横管和纵管系统两类。

1. 横管系统或 T 管系统 它沿明带与暗带交界处或 Z 线与肌原纤维的走向呈垂直排列，是由肌细胞表面膜向细胞内凹陷而成，它们穿行在肌原纤维之间，并在 Z 线水平形成环绕肌原纤维的管道。实际上横管系统就是肌细胞膜的延续，横管中的液体就是细胞外液，因此，当动作电位沿肌细胞膜扩布时，即能沿着横管向细胞内部传播。

2. 纵管系统或 L 管系统（肌质网） 它们的走行方向与肌小节平行，故称纵管。纵管分布于肌小节的中间部位，且互相吻合相通成网状。纵管在伸向两端横管附近处形成膨大，被称为终末池，增大与横管靠近的面积，终末池中储存钙离子，因此又称其为钙池。

每一横管与来自两侧的纵管的终末池共同构成了**三联管结构**。在三联管处，横管膜和纵管膜并不直接接触，所以并不相通。三联管的作用是把横管传来的电信号和终末池的 Ca^{2+} 释放两个过程联系起来，完成横管向肌质网的信息传递。因此它是把细胞膜的电变化和细胞收缩过程衔接或耦联起来的关键部位。

三、骨骼肌的收缩机制

50 年代初期，Huxley 就提出了用肌小节中粗、细肌丝的相互滑行说明肌肉收缩的机制。这一机制称为**滑行学说**（sliding theory）。其基本内容为：肌肉收缩时虽然在外观上可看到整个肌肉或肌纤维的缩短，但肌细胞内肌丝或它们所含的分子结构并无缩短或卷曲，因此肌原纤维的缩短并不是由于细胞内肌丝本身缩短和卷曲所致，而是由于肌小节内所含的粗、细肌丝出现相互滑行，尔后位置改变。即由 Z 线发出的细肌丝在某种力量的作用下，向暗带中央移动，结果使各相邻 Z 线都互相靠近，肌小节长度变短，从而造成肌原纤维、肌纤维乃至整个肌肉长度均缩短（图 2 – 11）。滑行学说可被下述观察证实：当肌细

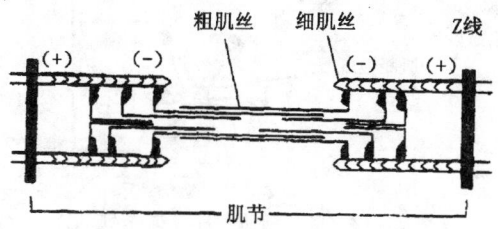

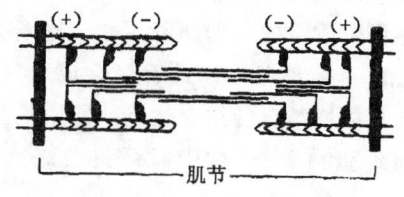

图 2 – 11 肌节收缩示意图

胞缩短时，除相邻两 Z 线靠近，肌小节长短变短外，明带和 H 带变短或消失，而暗带的长度则保持不变。这说明粗肌丝和细肌丝相互重叠的程度变大，这种变化只能用粗、细肌丝间出现了相互滑行现象来解释。由于肌丝长度的固定，肌纤维的缩短有一定限度，当参加收缩的肌原纤维所含的肌小节都变成最短时，就是肌细胞缩短的最大限度，即一个肌小节长度最短为 1.5μm，最长为 3.5μm。

（一）肌丝的分子结构和滑行的动因　滑行现象的引起与组成肌丝的蛋白质分子结构有密切关系。肌原纤维中含有许多粗、细肌丝。粗肌丝主要由肌凝蛋白（myosin）也称肌球蛋白所组成，一条粗肌丝大约含 200～300 个肌凝蛋白分子，一个肌凝蛋白的分子分球形膨大的头部和长杆状的杆状部（也称尾部）。在组成粗肌丝时，肌凝蛋白的杆状部朝向 M 线，呈束状排列，形成粗肌丝的主干；球形头部则有规律地裸露在 M 线两侧的粗肌丝的主干表面，形成所谓的横桥。肌凝蛋白中头部和杆部间有极易弯曲的交链区，具有节段柔性，可使得其头部与杆部之间的角度发生改变。当肌肉舒张时，横桥与主干的方向垂直，由粗肌丝表面伸出。横桥在粗肌丝表面的分布位置是严格有规则的，一个横桥相对应于一条细肌丝（图 2-12），这种对应关系显然与肌肉的收缩有关。横桥的特性有二：①横桥在一定的条件下可与细肌丝上的肌纤蛋白分子呈可逆性结合。通过横桥连续的向 M 线方向扭动，牵拉细肌丝向暗带中央滑行。②具有 ATP 酶的作用。在横桥上含有 ATP 酶，它可以分解 ATP 放出能量，作为横桥移动做功的能量来源。安静状态下，ATP 酶没有活性，当横桥与细肌丝中的肌纤蛋白结合后才被激活而具有活性，因此，横桥和细肌丝中肌纤蛋白分子的结合，是引起肌丝滑行的必要条件。

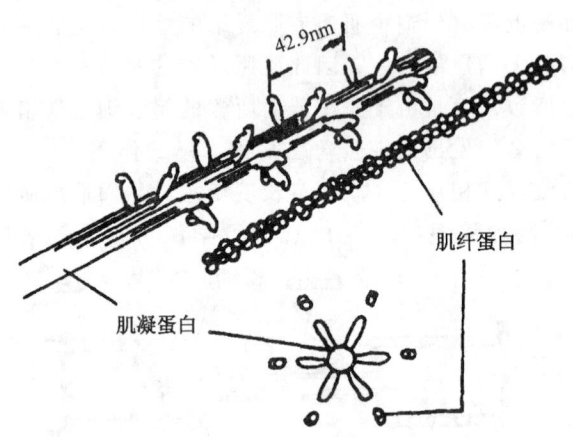

42.9nm

肌纤蛋白

肌凝蛋白

图 2-12　粗、细肌丝相互关系模式图
下方横断面图上表示一条粗肌丝为六条细肌丝包绕，每一条
细肌丝正好和由粗肌丝伸出的横桥相对

细肌丝主要有三种蛋白质组成，即肌纤蛋白（也称肌动蛋白）、原肌凝蛋白和肌钙蛋白。肌纤蛋白单体呈球形，最后聚合成双螺旋结构形成细肌丝主干，在肌纤蛋白上含有与横桥结合的结合位点。原肌凝蛋白是有两条多肽链组成的双螺旋纤维，与肌纤蛋白并行，位于肌纤蛋白螺旋沟中。肌肉安静时，原

肌凝蛋白就正好位于肌纤蛋白与横桥之间，覆盖肌纤蛋白上的结合位点，阻止横桥与之结合。肌钙蛋白呈球形，由三个亚单位组成，分别以 C、T、I 代表。亚单位 C 中有一些带双负电荷的结合位点，与肌浆中的 Ca^{2+} 有较高的亲和力，称为 Ca^{2+} 受体；T 亚单位的作用是将肌钙蛋白结合于原肌凝蛋白上；I 亚单位的作用是将 C 亚单位结合 Ca^{2+} 后的信息传给原肌凝蛋白，引起后者构象的改变，解除其对横桥和肌纤蛋白的阻碍作用，使横桥与肌纤蛋白的结合位点结合，引起肌肉收缩。

肌凝蛋白和肌纤蛋白与肌丝滑行有直接关系，因此称之为收缩蛋白，而原肌凝蛋白和肌钙蛋白均不直接参与肌肉收缩，但可影响和控制收缩蛋白间的相互作用，故称之为调节蛋白。

（二）肌丝滑行的基本过程　当肌浆中 Ca^{2+} 浓度升高时，Ca^{2+} 与作为 Ca^{2+} 受体的肌钙蛋白的 C 亚单位结合，通过 I 亚单位把信息传给原肌凝蛋白，原肌凝蛋白发生构象改变并发生移位，其结果使静息状态下覆盖于肌纤蛋白的结合位点暴露，肌凝蛋白的横桥与肌纤蛋白的结合位点结合。结合后可产生两方面的适应：①横桥含有 ATP 酶，由于肌凝蛋白的横桥与肌纤蛋白的结合而激活，分解 ATP，为肌丝滑行提供能量。②横桥发生摆动。牵拉细肌丝向 M 线方向滑行，肌节缩短，肌细胞收缩（图 2 - 13）。与此相反，当肌浆中 Ca^{2+} 浓

A、肌肉舒张

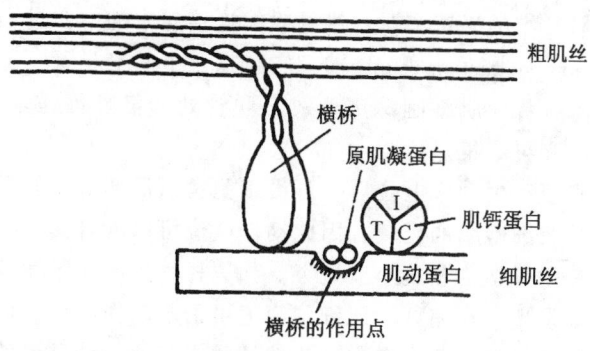

B、肌肉收缩

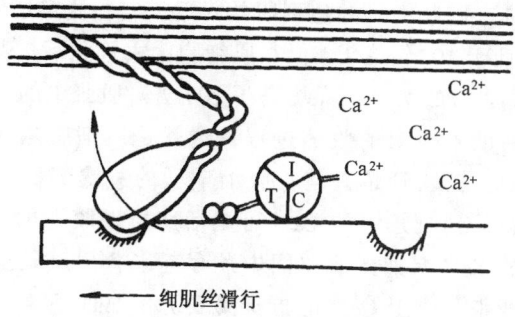

图 2 - 13　肌丝滑行原理示意图

A. 肌肉舒张：原肌凝蛋白掩盖了肌动蛋白上的作用位点，横桥不能与之结合

B. 肌肉收缩：Ca^{2+} 与肌钙蛋白结合，使被原肌凝蛋白掩盖的作用位点暴露出来，横桥与位点结合，拉动细肌丝滑行

度降低时，Ca^{2+} 又与肌钙蛋白的亚单位分离，原肌凝蛋白复位又覆盖了肌纤蛋白上的结合位点，阻止了横桥与肌纤蛋白间的结合，横桥停止摆动，细肌丝被动回位，肌小节恢复到原来的长度，肌细胞舒张（图 2 – 14）。可见，肌浆中 Ca^{2+} 浓度在肌丝滑行中起着重要作用。

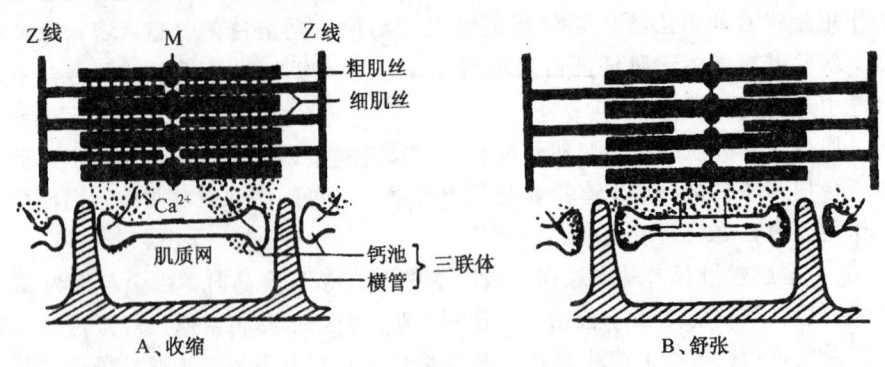

图 2 – 14　肌肉收缩和舒张示意图

四、骨骼肌的兴奋 – 收缩耦联

●肌纤维（肌细胞）兴奋与肌纤维收缩连接起来的中介过程谓之兴奋 – 收缩耦联。其耦联部位在三联管，耦连因子是 Ca^{2+}。

　　整体情况下，骨骼肌的收缩和舒张总是在运动神经的支配下产生的。运动神经传来的冲动刺激或人工直接刺激无神经支配的骨骼肌，都可表现为肌肉的收缩，在骨骼肌收缩之前，肌细胞膜首先爆发动作电位，然后再引起肌肉的收缩。通常将肌纤维的兴奋和肌纤维的收缩连接起来的中介过程称为**兴奋 – 收缩耦联**（excitation-contraction coupling）。它包括三个基本步骤：①肌细胞膜的电兴奋通过横管系统传向肌细胞深部；②三联管处的信息传递；③肌质网对 Ca^{2+} 的储存、释放和再聚集。

　　当肌细胞膜产生动作电位后，可沿细胞膜以局部电流的形式进行传播，由于横管系统是肌细胞膜的延续，因此动作电位可以沿着横管系统传向肌细胞深部，深入到三联管结构和肌小节近旁。如选择性的破坏了横管系统后再给肌肉以刺激，可以发现，在完好的肌细胞膜上可引起动作电位，但不再能引起肌肉收缩，说明横管系统在肌肉兴奋 – 收缩耦联中起着十分重要的作用。肌肉深部三联管处横管膜的兴奋，可以使终末池膜上的钙通道开放，贮存于终末池的 Ca^{2+} 顺着浓度差进入胞浆中，并达到肌丝附近。实验测定证明，肌肉安静时肌浆中的 Ca^{2+} 浓度低于 $10^{-7}mol/L$，但在肌细胞膜去极化后的短时间内，Ca^{2+} 浓度可升高到 $10^{-5}mol/L$ 的水平，即增高了 100 倍。肌浆中的 Ca^{2+} 浓度增高，与肌钙蛋白结合，启动了肌肉的收缩过程，这就是肌细胞从兴奋到收缩的全过程。在这一过程中，三联管是兴奋 – 收缩耦联的关键部位，而 Ca^{2+} 是耦联过程中的耦联物。释放到肌浆中的 Ca^{2+} 可激活肌质网膜上的钙泵，在钙泵的作用下，将肌浆中的 Ca^{2+} 泵回到肌质网中贮存起来备用。肌浆中 Ca^{2+} 浓度因而下降，引起肌肉舒张。由于 Ca^{2+} 的再聚集要分解 ATP 而耗能，所以肌肉的舒张亦和收缩一样，应被认为是主动过程。

　　当肌浆中 Ca^{2+} 浓度降低到一定程度，肌细胞膜的兴奋仍可发生，但不能引起肌肉收缩，这种只产生兴奋而不能引起收缩的现象叫做"兴奋收缩脱耦联"。

28

五、骨骼肌收缩的外部表现

骨骼肌在机体内的功能是它们在受到刺激时能产生缩短或/和张力，从而完成躯体的运动或抵抗某些外力的作用。骨骼肌的收缩其外部表现为肌肉长度的缩短或/和张力的改变。正常人体骨骼肌的收缩大多是混合的，既有张力改变，也有长度变化。但肌肉究竟是以产生张力为主还是表现缩短为主，这取决于肌肉所遇到的负荷条件和肌肉本身的机能状态。

（一）骨骼肌的收缩形式　整体状态下，骨骼肌的收缩是由许多有关肌肉而不是几个肌细胞协调活动来完成躯体的各种运动。骨骼肌的收缩形式也随肌肉表现形式的不同而有差异。

1. 等长收缩和等张收缩

（1）**等长收缩**（isometric contraction）：是指肌肉收缩时只有张力的增加，而无长度的缩短，即此收缩时张力增加，长度不变。这是在肌肉收缩时所承受的负荷（后负荷）等于或大于肌肉收缩力的情况下产生的。已知肌肉的做功应等于承受负荷的重量乘以负荷被肌肉牵拉所移动的距离。等长收缩时，虽然肌肉张力增大，但肌肉并没有缩短，肌肉所作用的物体没有发生移动，故并没有做功。等长收缩的主要作用是保持一定的肌张力，维持人体的位置和姿势。如人站立时为了对抗重力，维持姿势而产生的有关肌肉的收缩是等长收缩。

（2）**等张收缩**（isotonic contraction）：是指肌肉收缩时只有长度的缩短而张力保持不变。这是在肌肉收缩时所承受的负荷小于肌肉收缩力的情况下产生的，此时肌肉产生的收缩力除克服施加给它的负荷外，还可使物体产生位移，因此它可以做功。人的肢体特别是上肢在一般情况下的运动主要是等张收缩。如用手提起重物等。整体情况下常是两种形式都有的混合形式的收缩，就是说在肌肉收缩过程中，既有张力的改变，又有长度的缩短，常常是在肌肉缩短之前，先使其张力增高；当张力等于或大于所承受的负荷时，肌肉开始缩短，而张力就不再增加。

2. 单收缩与复合收缩　单个肌细胞或整块肌肉在受到一次短促的有效刺激后，首先爆发一次动作电位，引起一次收缩，称为**单收缩**。将单收缩曲线记录下来可分为三个时期：潜伏期、缩短期和舒张期（图 2-15）。不同的细胞所产生的单收缩所持续的时间不同。实际上，整体内由神经传给肌肉的神经冲动总是连续成串的，因此整体情况下的骨骼肌收缩不可能是以单收缩的形式完成，而是以肌肉收缩的另外一种形式，即复合收缩完成的。实验中给肌肉以连续脉冲刺激，当刺激频率较低时，两刺激间隔时间长于一个单收缩所持续时间时，下一个刺激到来之前，前一个刺激所产生的收缩过程已经结束，于是引起一连串的完整的单收缩；逐渐增加刺激频率，当刺激间隔时间短于一个单收缩所持续时间时，即会引起随刺激频率的不同而产生的不同形式的收缩，这些收缩波均为前一个收缩曲线尚未结束，后来的刺激即已到达，于是肌肉在尚处于一定程度缩短或/和张力存在的基础上进行新的收缩，发生了所谓的收缩过程的复合，称为**复合收缩**。复合收缩又根据收缩波复合的程度的不同分成不完全性强直收缩和完全性强直收缩。如果刺激频率较低但刺激间隔时间短于一个单收缩所持续时间时，前一次刺激产生的收缩的舒张期尚未完全结束，后一刺激又引起肌肉收缩，使收缩波融合于舒张期，这样描记出的曲线就成为不同程度的锯齿状（图2－16），称**不完全性强直收缩**；继续增加刺激频率，当刺激间隔等于或短于缩短期所持续时间时，肌肉有可能在前一收缩的缩短期结束前即已开始新的收缩，于是各次收缩的张力或长度变化可以在缩短期内融合或叠加，使描记曲线上的锯齿消失，这就是**完全性强直收缩**。强直收缩可产生更大效应，它产生的张力要比单收缩强3～4倍。不同肌肉单收缩持续时间不同，能引起肌肉产生完全性强直收缩的最低刺激频率亦不同。眼外内直肌需每秒刺激达330次时才能产生完全性强直收缩；而收缩较慢的比目鱼肌只需30次/秒就可引起完全强直。但不论是完全性或不完全性强直收缩，随刺激出现的肌肉的动作电位只出现频率的增快，却始终是各自分离而不会产生融合或总和。

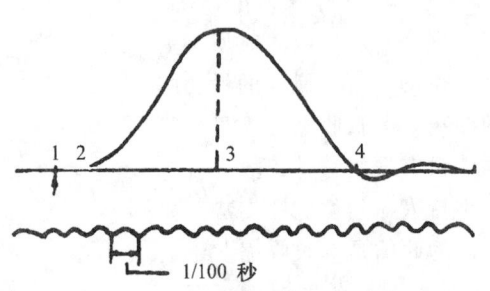

图2－15　蛙肌单收缩曲线

1：刺激　1～2：潜伏期

2～3：缩短期　3～4：舒张期

4以后的小波为描记杠杆振动引起

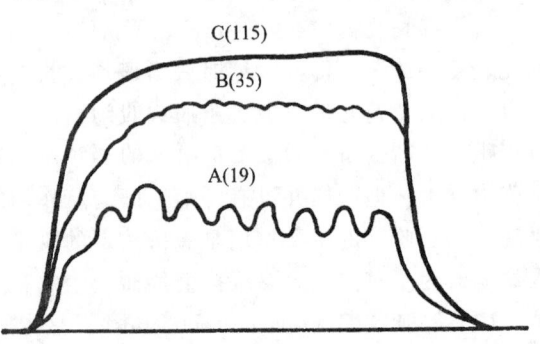

图2－16　强直收缩示意图

刺激腓神经，记录腓肠肌收缩和电变化　刺激频率：A 20次/秒，B 22.5次/秒，C 33.5次/秒，D 113次/秒

（二）影响骨骼肌收缩的主要因素　骨骼肌的收缩受多种因素的影响。其主要因素是前负荷、后负荷和肌肉的收缩能力。前、后负荷是外部作用于肌肉的力，而肌肉的收缩能力则是肌肉自身内在的功能状态。

1．前负荷　前负荷（preload）是指肌肉收缩以前所遇到的负荷或阻力。肌肉收缩以前在前负荷作用下被拉长的长度称之为**初始长度或称初长度**（initial length），初长度由前负荷的大小决定，其关系密切，可理解为肌肉收缩以前所处状态的同义语。

其他条件不变，逐渐增加前负荷（初长度增加）观察肌张力的变化，并将不同前负荷时所产生的张力绘制在坐标图上，形成的曲线即是长度－张力曲线（图2－17）。结果说明，肌肉的初长度在一定范围内与肌张力呈

●肌肉处于最适初长度时开始收缩，如进行等长收缩，产生的张力最大；如进行等张收缩，则缩短速度最快，缩短的程度亦最大，做功效率最高。

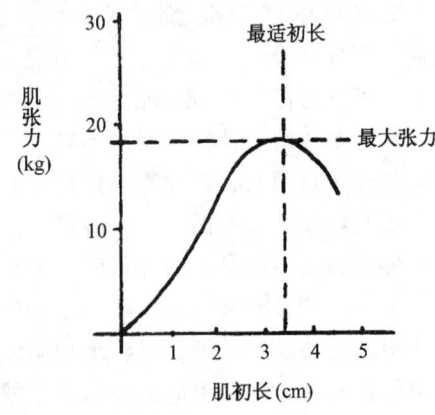

图2－17　肌肉初长度对肌张力的影响

正变关系，超过这一限度，则呈反变关系。也就是说，在初长度增加的开始阶

30

段（即曲线的上升支）随着初长度的增加，肌张力也增加；如初长度达到一定限度，肌肉产生的张力最大，此时所产生的张力称为最大张力，产生最大张力的前负荷为**最适前负荷**，此时肌肉的初长度为**最适初长度**。再增加初长度，肌张力非但不增加，反而减小。故此在肌肉处于最适初长度时开始收缩，如进行等长收缩，产生的张力最大；如进行等张收缩，则缩短速度最快、缩短的程度最大、做功效率最高。

2. 后负荷　　**后负荷**（afterload）是指肌肉开始缩短后所遇到的负荷或阻力。它是肌肉收缩的阻力或作功的对象。固定前负荷,然后观察不同后负荷对肌肉收缩的影响。实验可见,当肌肉在有后负荷的条件下进行收缩时,肌肉在缩短以前先产生张力变化,然后再出现肌肉的缩短,一旦肌肉开始缩短,其张力就不再增加。在一定范围内,不同的后负荷产生的张力不同,后负荷越大,产生的张力就越大,且肌肉开始缩短的时间推迟,缩短速度就越慢。因此,在有后负荷的条件下,肌肉所产生的张力和它收缩时的初速度呈反变关系,并且当后负荷增加到某一数值时,肌肉产生的张力达到它的最大限度,此时肌肉可完全不出现缩短,初速度等于零。将不同后负荷时与肌肉缩短速度间的关系绘制成坐标图即是张力－速度曲线(图 2-18)。当后负荷为零时,肌肉的缩短速度为无限大;当后负荷大于一定限度时(P_0),则肌肉的缩短速度为零。后负荷在零与 P_0 之间,则它与肌肉缩短速度呈反变关系。显然后负荷过大,虽肌肉张力增大,但缩短速度和缩短程度将减少甚或为零,不利于做功;当后负荷过小时,肌肉缩短速度和缩短程度虽增大,但张力产生减小,也不利于做功,因此,后负荷过大或过小对肌肉做功效率都是不利的。肌肉只有在适度的后负荷时,即产生张力最大和肌肉缩短程度以及速度最快时,才能获得肌肉做功的最佳效果。

●肌肉只有在适度的后负荷时，即产生张力最大和肌肉缩短程度以及速度最快时，才能获得肌肉做功的最佳效果。

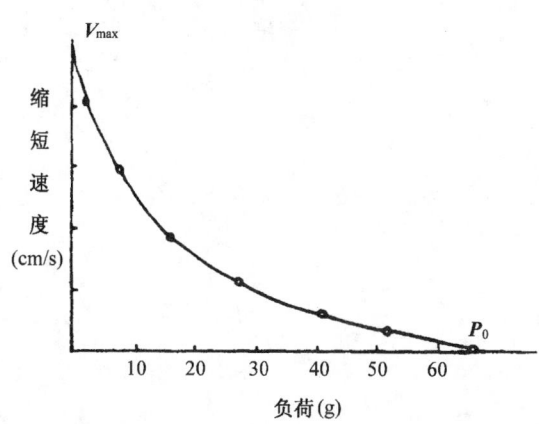

图 2-18　骨骼肌的张力－速度关系曲线

3. 肌肉收缩能力　　上面提到的前、后负荷的改变对肌肉张力、缩短速度和缩短程度的影响是在肌肉本身机能状态恒定的情况下对所处负荷条件改变所做的不同反应。肌肉本身机能状态亦可随环境因素的改变而改变。例如缺氧、酸中毒、肌肉中能源物质的缺乏等因素均可降低肌肉收缩的效果;而钙离子、咖啡因、肾上腺素等因素可提高肌肉的收缩效果。我们称肌肉内部机能状态为**肌肉收缩能力**（contractility）。肌肉收缩能力是独立于前、后负荷以外的肌肉本身固有的能力。当其它条件不变时，肌肉收缩能力与它的工作效率呈正变关系。

（赵春秀）

第三章 血 液

血液（blood）是一种充盈于心血管系统中的流体组织，在心脏的驱动下，周而复始地循环流动，沟通机体内部与外部环境之间的相互联系。体内任何器官的血流量不足，均可造成严重的组织损伤，大量失血或血液循环严重障碍时，将危及生命。很多疾病可导致血液组成或性质发生特征性改变，在医学诊断上有重要价值。

第一节 概 述

一、血液的组成

（一）血液的基本组成 血液又称为全血，是由**血浆**（blood plasma）和悬浮于其中的**血细胞**（blood cell）组成。如果将经过抗凝处理的全血置于比容管中，以每分钟 3000 转的速度离心 30 分钟使血细胞下沉压紧（图 3 - 1），可见比容管上段为淡黄色的液体，此为**血浆**；下段为暗红色的血细胞，其中绝大部分是红细胞；在血浆和红细胞之间有一薄层呈灰白色，为白细胞和血小板（约占总血量的 1%，在计算容积时常忽略不计）。血细胞在全血中所占的容积百分比，称为**血细胞比容**（hematocrit），正常男性为 40% ~ 50%，女性为 37% ~ 48%。

●血细胞比容：血细胞在全血中所占的容积百分比。

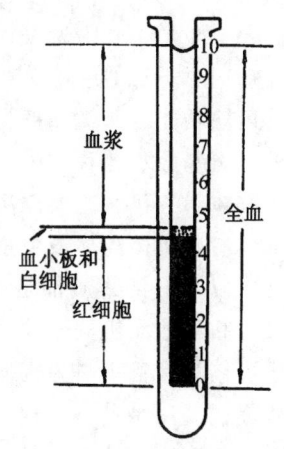

图 3 - 1 血细胞比容示意图

（二）血浆的化学成分 血浆是含有多种溶质的混合溶液，其溶剂是水，约占 91% ~ 92%（血浆中水的含量与维持循环血量相对恒定有密切关系）；溶质包括晶体物质和胶体物质。晶体物质约占血浆总量的 1% ~ 2%，主要为多种电解质、小分子有机化合物（营养物质和代谢产物、激素）和一些气体等（表 3 - 1）。由于这些小分子溶质和水分都很容易透过毛细血管与组织液交换，因此，循环血液中各种电解质及小分子物质的浓度基本上代表了它们在组织液中的浓度。

●血浆理化性质的变化常与组织液平行。

表 3-1　　人体各部分体液中溶质含量

		血　　浆		组织液 mol/L（水）	细胞内液 mol/L（水）
		mol/L（血浆）	mol/L（水）		
正离子	Na$^+$	142.0	153.0	147.0	10
	K$^+$	5.0	5.4	4.0	140
	Ca^{2+}	5.0	5.4	2.5	5
	Mg^{2+}	3.0	3.2	2.0	27
	总计	155.0	167.0	155.5	182
负离子	HCO$_3^-$	27.0	29.0	30.0	10
	Cl$^-$	103.0	111.0	114.0	25
	HPO$_4^{2-}$	2.0	2.2	2.0	80
	SO$_4^{2-}$	1.0	1.1	1.0	20
	有机酸	6.0	6.5	7.5	-
	蛋白质	16.0	17.2	1.0	47
	总计	155.0	167.0	155.5	182

引自 Koushanpour，E，1976（血浆依含水 93% 计算）

●血浆蛋白是血浆中多种蛋白质的总称。

●检测血液成分的变化有助于某些疾病的诊断。

　　血浆的另一重要溶质是血浆蛋白质（胶体物质）。用盐析法可将其分为白蛋白、球蛋白和纤维蛋白原三类；用电泳法又将球蛋白再区分为 α_1、α_2、β、γ 球蛋白等；用分辨率更高的方法（如免疫电泳）还可将血浆蛋白进一步区分为 120 多种组分。这说明血浆蛋白包括了很多分子大小与结构都不相同的蛋白质。正常成人血浆蛋白总含量为 65 ~ 85g/L，其中白蛋白为 40 ~ 50g/L，球蛋白为 15 ~ 30g/L。白蛋白与球蛋白的重量之比为 （1.5 ~ 2.5）/L，白蛋白和多数球蛋白主要由肝脏产生，肝病时常导致白蛋白/球蛋白比值下降。各种血浆蛋白具有不同的生理功能：①运输功能，脂类和糖类都可与血浆蛋白质结合成脂蛋白、糖蛋白而转运入组织；氨基酸、各种维生素、激素以及药物也可通过血浆蛋白而转运；②形成血浆胶体渗透压，主要取决于白蛋白的含量；③免疫功能，球蛋白可作为补体或抗体参与机体的体液免疫；④生理止血功能，血浆中绝大多数凝血因子、抗凝物质以及纤溶物质都是血浆蛋白质；⑤缓冲功能，白蛋白和它的钠盐组成缓冲对，和其他无机盐缓冲对一起，缓冲血浆的酸碱变化；⑥营养功能，血浆蛋白还可作为储备蛋白为机体提供营养。

　　血液的主要组成可概括如下：

血液
├ 血浆（50% ~ 60%）
│　├ 水（91% ~ 92%）
│　└ 溶质（8% ~ 9%）
│　　├ 血浆蛋白
│　　│　├ 白蛋白
│　　│　├ 球蛋白
│　　│　└ 纤维蛋白原
│　　├ 电解质
│　　│　├ Na$^+$、K$^+$、Ca^{2+}、Mg^{2+}
│　　│　└ HCO$_3^-$、Cl$^-$、HPO$_4^{2-}$、SO$_4^{2-}$
│　　├ 水分子有机物
│　　│　├ 营养物质
│　　│　├ 代谢终产物
│　　│　└ 激素
│　　└ 气体——O$_2$、CO$_2$
└ 血细胞（40% ~ 50%）
　　├ 红细胞
　　├ 白细胞
　　└ 血小板

二、血液的理化特性

（一）比重　血液的比重为 1.050 ~ 1.060，主要取决于红细胞数量（比容）；血浆的比重约为 1.025 ~ 1.030，主要取决于血浆蛋白的含量。

（二）粘滞性　液体的粘滞性（viscosity）也称粘度，取决于液体中分子或颗粒间的摩擦力。通常是在体外测定血液或血浆与水相比的相对粘度（比粘度）。血液是一种粘滞性较大的液体，以"理想流体"水的粘度为 1，全血的粘度约为 4 ~ 5，主要取决于红细胞数量和它在血浆中的分布状态。血流速度减慢时，因红细胞发生叠连和聚集，使血液粘度增大，对血流造成阻力。血浆的粘度约为 1.6 ~ 2.4，主要取决于血浆蛋白的含量。

●血液的粘度主要取决于红细胞数量和它在血浆中的分布状态。

（三）血浆渗透压

1. 渗透压的概念及渗透现象　溶液中溶质所具有的吸引和保留水分子的力量称为**渗透压**（osmotic pressure）。渗透现象是指在半透膜隔开的两种不同浓度的溶液之间，水分子从低浓度溶液通过半透膜向高浓度溶液扩散的现象（因为半透膜只允许水通过，不允许溶质通过）。这种现象可以理解为高浓度溶液中含有较多的溶质颗粒，因而具有较高的保留和吸引水分子的能力，能够通过半透膜，将低浓度溶液中的水分子吸引过来。医学上常用 mmol/L 来表示渗透压。

●渗透压的大小与单位溶液中溶质颗粒的数目呈正比，而与溶质的其他特性无关。

2. 血浆渗透压的组成及正常值　血浆中的溶质吸引水的力量称为**血浆渗透压**。血浆渗透压在正常人约为 300mmol/L（相当于 770kPa 或 5800mmHg），是由血浆中无机盐和小分子有机物形成的**晶体渗透压**（crystalloid osmotic pressure）与血浆蛋白（主要为白蛋白）形成的**胶体渗透压**（colloid osmotic pressure）共同组成。由于血浆蛋白颗粒大、数量少，所产生的胶体渗透压仅为 1.5mmol/L（25mmHg），不足总渗透压的 1%。而血浆中晶体物质（尤其是电解质）颗粒小、数量多，是产生血浆渗透压的主要力量，晶体渗透压的 80% 来源于 Na^+ 和 Cl^-。0.85% 的 NaCl 和 5% 的葡萄糖均为等渗液。

●在临床或生理实验使用的各种溶液中，其渗透压与血浆渗透压相等的溶液称为等渗液，高于或低于血浆渗透压的溶液称为高渗液或低渗液。

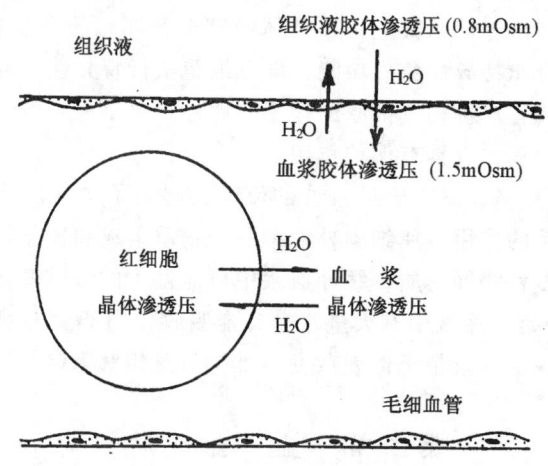

图 3 - 2　血浆晶体渗透压与胶体渗透压作用示意图

3. **血浆渗透压的生理作用** 晶体物质能够自由通过毛细血管壁，使血浆与组织液中的晶体物质种类和浓度基本相同，晶体渗透压也基本相同（图 3 - 2）。但由于晶体物质不易透过细胞膜，故血浆晶体渗透压的相对稳定对维持血细胞内外的水平衡和保持血细胞正常形态起重要作用。

血浆蛋白通常不能透过毛细血管壁，故组织液中蛋白含量低于血浆。血浆胶体渗透压高于组织液，有利于吸引组织液中的水分进入血管。所以，血浆胶体渗透压具有调节血管内外水平衡、维持血容量的作用。如果血浆蛋白减少（尤其是白蛋白），血浆胶体渗透压降低，使组织液回流减少而水分在组织间隙滞留，导致水肿。

（四）酸碱度 正常人血浆 pH 值约为 7.35 ~ 7.45，静脉血比动脉血略低。血浆中存在数对有效的缓冲系统，如：$NaHCO_3/H_2CO_3$、Na_2HPO_4/NaH_2PO_4、血浆蛋白钠盐/血浆蛋白等。其中最重要的是 $NaHCO_3/H_2CO_3$，通常其比值为 20。红细胞内还有血红蛋白钾盐/血红蛋白、$KHCO_3/H_2CO_3$、K_2HPO_4/KH_2PO_4 等缓冲对，都是有效的缓冲系统，能够缓冲血浆 pH 的变化。一般当组织代谢产酸增多或产碱增多时，由于这些缓冲系统的作用，对血浆 pH 值的影响已减至很小，特别是在肺和肾脏不断地排出体内过剩的酸或碱的情况下，得以使血浆 pH 值维持相对稳定。

三、血液的功能

血液具有物质运输、防御免疫、生理止血、缓冲血浆 pH 等多种功能，对机体的生理活动和健康具有重要的作用。

（一）运输功能 血液在心血管系统中周而复始地流动，担负着重要的运输功能。运输的物质种类很多，主要有营养物质、代谢产物、O_2、CO_2、水、无机盐、生物活性物质（激素、酶等）以及参与机体免疫功能的某些物质（如抗体）。随着血液的循环流动，将营养物质和 O_2 送运到组织细胞，同时将代谢尾产物和 CO_2 运输到排泄器官而排出体外。

（二）免疫和防御功能 各类白细胞均有防御功能：中性粒细胞和大单核细胞能对入侵的细菌等病原微生物以及体内衰老、坏死的组织细胞进行吞噬、分解、清除，执行非特异性免疫功能；淋巴细胞执行特异性免疫功能；血浆中的免疫球蛋白，具有对抗相应抗原的作用。此外，血小板和血浆中的凝血因子参与止血和凝血过程，也具有保护作用。

（三）维持内环境稳态 通过血液的流动，起到了沟通内外环境、沟通各组织器官之间联系的作用，使细胞外液中各种物质组成和理化特性保持相对稳定；血液中含有多种缓冲物质，缓冲血浆中可能发生的酸碱变化，从而保持血浆 pH 值的相对稳定；血液中有大量水分，能吸收体内产生的热量，并通过血液流动，将机体深部热量带至体表散发，维持体温相对稳定。

第二节 血 细 胞

一、血细胞的生成

血细胞包括红细胞、白细胞、血小板三类，均起源于造血干细胞。在个体发育过程中，造血中心有所变迁：胚胎发育早期是在卵黄囊造血，以后由肝、脾造血；胚胎发育到五个月后，肝脾造血活动逐渐减弱，骨髓开始造血；到婴儿出生时，几乎完全依靠骨髓造血，当造血需要增多时，婴幼儿的肝、脾可再度参与造血以补充骨髓功能的不足（此时可以表现肝脾肿大）。到成年时，各种血细胞均发源于骨髓，且除淋巴细胞外均在骨髓中发育成熟。

骨髓内的造血过程分为连续性的三个阶段：第一阶段是造血（多潜能）干细胞分化形成各系定向祖细胞；第二阶段是各系定向祖细胞继续分化和增殖生成各种血细胞的母细胞；第三阶段是各种母细胞发育成熟，最后分别生成各类成熟血细胞。

（一）造血干细胞　**造血干细胞**（hemopoietic stem cell，HSC）是一种分化程度很低的原始细胞，它具有两个主要特征：①很强的自我复制能力。实验证明，一个造血干细胞分裂一次，生成两个后代细胞，在正常情况下其中一个仍然保存干细胞的功能特征，另一个则经过逐步分化增殖成为某一类血细胞。这样既能保持造血干细胞数量的稳定，又能不断生成新的血细胞；②多向分化的潜能，又称**多潜能干细胞**（pluripotent stem cell），即在不同细胞环境条件和调节因子的影响下，可以向有特定分化方向的多种祖细胞分化。由于造血干细胞具有自我复制和多向分化的能力，所以它们是有效骨髓移植后重建造血与免疫功能的最佳细胞，也是基因治疗用作基因转换的理想靶细胞。

控制造血干细胞分化方向的机制尚未完全清楚。目前主要采用体外培养的方式形成各种类型的细胞集落，即集落形成单位（colony forming unit，CFU）进行研究。实验结果表明，各种不同的**集落刺激因子**（colony stimulating factor，CSF）的相对活性可以影响造血干细胞的分化趋向。如刺激粒系细胞生长的集落刺激因子在促进干细胞向粒系分化的同时抑制其向红系分化；与此相反，促红细胞生成素（EPO）在促进干细胞向红系分化的同时抑制其向粒系分化。另一种对分化的调节是造血微环境对造血干细胞的诱导作用。造血微环境中基质细胞的组成，以及微环境局部某些生物活性物质的浓度可能是实现这种定向诱导作用的具体因素。

（二）定向祖细胞　造血干细胞在分化为幼稚血细胞之前，还经历一个发育的中间阶段，这个阶段中的细胞已经失去了造血干细胞所具有的自我复制能力，同时也逐步限制了多向分化的能力，它们只能朝着有限的方向或一个方向分化，这种特定阶段的细胞称为**定向祖细胞**。

造血干细胞在分化过程中首先生成两种干细胞：一种是髓系干细胞，由此进一步区分为红系祖细胞（CFU-E）、粒－单核系祖细胞（CFU-GM）、巨核系祖细胞（CFU-MK），再进一步分化生成红细胞、粒细胞、血小板；另一种是淋巴干细胞，由此分化生成 T、B 淋巴系祖细胞（CFU-T、CFU-B），再进一步分化生成各类淋巴细胞（图 3-3）。

各种血细胞都有一定的寿命，每天都有大量的血细胞衰老而死亡，另一方面造血组织活跃地生成新的血细胞，使循环血液中各类血细胞的数量仍保持相对稳定。这说明各类血细胞在生成与破坏、进入与离开血液循环以及在各组织中的分布等都保持着动态平衡。当机体内、外环境发生变化时，血细胞能适应代谢和防御功能的需要调整其数量和分布，说明机体对血细胞生成有很精细的调节。

●造血中心变迁

　卵黄囊（胚胎早期）
　　↓
　肝、脾（胚胎2个月）
　　↓
　肝↓脾↓（胚胎5个月）
　骨髓↑
　　↓
　骨髓（除淋（出生后）巴细胞外均在骨髓发育成熟）

●血细胞均起源于造血干细胞，造血干细胞具有自我复制和多向分化能力。

●各系祖细胞对相应的造血生长因子具有较高的敏感性。

●当机体内外环境发生变化时，血细胞能适应代谢和防御功能的需要调整其数量和分布

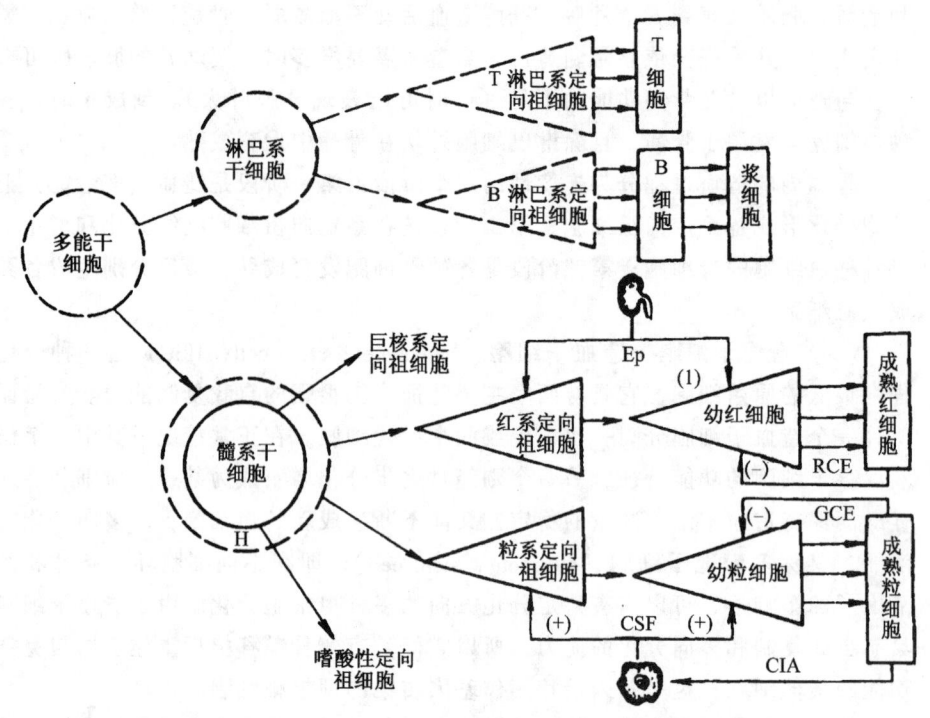

图 3-3　造血过程及其调节示意图

EPO：促红细胞生成素　　RCE：红细胞提取物　　GCE：粒细胞提取物

CSF：集落刺激因子　　CIA：集落抑制活性　　H：骨髓内造血微环境

二、红细胞

（一）红细胞的形态、数量和功能　　红细胞（red blood cell，RBC）是血液中数量最多的细胞。人类正常红细胞呈双凹圆碟形，无核，直径约 $7\sim8\mu m$。与球形体相比，红细胞表面积相对较大。我国成年男性红细胞正常值为$(4.5\sim5.5)\times10^{12}/L$，平均约 $5.0\times10^{12}/L$；成年女性正常值为$(3.8\sim4.6)\times10^{12}/L$，平均为 $4.2\times10^{12}/L$；新生儿的红细胞数较高，可超过 $6.0\times10^{12}/L$，出生后数周内逐渐下降；儿童期红细胞数低于成人，且无明显的性别差异，直到青春期才逐渐接近成人水平。

红细胞的主要功能是：①运输 O_2 和 CO_2，红细胞结合、携带的 O_2 比溶解于血浆中的 O_2 多 70 倍，由红细胞运输的 CO_2 比溶解于血浆中的 CO_2 多 18 倍；②缓冲血浆 pH 值。近年来，发现红细胞还具有免疫功能。红细胞的这些功能多是依靠**血红蛋白**（hemoglobin，Hb）完成的。红细胞中充满血红蛋白，我国成年男性血红蛋白含量约为 $120\sim160g/L$，女性约为 $110\sim150g/L$。

（二）红细胞的生理特性　　由于红细胞的形态特点（双凹圆碟形），表面积与容积比值相对较大，使其具有以下生理特性：

1.悬浮稳定性　**悬浮稳定性**是指血液中的红细胞悬浮于血浆中不容易迅速下沉的特性。将抗凝后的全血置于玻璃管中，一般认为红细胞因比重较血浆大而呈下降趋势，但通常下沉很缓慢。这是由于红细胞与血浆之间的摩擦阻碍

●红细胞平均值男性为 $5\times10^{12}/L$，女性为 $4.2\times10^{12}/L$。

●青春期后由于雄激素的影响，男性红细胞数多于女性。

●红细胞的功能依靠血红蛋白完成，一旦红细胞破坏，血红蛋白逸出，其生理功能丧失。

●血沉值愈大，表明红细胞的悬浮稳定性愈差。

其下沉，特别是双凹圆碟形的红细胞，其表面积相对较大，所产生的摩擦力也大。通常以抗凝血垂直静置 1 小时后红细胞下沉的距离表示红细胞沉降的速度，称为**红细胞沉降率**（erythrocyte sedimentation rate，ESR），简称血沉。测定血沉的具体方法是：将新采的血液经抗凝处理后，置于一支血沉管中，第一小时末测量因红细胞下沉所析出的血浆柱的高度。正常男性第一小时不超过3mm，女性不超过 10mm。（用魏氏长管法检测的正常值，男性为 0 ~ 15mm/h，女性为 0 ~ 20mm/h）。

　　将血沉加快病人的红细胞置于正常人的血浆中，则血沉不再加快；而将正常人的红细胞置于病人的血浆中，血沉却加快。这说明血沉加快与否主要决定于血浆的性质，而不决定于红细胞本身。在某些疾病时，血浆球蛋白、纤维蛋白原以及胆固醇增多，使红细胞发生叠连，其总表面积与容积之比减小，因而与血浆的摩擦力也减小，红细胞下沉加速，血沉加快；血浆中白蛋白、卵磷脂增多时可使红细胞叠连减少，沉降减慢。如在妊娠、急性感染时，血浆中纤维蛋白原增多；活动性肺结核、风湿热等使血浆中球蛋白增多，均可使血沉加快。

● 血沉加快与否决定于血浆成分的变化。

　　2. 可塑性变形　　**可塑性变形**（plastic deformation）是红细胞按照实际需要改变自身形态的特性。红细胞在全身血管中循环运行时，常要挤过口径比其细胞直径还小的毛细血管或血窦空隙，这时红细胞将发生卷曲变形。双凹圆碟形红细胞的变形能力大于异常情况下出现的球形红细胞；血红蛋白变性或浓度过高时使红细胞内粘度增加、衰老的红细胞膜弹性降低，都可以使红细胞变形能力降低。

● 红细胞的变形能力与其形态、膜弹性和内容物的流动性均有关。

　　3. 渗透脆性　　**渗透脆性**（osmotic fragility）是指红细胞在低渗盐溶液中膨胀乃至破裂的特性。将红细胞置于不同浓度的 NaCl 溶液中可以看到：在等渗盐溶液中红细胞保持正常的形态和大小；在渗透压递减的一系列低渗盐溶液中，水将渗入红细胞内而使胞体逐步膨胀并双侧凸起，这说明红细胞对低渗溶液具有一定的抵抗能力。当红细胞体积增加 30% 时成为球形，增加 45% ~ 60% 时则红细胞破裂溶血，血红蛋白逸出，留下一个双凹圆碟形的细胞膜空壳——影细胞（ghost cell）。正常人的红细胞在 0.42% 的 NaCl 溶液中开始出现溶血，在 0.35% 的 NaCl 溶液中完全溶血。红细胞的渗透脆性越大，表示其对低渗溶液的抵抗力越小，越容易发生溶血。某些溶血性疾病时，病人的红细胞开始溶血及完全溶血的 NaCl 溶液浓度均高于正常，表明其红细胞的渗透脆性增加了。

● 红细胞对低渗溶液具有一定的抵抗能力。
● 红细胞的渗透脆性越大，对低渗溶液的抵抗力越小，越容易发生溶血。

　　不同溶质的等渗溶液不一定都能使红细胞的体积和形态保持正常。例如，1.9% 的尿素溶液与血浆等渗，而红细胞置于其中后很快发生溶血。这是因为尿素能够自由通过红细胞膜，不能在溶液中保持与红细胞内相等张力的缘故。所谓"张力"（tonicity）是指溶液中不能通过红细胞膜的溶质颗粒所产生的渗透压。临床上将能使悬浮于其中的红细胞保持正常体积和形状的溶液，称为**等张溶液**（isotonic solution）。0.85% 的 NaCl 溶液既是等渗溶液，也是等张溶液；而 1.9% 的尿素溶液是等渗溶液，但不是等张溶液。

　　（三）红细胞生成的调节

1. 红细胞生成所需的原料和其他辅助因素：①基本原料：红细胞的主要成分是血红蛋白，血红蛋白是由珠蛋白和亚铁血红素组成。所以，合成血红蛋白的主要原料是蛋白质和铁。铁的来源有内源性和外源性两部分。内源性铁是由衰老的红细胞破坏后释放出来的，每天约 25mg，大部分可供骨髓造血时重复利用。外源性铁来自食物，多为 Fe^{3+}，必须在胃酸作用下转变为 Fe^{2+} 才能被吸收。人体每日造血需要铁 20～25mg，其中 95% 来自内源性铁的再利用，5% 来自食物（约 1mg）。内源性铁的再利用减少、丢失增多，或铁经消化道的吸收量减少以及机体对铁的需要量相对增多，是引起缺铁性贫血的原因。慢性失血性疾病、生长发育期儿童、孕妇、哺乳期妇女，以及胃酸缺乏或食物中缺铁者，均可造成缺铁性贫血。此种贫血的特征是红细胞体积较小，数量正常，平均血红蛋白低于正常，又称小细胞低色素性贫血。②影响红细胞成熟的因素：在早期红细胞发育的过程中，细胞需要经过多次分裂使其数量增加，其间就须不断合成新的 DNA。DNA 的合成必须有维生素 B_{12} 和叶酸作为辅助因子（合成核苷酸的辅酶），当叶酸或维生素 B_{12} 缺乏时，DNA 合成障碍，细胞分裂次数减少，引起巨幼红细胞性贫血，其特征是红细胞体积大，数量少。胃腺壁细胞所分泌的内因子，可以促进维生素 B_{12} 在回肠的吸收。所以，内因子缺乏（如萎缩性胃炎、胃大部切除）和维生素 B_{12}、叶酸缺乏一样，也可以引起巨幼红细胞性贫血。此外，红细胞生成还需要氨基酸、维生素 B_6、B_2、C、E 和微量元素铜、锰、钴、锌等。

2. 红细胞生成的调节　每天约有 0.8% 的红细胞进行更新。当机体需要时（如大失血），更新速度还会加快。已知有两种调节因子分别调控着两个不同发育阶段的红系祖细胞的发育：①爆式促进因子（burst promoting activator, BPA）：是一类糖蛋白，可以促使早期红系祖细胞（又称爆式红系集落形成单位，BFU-E）从细胞周期中的静息状态（G_0 期）进入 DNA 合成期（S 期）。②促红细胞生成素（erythropoietin, EPO）：主要是由肾皮质管周细胞所分泌的生物活性物质，肝脏也合成少量。EPO 是一种酸性糖蛋白，主要促进晚期红系祖细胞（又称红系集落形成单位，CFU-E）增殖并向形态可识别的红系前体细胞分化，还能加速前体细胞的增殖、分化并促进骨髓释放网织红细胞（图 3-4）。当机体缺氧时，肾脏合成和分泌 EPO 增多，刺激骨髓造血加强，提高血液的运氧能力，改善组织细胞的缺氧状态。某些肾脏疾病或肾切除的患者，由于 EPO 分泌减少，也可以引起贫血。近年来有迹象提示，再生障碍性贫血可能是红系祖细胞上 EPO 受体有缺陷所致，目前已有重组的人 EPO 用于临床，促进红细胞生成。

此外，雄激素也能促使肾脏、肝脏生成 EPO，使血液中红细胞数量增多。雄激素还可以通过直接刺激骨髓造血，促进红细胞分裂增殖。青春期后，男性红细胞数、血红蛋白含量均高于女性，显然与雄激素水平有关。

（四）红细胞的破坏　红细胞平均寿命约为 120 天。衰老的红细胞，变形能力减退而脆性增加，在血流湍急处因机械性冲撞而破损（血管内破坏）；或因通过微小孔隙发生困难而滞留，被巨噬细胞所吞噬（血管外破坏）。红细胞在血管内破裂溶血所释放的血红蛋白立即与触珠蛋白结合并被肝脏摄取，脱铁血红素转变为胆色素，铁则以铁黄素的形式沉着于肝细胞内。但当溶血严重

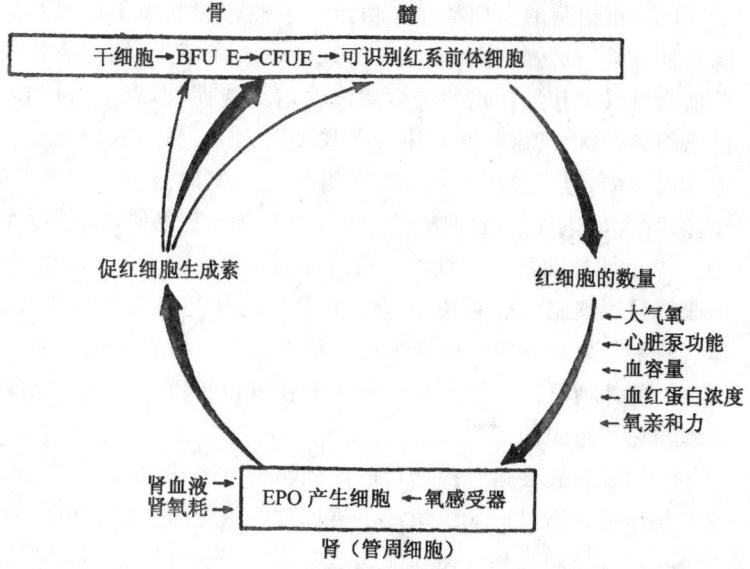

骨　　　　髓

干细胞→BFU E→CFUE →可识别红系前体细胞

促红细胞生成素

红细胞的数量

←大气氧
←心脏泵功能
←血容量
←血红蛋白浓度
←氧亲和力

肾血液 →
肾氧耗 →
EPO 产生细胞 ← 氧感受器

肾（管周细胞）
肝（肝细胞）

图 3 - 4　促红细胞生成素调节红细胞生成的反馈环
（引自 Williams：Hematology 1995 P437）

达到每升血浆中有 1g 血红蛋白时，超过触珠蛋白的结合能力，未能与触珠蛋白结合的血红蛋白将经肾脏从尿中排出，形成血红蛋白尿。在脾脏被巨噬细胞吞噬的衰老红细胞，经消化后，铁可以再利用，而脱铁血红素也转变为胆色素，运送到肝脏处理。

三、白细胞

（一）白细胞的分类和正常值　　白细胞（white blood cell，WBC）是数量最少的一类血细胞，正常成人为（4.0～10.0）×10^9/L 个。白细胞有核，在血液中一般呈球形，在组织中则有不同程度的变形。根据胞浆中有无特殊嗜色颗粒，将白细胞分为粒细胞和无粒细胞两大类。粒细胞又根据所含嗜色颗粒的嗜色性质不同分为中性粒细胞、嗜酸性粒细胞和嗜碱性粒细胞，无粒细胞则分为单核细胞和淋巴细胞。白细胞分类计数如下：

●成人白细胞正常值为（4～10）×10^9/L。

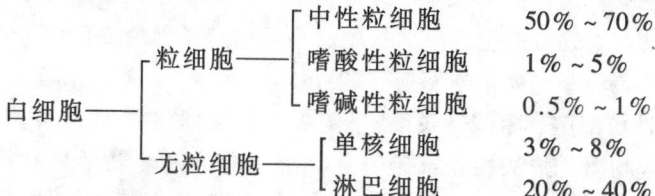

白细胞———┬—粒细胞———┬—中性粒细胞　　50%～70%
　　　　　　│　　　　　　├—嗜酸性粒细胞　1%～5%
　　　　　　│　　　　　　└—嗜碱性粒细胞　0.5%～1%
　　　　　　└—无粒细胞—┬—单核细胞　　　3%～8%
　　　　　　　　　　　　└—淋巴细胞　　　20%～40%

白细胞总数具有明显的生理性波动：①细胞总数和分类计数均随年龄而有所改变。新生儿较高，约 15×10^9/L，尤其以中性粒细胞为主，以后淋巴细胞逐渐增多，可达白细胞总数的 70%，3～4 岁后淋巴细胞逐渐减少，至青春期与成人基本相同。②剧烈运动、进食、疼痛、情绪激动及妊娠、分娩期均明显升高，尤其是运动和分娩期，可高达 34×10^9/L。③日周期变化，下午较清晨高。

●运动时白细胞增高主要原因是循环池和边缘池的粒细胞重新分布所致。

（二）白细胞的生理特性和功能　中性粒细胞和单核细胞为吞噬细胞,能吞噬各种异物(包括某些病原微生物),参与炎症反应,执行非特异性免疫功能;淋巴细胞可以对特异性抗原进行体液性与细胞性破坏,执行特异性免疫功能。除淋巴细胞外,白细胞均能伸出伪足作变形运动,凭借这种运动得以穿过血管壁,进入组织中,这个过程称为**血细胞渗出**。白细胞还具有向某些化学物质游走的特性,称为**趋化性**。白细胞将异物包围并吞入胞浆的过程称为吞噬作用。

1. 中性粒细胞　中性粒细胞（neutrophil）是体内主要的吞噬细胞,在机体的非特异性细胞免疫系统中起十分重要的作用。它处于机体抵抗微生物病原体、特别是急性化脓性细菌入侵的第一线,它的作用主要是:①将入侵细菌包围在局部并消灭之,防止病原微生物在体内扩散;②参与免疫复合物、衰老红细胞与坏死组织的清除。

中性粒细胞在血管内停留的时间不长（平均只有 6～8 小时）,主要进入组织中起作用,而且进入组织后不再回到血液中来。血管中的中性粒细胞,约有一半随血流循环,称为循环池,通常作白细胞计数,只反映这部分中性粒细胞的数量;另一半则附着在小血管壁上,称为边缘池。此外,骨髓中尚储存约 2.5×10^{12} 个成熟中性粒细胞,以备在机体需要时大量释放进入循环血流。中性粒细胞胞浆中含有两类不同的颗粒:一类是溶酶体酶,其中含有大量过氧化物酶、溶菌酶、酸性水解酶、正离子杀菌蛋白等;另一类颗粒是特异性颗粒,含有碱性磷酸脂酶、乳铁蛋白、溶菌酶、氨基肽酶等。

当细菌侵入或组织坏死时,可生成大量能吸引中性粒细胞移动的化学性趋化因子。吸引中性粒细胞通过变形运动穿过毛细血管进入炎症部位,再经过趋化移动、识别粘附、吞噬消化等步骤完成消灭细菌的功能。当溶酶体颗粒的各种酶不断用于消化异物时,颗粒逐渐减少乃至消失,这种现象称为脱粒（degranulation）。如果中性粒细胞吞噬的细菌过多,本身也会崩溃死亡,并释放出各种溶酶体酶溶解周围组织而形成脓肿。

2. 嗜酸性粒细胞　嗜酸性粒细胞（eosinophil）也具有微弱的吞噬能力,对某些抗原－抗体复合物有吞噬作用。但由于缺乏溶菌酶,其嗜酸性颗粒中所含的过氧化物酶和碱性蛋白质也不参与杀菌,故基本上无杀菌能力。嗜酸性粒细胞在体内的主要作用是:①限制嗜碱性粒细胞和肥大细胞在速发型过敏反应中的作用。②参与对蠕虫的免疫反应:嗜酸性粒细胞借助免疫反应可粘着于蠕虫上,释放碱性蛋白和过氧化物酶损伤蠕虫体。

3. 嗜碱性粒细胞　嗜碱性粒细胞（basophil）的颗粒中含有肝素、组织胺、过敏性慢反应物质、嗜酸性粒细胞趋化因子 A 等多种生物活性物质。这些活性物质一方面可使毛细血管壁通透性增加、支气管等平滑肌收缩,引起哮喘、荨麻疹、食物过敏等各种过敏反应的症状;另一方面将嗜酸性粒细胞吸引过去,聚集于局部以限制嗜碱性粒细胞在过敏反应中的作用。

4. 单核细胞　单核细胞（monocyte）胞体较大,具有较强的变形运动和吞噬能力。从骨髓释放入血的单核细胞尚未成熟,在血液中停留 2～3 天后迁移到周围组织中,体积继续增大,吞噬能力增强,发育成巨噬细胞（成熟细胞）,形成单核－巨噬细胞系统。单核－巨噬细胞的主要功能有:①通过变形运动、趋化移动、吞噬胞饮，消灭外来病原微生物，非特异性地抵御病原体的侵袭；②清除衰老损伤的细胞碎片；③参与激活淋巴细胞的特异性免疫；④识别并杀伤肿瘤细胞；⑤合成与释放多种细胞因子，调节粒系血细胞的造血过程；⑥参与机体内铁和胆色素的代谢。

及特异性免疫应答的诱导和调节中起关键作用。

5. 淋巴细胞　淋巴细胞（lymphocyte）属免疫细胞，参与特异性免疫，在免疫应答反应过程中起核心作用。根据细胞生长发育的过程和功能的不同，可将淋巴细胞分为 T 细胞和 B 细胞两大类。T 细胞是从骨髓生成的淋巴干细胞迁移到胸腺中并在胸腺激素的作用下发育为成熟的淋巴细胞，其功能是执行细胞免疫（如破坏移植的异体细胞、肿瘤细胞或受病毒感染的细胞）；B 细胞是在骨髓或肠道淋巴组织中发育成熟的淋巴细胞，其功能是执行体液免疫。

●淋巴细胞参与特异性免疫，在免疫应答反应中起核心作用。

（三）白细胞生成的调节　白细胞的分化和增殖受一组造血生长因子（hematopoietic growth factor，HGF）的调节。这些因子由淋巴细胞、单核 - 巨噬细胞、成纤维细胞和内皮细胞合成并分泌。由于有些 HGF 在体外可刺激造血细胞生成集落，又称为集落刺激因子（colony - stimulating factor，CSF）。根据其作用将 CSF 分为巨噬 - 集落刺激因子（M-CSF）、粒 - 集落刺激因子（G-CSF）、粒 - 巨噬集落刺激因子（GM-CSF）和多系集落刺激因子（multi-CSF）等。这些因子除了刺激相应祖细胞的增殖之外，还能增强成熟细胞的活性。此外，还有一些抑制因子能够直接抑制白细胞的增殖、分化或限制上述一些生长因子的释放或作用。如乳铁蛋白和转化生长因子-β（TGF-β）。

（四）白细胞的破坏　白细胞的寿命较难判断。因为粒细胞和单核细胞主要是在组织中发挥作用，淋巴细胞则往返循环于血液、组织液、淋巴之间，且还可增殖分化。一般来说，中性粒细胞在循环血液中停留约 8 小时进入组织，三、四天后将衰老死亡；若有细菌侵入，粒细胞在吞噬活动中可因释放出的溶酶体酶过多而发生自我溶解，与破坏的细菌和组织片共同构成脓液。

四、血小板

（一）血小板的形态和正常值　血小板（thrombocyte）是从骨髓成熟的巨核细胞胞浆裂解脱落下来的具有生物活性的小块胞质。血小板无核，体积小，直径约 2~3μm，形态不规则，多呈梭形或椭圆形。正常成年人血小板数约（100~300）×10^9/L。血小板数可以有 6%~10% 的生理性波动：通常午后较清晨高；冬季较春季高；静脉血较毛细血管高；进食、体力活动和妊娠中、晚期可使血小板增多；妇女月经期明显减少。血小板数量超过 1000×10^9/L 时称血小板过多，容易发生血栓；低于 50×10^9/L 时称血小板减少，可以导致出血倾向。

●血小板的正常值为（100~300）×10^9/L，低于 50×10^9/L 可有出血倾向。

（二）血小板的生理特性和生理功能　血小板有以下生理特性：

1. 粘附　血小板与血管内皮下或血管断端暴露的胶原纤维粘着在一起的过程称为粘附（adhesion）。血管损伤后，流经此血管的血小板被血管内皮下组织表面激活，立即粘附于损伤处暴露出来的胶原纤维上。

2. 聚集　血小板之间相互粘着在一起的过程称为聚集。聚集分为两个时相：第一时相发生迅速，为可逆性聚集，由受损组织释放的 ADP 引起；第二时相发生缓慢，由血小板释放的内源性 ADP 引起，属不可逆聚集。

3. 释放　血小板受刺激后，将其颗粒中的 ADP、5 - 羟色胺、儿茶酚胺和血小板因子等活性物质排出的过程称为**释放**。这些物质可参与止血和凝血过程。

4. 吸附　血小板能吸附许多凝血因子于其磷脂表面，促进凝血过程的发生。

5. 收缩　血凝块中的血小板将伪足伸入血纤维网中，通过收缩蛋白收缩，使血凝块回缩，形成坚固的止血栓，同时挤出血清。

借助以上生理特性，血小板主要有以下功能。

●血小板具有维持血管壁结构完整性、促进止血和凝血的作用。

1. 维持血管内皮的完整性　血小板能填补因血管壁内皮细胞脱落留下的空缺，并与内皮细胞融合，促进内皮细胞修复。当血小板减少到 $50 \times 10^9/L$ 以下时，可引起出血倾向，甚至出现出血性紫癜。

2. 止血功能　当血管损伤而出血时，血小板在生理止血过程中居于中心地位。①通过粘附、聚集形成血小板血栓堵住出血口；②释放 5 - 羟色胺、儿茶酚胺等物质，使血管收缩，减慢血流，以利止血；③促进凝血块生成，也能堵住出血口达到止血目的。

3. 促进凝血过程　血小板在凝血过程中发挥着重要的作用。①释放 α - 颗粒中所含的血小板因子（PF），参与血液凝固过程，尤其是 PF_3，能使凝血酶原的激活加快 2 万倍，并能促进纤维蛋白网的形成；②吸附多种凝血因子，如 Ⅰ、Ⅴ、Ⅺ、Ⅻ 等，促进血凝过程的发生。

（三）血小板生成的调节　生成血小板的巨核细胞仅占骨髓有核细胞的 0.05%，但一个巨核细胞约产生 200～7700 个血小板。从原始巨核细胞到释放血小板入血约需 8～10 天。进入血液的血小板一半以上在外周血中循环，其余的贮存于脾脏。近几年的研究表明，一种称为促血小板生成素（thrombopoietin，TPO）的物质能刺激造血干细胞向巨核系祖细胞分化，并特异地促进巨核系祖细胞增殖、分化以及巨核细胞的成熟和血小板的释放。

（四）血小板的破坏　血小板进入血液后，只在开始两天具有生理功能，但平均寿命可达 7～14 天。衰老的血小板是在脾、肝和肺被吞噬的；在生理止血活动中，血小板聚集后本身将解体并释放出全部活性物质；血小板也可能融入内皮细胞。

第三节　生理性止血

一、生理性止血

●出血时间反映生理止血功能的状态。
●生理止血过程包括小血管收缩、血小板血栓形成和纤维蛋白血凝块形成三个时相。

生理性止血（physiologic hemostasis）是指小血管损伤，血液从血管内流出数分钟后就会自行停止的现象。用一个小撞针刺破耳垂或指尖使血液流出，然后测定出血延续时间，这段时间称为**出血时间**（bleeding time）。正常出血时间为 1～3 分钟。血小板减少或功能有缺陷时，出血时间延长。

生理止血过程主要包括小血管收缩、血小板血栓形成和纤维蛋白血凝块形成三个时相。当血管损伤时，首先是损伤局部的血管痉挛性收缩，若破损不大即可使血管封闭。引起血管挛缩的原因除由损伤刺激反射性引起局部血管收缩外（但持续时间短），更重要的是损伤处血管内皮细胞和粘附于该处的血小板释放一些缩血管物质（如前所述）；其次是血管内膜损伤暴露出来的内膜下组织可以激活血小板，使血小板粘附、聚集于血管破损处，成为一个松软的止血栓，以填塞伤口实现初步止血；同时，血浆中的凝血系统被激活，在局部迅速出现血凝块，形成了由纤维蛋白与血小板一道构成的牢固止血栓，实现二期有效止血；最后，纤维组织增生，长入血凝块达到永久性止血。

● 生理止血是由血管、血小板、血凝系统、抗凝系统和纤溶系统共同完成的。

通常在凝血系统激活的同时，血浆中抗凝系统与纤维蛋白溶解系统也被激活，以限制凝血过程和防止血凝块不断增大，确保正常的血液循环。

二、血液凝固

血液从流动的液体状态变成不流动的胶冻状态的过程称为**血液凝固**（blood coagulation），简称血凝。血凝的本质是血浆中的纤维蛋白原转变为不溶性的纤维蛋白。血液凝固后 1~2 小时，血凝块发生回缩并释出淡黄色液体，称为**血清**（serum）。血清与血浆的区别在于，前者缺乏纤维蛋白原和血凝过程中已消耗的其他凝血因子，但又增添了少量血凝时由血管内皮细胞和血小板释放出来的物质。

● 血液凝固是指血液由液态变为胶冻状态的过程，其本质是纤维蛋白原转变为纤维蛋白。

（一）凝血因子　血浆和组织中直接参与凝血过程的物质统称为**凝血因子**（blood clotting factor）。目前公认的凝血因子共有 12 种，根据发现顺序，按国际命名法用罗马数字编为 Ⅰ~ⅩⅢ 号（其中因子Ⅵ是因子Ⅴ的转化形式，故不再视为一个独立的因子而删除），见表 3-2。此外，还有前激肽释放酶、高分子激肽原以及来自血小板的磷脂等也都直接参与凝血过程。

上述凝血因子中，除因子Ⅳ（Ca^{2+}）和血小板 3 因子（磷脂）外，其余都是蛋白质；因子Ⅱ、Ⅶ、Ⅸ、Ⅹ、Ⅺ、Ⅻ 以及 ⅩⅢ 都是蛋白酶，除因子Ⅶ外均以无活性的酶原形式存在于血浆中，必须经过激活才具有活性（因子Ⅶ是不需激活的蛋白酶，但其活性的表现有赖于因子Ⅲ的存在）。上述因子被激活后称为这些因子的"活性型"，习惯上于该因子代号的右下角标"a"来表示（如 Ⅹa）；因子Ⅲ是唯一不在血浆中的凝血因子，它来自组织细胞，此外，因子Ⅱ、Ⅶ、Ⅸ、Ⅹ 是在肝脏合成的，且需要维生素 K 参与。因此，肝功能损害或维生素 K 缺乏，都会导致凝血因子缺乏、凝血障碍而发生出血倾向。甲、乙、丙型血友病分别是由于缺乏因子Ⅷ、Ⅸ、Ⅺ 所致。

● 肝功能损害、维生素 K 缺乏，都会导致凝血因子缺乏、凝血障碍而发生出血倾向。

表 3-2　按国际命名法编号的凝血因子

编　号	同义名	编　号	同义名
因子Ⅰ	纤维蛋白原	因子Ⅷ	抗血友病因子
因子Ⅱ	凝血酶原	因子Ⅸ	血浆凝血激酶
因子Ⅲ	组织凝血激酶	因子Ⅹ	Stuart-Prower 因子
因子Ⅳ	Ca^{2+}	因子Ⅺ	血浆凝血酶前质
因子Ⅴ	前加速素	因子Ⅻ	接触因子
因子Ⅶ	前转变素	因子ⅩⅢ	纤维蛋白稳定因子

●凝血过程是由多种凝血因子参与的、酶促的连锁反应。

（二）凝血过程 凝血过程的瀑布学说认为凝血过程是一系列的酶促反应过程，大体上分为三步：①凝血酶原激活物生成；②凝血酶原被激活生成凝血酶；③纤维蛋白原在凝血酶的作用下变成纤维蛋白。根据凝血酶原激活物形成的途径不同、以及是否有血液以外的凝血因子参与，将凝血过程分为内源性凝血和外源性凝血两条途径。

●内源性凝血由因子Ⅻ启动。

1. 内源性凝血 内源性凝血是由因子Ⅻ启动的，参与凝血过程的凝血因子全部来自血浆，其三个步骤的具体过程如下：

①凝血酶原激活物的形成 当血液与带负电荷的异物表面（如血管内皮脱落后暴露的内皮下胶原纤维）接触时，首先是因子Ⅻ与异物表面结合并立即被激活为Ⅻa。Ⅻa再激活前激肽释放酶使之成为激肽释放酶，后者反过来又能激活因子Ⅻ，通过这一正反馈过程，可使Ⅻa大量生成。Ⅻa再激活因子Ⅺ成为Ⅺa。Ⅺa在Ca^{2+}存在的条件下，激活因子Ⅸ生成Ⅸa。Ⅸa再与因子Ⅷ、Ca^{2+}和血小板3因子（PF_3）形成因子Ⅷ复合物，去激活因子Ⅹ生成Ⅹa。该复合物中Ⅸa是一种蛋白水解酶，能使因子Ⅹ水解而被激活成Ⅹa。PF_3可能就是血小板膜上的磷脂，它的作用主要是提供一个磷脂的吸附表面。因子Ⅷ本身不是蛋白酶，而是辅助因子，能使Ⅸa激活因子Ⅹ的作用加快几百倍，缺乏因子Ⅷ将发生A类血友病，表现凝血缓慢，甚至微小的创伤也出血不止。Ⅹa与因子Ⅴ、PF_3和Ca^{2+}形成凝血酶原激活物。在凝血酶原激活物中，PF_3仍然是提供磷脂表面，Ⅹa催化因子Ⅱ变成Ⅱa；因子Ⅴ也是辅助因子，使Ⅹa的作用增快几十倍。

②凝血酶的形成 凝血酶原激活物可以激活凝血酶原（因子Ⅱ）生成有活性的凝血酶（Ⅱa）。

③纤维蛋白的形成 凝血酶（Ⅱa）能迅速催化纤维蛋白原（因子Ⅰ）的分解，使之转变成为纤维蛋白单体。同时，凝血酶还能激活因子ⅩⅢ生成ⅩⅢa，在ⅩⅢa的作用下纤维蛋白单体变成牢固的不溶性纤维蛋白多聚体，后者交织成网，将红细胞网罗在其中形成血凝块，至此内源性凝血完成。

●外源性凝血由因子Ⅲ启动。

●内、外源性凝血是激活因子Ⅹ的两条不同途径。

2. 外源性凝血 外源性凝血是由因子Ⅲ启动的。在组织损伤、血管破裂的情况下，由组织释放的因子Ⅲ（组织凝血致活素）与血浆中的因子Ⅶ、Ca^{2+}形成因子Ⅶ复合物，该复合物再激活因子Ⅹ为Ⅹa，其后的凝血过程与内源性凝血完全相同。外源性凝血过程简单，耗时短。

可见，内、外源性凝血的主要区别在于启动因子和因子Ⅹ激活以前参与的凝血因子类型不同，是因子Ⅹ被激活的两条不同途径（图3-5）。

此外，因子Ⅻ与异物表面接触并被激活的过程称为"表面激活"，从激活因子Ⅻ到Ⅺa生成称为"表面激活阶段"；从Ⅺa激活因子Ⅸ之后，所形成的因子Ⅷ复合物（也包括因子Ⅶ复合物）和凝血酶原激活物对Ⅱ的激活都是在PF_3（或因子Ⅲ）提供的磷脂表面上进行的，这一阶段又称为"磷脂表面阶段"。

凝血过程虽然是一个正反馈的"瀑布"样连锁反应过程，一经触发，迅速进行到底，但每一个环节都是密切联系的。一个环节受阻或被促进，则整个凝血过程就会停止或被加速。正常人从血液流出至形成凝血块所需时间为5～

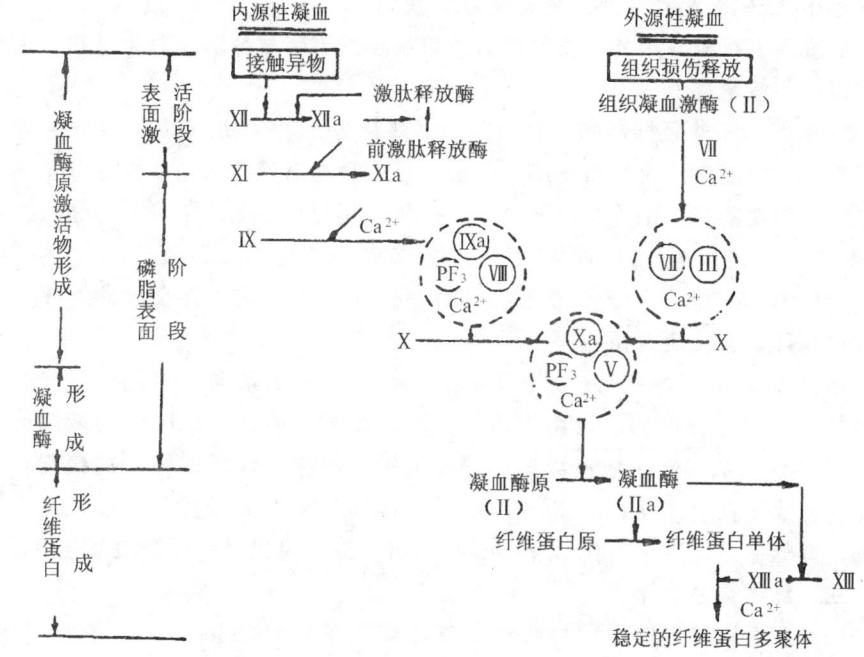

图 3-5　血液凝固过程

15min（试管法），称为**凝血时间**。凡能阻断或延缓凝血过程的因素都可以抗凝，使凝血时间延长；相反，能加速凝血过程的因素都可以促凝，使凝血时间缩短。

（三）抗凝系统的作用　生理状况下，血管内的血液能保持流体状态而不发生凝固，即使在生理止血时，凝血也只限于受损的局部，这说明正常人体内存在与凝血系统相对抗的**抗凝系统**。现已明确抗凝系统包括细胞抗凝系统（如网状内皮系统对凝血因子等的吞噬作用）和体液抗凝系统（抗凝血酶Ⅲ、肝素、蛋白质 C 系统、组织因子途径抑制物等）。现仅介绍体液抗凝系统中的几种主要物质：

1. 抗凝血酶Ⅲ　**抗凝血酶Ⅲ**（antithrombin Ⅲ）是血浆中最重要的抗凝物质之一，由肝细胞和血管内皮细胞分泌，其化学本质是抗丝氨酸蛋白酶。抗凝血酶Ⅲ能够与Ⅱa、Ⅶ、Ⅸa、Ⅹa、Ⅺa、Ⅻa分子活性中心上的丝氨酸残基结合，封闭这些凝血因子的活性中心而使之失活，从而阻断凝血过程。抗凝血酶Ⅲ的直接抗凝作用很慢也很弱，但与肝素结合后，其抗凝作用增加 2000 倍。

2. 肝素　**肝素**（heparin）主要由肥大细胞和嗜碱性粒细胞产生。体内多数组织中存有肝素，尤以肝、肺、心、肌组织中含量丰富，但生理状态下血浆中含量甚微。肝素是一种酸性粘多糖，无论注入体内或与体外新鲜血液混合，均有很强的抗凝作用。其抗凝机制主要有两个方面：一方面是与抗凝血酶Ⅲ结合，使后者与凝血酶的亲合力增强约 100 倍，使凝血酶立即失活；另一方面可刺激血管内皮细胞大量释放组织因子途径抑制物和其他抗凝物质来抑制凝血过程。此外，肝素还能抑制血小板的粘附、聚集和释放反应，保护血管内皮和降低血脂。故肝素在临床上广泛应用于防治血栓性疾病，尤其是低分子肝素（分

●抗凝血酶Ⅲ通过封闭凝血因子的活性中心达到抗凝目的。

●肝素主要通过增强抗凝血酶的活性达到抗凝目的，临床上广泛应用于防治血栓性疾病。

子量小于7000），副作用小，更适于临床使用。

肝素除有抗凝作用外，尚能刺激血管内皮细胞释放纤溶酶原激活物，加速纤维蛋白的溶解。

3. 组织因子途径抑制物（TFPI）　目前认为 TFPI 也是体内重要的生理性抗凝物质，主要由小血管内皮细胞分泌，是一种相对稳定的糖蛋白。分子中含有三个抑制功能域（K1、K2、K3）。其抗凝作用分两步进行：第一步是 K2 与 Ⅹa 结合，直接抑制 Ⅹa 的催化活性，并使 TFPI 变构；第二步是在 Ca^{2+} 的参与下，变构的 TFPI 再与因子Ⅶ复合物结合，从而灭活因子Ⅶ复合物，发挥负反馈性抑制外源性凝血途径的作用。

在血液凝固过程中，许多环节需要 Ca^{2+}（Ⅳ）的参与。因此，一些能降低血浆中 Ca^{2+} 浓度的物质可用于体外抗凝，如柠檬酸钠和草酸钠均能沉淀血浆中的 Ca^{2+}，故可阻止血液凝固。柠檬酸钠是临床上常用的体外抗凝剂。由于血凝是酶促反应过程，故在一定范围内（<42℃）升高温度，可以促进血液凝固；降低血液温度至10℃以下（体外实验）时，可以明显延缓血凝速度。

三、纤维蛋白溶解

纤维蛋白被降解液化的过程称为**纤维蛋白溶解**（fibrinolysis），简称纤溶。其意义是清除体内多余的纤维蛋白凝块和血管内的血栓，保证血流通畅，且有利于受损组织的再生。

纤溶系统包括4种成分：纤维蛋白溶解酶原（纤溶酶原）、纤维蛋白溶解酶（纤溶酶）、纤溶酶原激活物、纤溶抑制物。纤溶的基本过程分为两个阶段，即纤溶酶原的激活与纤维蛋白的降解。

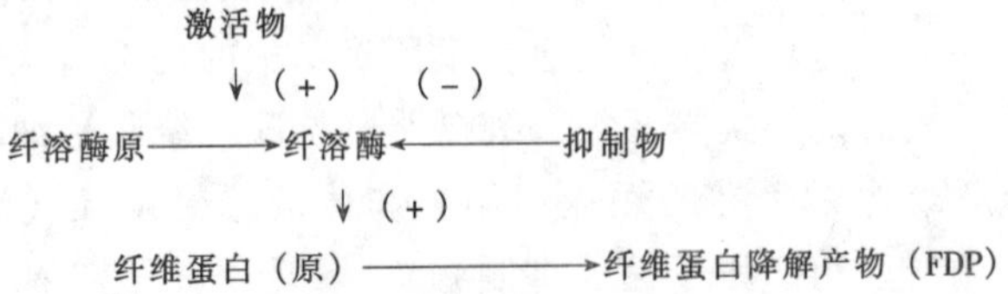

激活物
↓ （+）　（-）
纤溶酶原————→纤溶酶←————抑制物
↓ （+）
纤维蛋白（原）————————→纤维蛋白降解产物（FDP）

图3-6　纤维蛋白溶解系统示意图

（一）纤溶酶原的激活　**纤溶酶原**主要在肝脏合成，能使纤溶酶原激活成纤溶酶的物质称为**纤溶酶原激活物**，主要有三类：①血管激活物，由小血管的内皮细胞合成和释放，当血管内出现血凝块时，可刺激血管内皮细胞释放激活物。所释放的激活物大部分吸附于血凝块上（很少进入血流），发挥局部溶栓作用，保持血流通畅；②组织激活物，广泛存在于各组织中，如肾脏产生的尿激酶活性很强，有助于防止肾小管中纤维蛋白沉着。这类激活物主要是在组织修复、伤口愈合过程中，在血管外促进纤溶。子宫、前列腺、甲状腺和肺等组织中含组织激活物较多，使月经血不易凝固，且这些器官手术时容易发生渗血。③依赖Ⅻa 的激活物，如前激肽释放酶被Ⅻa 激活后生成的激肽释放酶就可激活纤溶酶原。这类激活物可使血凝与纤溶互相配合并保持平衡。

（二）纤维蛋白降解　纤溶酶是蛋白水解酶，可将纤维蛋白或纤维蛋白原分子逐步水解为许多可溶于水的小肽，统称为**纤维蛋白降解产物**（FDP）。这些降解产物一般不再凝固，而且其中一部分还有抗凝作用。

48

纤溶酶的特异性小，除水解纤维蛋白或纤维蛋白原外，还能水解因子Ⅴ、Ⅷ和Ⅱa、Ⅻa，并促使血小板聚集和释放5-羟色胺、ADP等。

（三）纤溶抑制物及其作用　血液中的纤溶抑制物有两类：一类是**抗纤溶酶**（是一种α球蛋白），但特异性不大，可抑制纤溶酶、凝血酶、激肽释放酶等多种酶的活性。另一类是**纤溶酶原激活物的抑制物**（如α_2巨球蛋白），能抑制纤溶酶原的激活。

生理状况下，血凝和纤溶处于动态平衡状态，血管内膜表面常有少量纤维蛋白形成，但由于纤溶作用使生成的纤维蛋白随即溶解。

● 生理状态下，血凝和纤溶处于动态平衡状态。

第四节　血量、输血与血型

一、血量

血量是指人体内血液的总量，正常成年人血量约占体重的7%～8%，即每kg体重约有70～80ml血液。它包括心血管系统中快速流动的循环血量和在肝、脾、肺、皮下静脉丛缓慢流动的储存血量。在剧烈运动、情绪激动以及创伤失血等应急状态时，储存血可以释放入循环，补充循环血量的相对或绝对不足。

● 正常成人血量为70～80ml/kg。

● 绝对或相对缺血时，储存血释放入循环具有重要的代偿意义。

生理条件下，机体的血液总量保持相对恒定，使血管保持一定的充盈度，从而维持正常血压和血流量，保证各器官、组织在单位时间内能够获得充分的血液供应，满足其功能活动所需营养物质的供应以及代谢尾产物的排泄。一旦血量不足，会导致血压下降、血流减慢，最终引起组织细胞缺血缺氧、代谢障碍和器官功能损害。一般认为，成人一次失血不超过总血量的10%（约500ml以下）时，通过机体的代偿，如心脏活动增强、血管收缩、贮血释放和组织液回流增多等，使血量迅速恢复，不出现明显的临床症状。其中血浆量恢复较快，红细胞数恢复较慢，约需一个月。由此可见，健康成人一次献血200～400ml，对身体不会带来损害；若一次失血达总血量的20%（约1000ml）时，自身难以代偿，会出现血压下降、脉搏加快、四肢厥冷、眩晕、乏力等缺血症状，甚至心、脑功能障碍；如果失血量达总血量的30%以上，将会危及生命，此时，输血是必要而有效的抢救措施之一。而输血则受血型的限制。

● 血量不足将引起组织细胞缺血、缺氧，代谢障碍。

二、输血与血型

血型（blood group）一般是指红细胞膜上特异抗原的类型。目前已知，不但红细胞有血型，白细胞、血小板和一般组织细胞也有"血型"。这些细胞表面抗原的特异性，与细胞本身的生理功能一般并无一定的关系，但血型可作为机体免疫系统鉴别"自我"和"异己"的标志。因而在临床上，血型鉴定是输血和组织、器官移植成败的关键；在人类学、法医学研究上，血型鉴定也具有重要意义。根据红细胞表面的抗原特异性不同，已确认人类红细胞有十几个血型系统，但与临床关系最密切的是ABO血型系统和Rh血型系统。

● 血型是指红细胞膜上特异抗原的类型。

● 血型鉴定是输血与器官移植成败的关键。

（一）ABO血型系统

1. 分型依据和血型判断　人类红细胞膜上存在两种ABO血型系统的抗原，又称为**凝集原**（agglutinogen），分别是A抗原和B抗原。根据红细胞膜上所含

● 血型分型的依据是红细胞膜上抗原

抗原类型的不同，可将血型分为四型，仅有 A 抗原者为 A 型，仅有 B 抗原者为 B 型，两种抗原均有者为 AB 型，两种抗原均无者为 O 型。**血浆中含有与上述抗原相对应的两种天然抗体，又称为凝集素**（agglutinin），分别是抗 A 抗体和抗 B 抗体。抗体主要是 IgM，不能通过胎盘。ABO 血型抗原、抗体的分布特点是，有哪种抗原则无哪种抗体，无哪种抗原则必有哪种抗体（表 3－3）。ABO 血型系统还有亚型，与临床关系较密切的是 A 型中的 A_1 与 A_2 亚型。输血时需注意 A 亚型的存在。

表 3－3　ABO 血型系统中的抗原抗体

血　　型	红细胞上的抗原	血清中的抗体
A	A	抗 B
B	B	抗 A
AB	A 和 B	无
O	无	抗 A 和抗 B

● 相对应的抗原、抗体相遇时就会发生红细胞凝集反应。

相对应的抗原、抗体相遇时将发生红细胞凝集反应，红细胞彼此聚集粘合形成一簇簇不规则的红细胞团，在补体参与下出现红细胞溶解破裂。红细胞凝集反应的本质是抗原－抗体反应，据此，临床上 ABO 血型的鉴定方法是用已知的标准血清（含抗体）与被鉴定人的红细胞（含抗原）相混合，依其发生凝集反应的结果，判定被鉴定人红细胞表面所含抗原类型，从而确定其血型。图 3－7 所示为玻片法血型检测结果的判定。

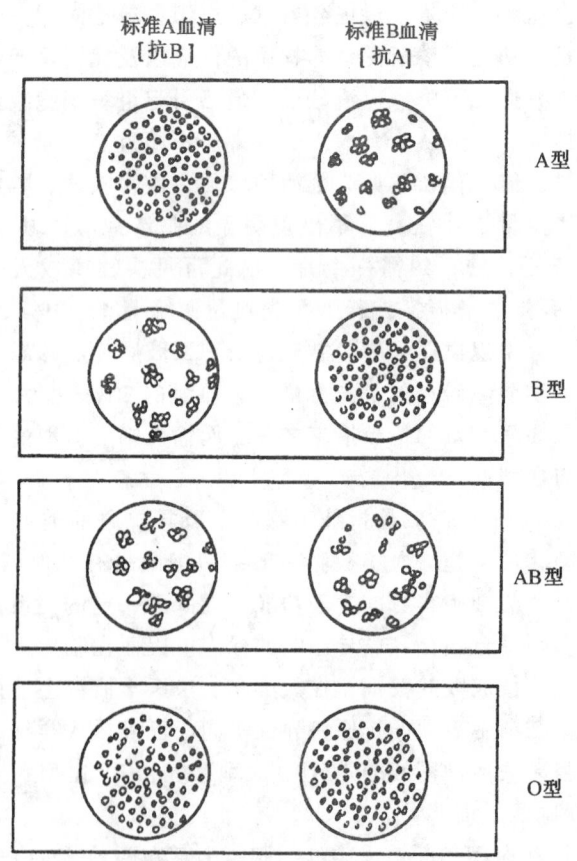

图 3－7　ABO 血型的玻片检测法

2.ABO 血型系统与输血　输血是治疗某些疾病、抢救伤员和保证一些大手术成功的重要手段。但由于输血发生差错，造成病人严重损害、甚至死亡的事故也并非罕见。为了保证输血的安全有效性，防止出现红细胞凝集反应，输血时首选同型输血。因为同型血液（亚型也相同）之间不存在相对应的抗原与抗体，一般不会发生凝集反应。但是在无法得到同型血液的紧急情况下，也可以考虑异型输血。异型输血的原理是：抗体稀释到一定程度时（低于效价）就不再凝集抗原。据此，可以把有抗体的血液（如 O 型血）经稀释输给有相应抗原的人（如 AB 型人）。所以 O 型血液可以输给其他三种血型的人，同理，A 型或 B 型血液也可以输给 AB 型人。为保证给血者的抗体被稀释到不能凝集受血者红细胞的程度，异型输血的原则是少量输、缓慢输。ABO 血型的输血关系概括如图 3－8。

●输血时首选同型输血，紧急状态下，也可以考虑异型输血。
●异型输血的原则是少量输、缓慢输。

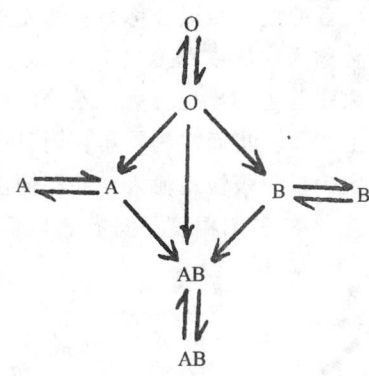

图 3－8　ABO 血型之间的输血关系

（二）Rh 血型系统　Rh 血型系统是人类红细胞表面与 ABO 血型系统同时存在的另一种血型系统，因最先发现于恒河猴（Rhesus monkey）的红细胞而得名。1940 年 Landsteiner 和 Wiener 用恒河猴的红细胞重复注射入家兔体内，引起家兔血清中产生抗恒河猴红细胞的抗体，然后用含这种抗体的血清与人的红细胞混合，发现大部分人的红细胞可被这种血清凝集，说明多数人红细胞表面存在有与恒河猴红细胞表面相同的抗原，称为 Rh 抗原（D 抗原）。将有 Rh 抗原者称为 Rh 阳性血型，而少数没有这种抗原者称为 Rh 阴性血型，这个血型系统即称为 Rh 血型系统（产生 Rh 血型抗原的等位基因位于 1 号染色体上，抗原特异性决定于这种抗原蛋白质的氨基酸组成序列）。Rh 血型系统的特点是：①人的血清中不存在抗 Rh 抗原的天然抗体，但 Rh 阴性者接受 Rh 阳性者的血液后，可刺激机体产生抗 Rh 抗体。所以，Rh 阴性者第一次接受 Rh 阳性给血者的血液时一般不发生明显的反应，当 Rh 阴性者第二次（及多次）接受 Rh 阳性者的血液时，即可用已产生的抗体将 Rh 阳性给血者的红细胞凝集，发生输血反应。②Rh 血型系统的另一个特点是，Rh 抗体的主要成分是 IgG，其分子量较小，能透过胎盘。故 Rh 阴性的母亲孕育 Rh 阳性的胎儿时，其阳性胎儿的少量红细胞或 D 抗原可因某种原因进入母体（一般只有在分娩时，胎盘剥离过程中才有胎儿红细胞进入母体），刺激母体产生抗体。因此，当母亲再次孕育 Rh 阳性胎儿时，其抗Rh抗体可通过胎盘进入胎儿体内，使Rh阳性胎儿

●有 Rh 抗原者为 Rh 阳性，无 Rh 抗原者为 Rh 阴性。
●人的血清中不存在抗 Rh 抗原的天然抗体。
●Rh 血型不合主要见于①Rh（－）者第二次接受 Rh（＋）者的血液；②Rh（－）的母亲第二次孕育 Rh（＋）的胎儿。

发生溶血反应，造成新生儿溶血性贫血，甚至导致胎儿死亡。因母亲血液中的抗体浓度是缓慢增加的，一般需要数月时间，所以当 Rh 阴性母亲生育第一胎后，常规及时输注特异性抗 D 免疫球蛋白，可以防止 Rh 阳性胎儿的红细胞致敏母体。ABO 血型系统也存在母儿血型不合，如母亲为 O 型，胎儿为 A 型（或 B 型），也可以引起症状轻微的新生儿溶血。

在我国，汉族和其他大部分少数民族的人，Rh 阳性者约占 99%，阴性者只占 1%左右。但是在某些少数民族中，Rh 阴性者的比例较大，如塔塔尔族为 15.8%，苗族为 12.3%，布依族和乌孜别克族为 8.7%。所以在这些少数民族地区的临床工作中，Rh 血型的问题应特别重视。

由于红细胞有多种血型，ABO 血型系统又有不同的亚型，为了确保输血安全，即使已选择了 ABO 同型血，在输血前也必须进行**交叉配血试验**（图 3－9）。给血者的红细胞与受血者的血清相混合称为**主侧**或直接配血；受血者的红细胞与给血者的血清相混合称为**次侧**或间接配血。如果两侧均无凝集反应则称为配血相合，输血最为理想；若主侧出现凝集，不论次侧结果如何均为配血不合，绝对不能输血；如果主侧不凝集而次侧凝集，则只在紧急情况下按异型输血的原则慎重处理，即一次少量、缓慢地输入，并在输血过程中严密监视受血者的反应。交叉配血实验应该在 37℃温度下进行，以保证可能出现的凝集反应得以充分显示。

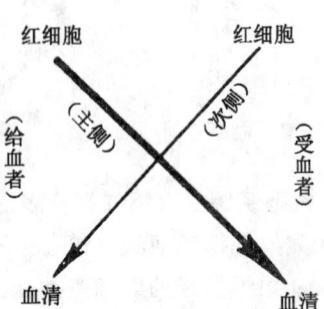

红细胞　　　　红细胞

（给血者）　　（主侧）　　（次侧）　　（受血者）

血清　　　　　血清

图 3－9　交叉配血实验示意图

随着医学和科技的进步，血液成分分离技术的不断提高，输血疗法已经从原来的单纯输全血发展为**成分输血**（transfusion of blood components），即缺什么补什么。这样既能提高疗效，减少不良反应，又能节约血源。另外，由于异体输血可传播肝炎、艾滋病等疾病，自身输血疗法正在迅速发展。

（岳　华）

52

第四章　血　液　循　环

血液循环系统由心脏和血管组成。心脏是推动血液流动的动力器官，血管是血液流动的管道。通过心脏节律性的收缩和舒张，推动血液在血管中按一定方向不停地循环流动，称为**血液循环**（blood circulation）。血液循环系统的主要功能是完成血液运输；实现机体的体液调节和防御功能；维持机体内环境稳定，保证新陈代谢的正常进行。血液循环一旦停止，生命活动也即将终止。因此，血液循环是高等动物机体生存的最重要条件之一。

本章将分别对心脏和血管的生理活动、心血管活动的调节，以及心、肺、脑重要器官的血液循环进行讨论。

第一节　心　脏　生　理

心脏是一个由心肌细胞构成并具有瓣膜的空腔器官。根据其解剖生理特点，心肌细胞分为二类：一类是普通的心肌细胞，又称**工作细胞**，包括心房肌细胞和心室肌细胞。它们具有兴奋性、传导性和收缩性。另一类是特殊分化的心肌细胞，它们分布在窦房结、房室交界区、房室束及其分支，这类心肌细胞除了没有收缩性外，它们具有兴奋性和传导性，而且在没有外来刺激的条件下，有自动发生节律性兴奋的能力，即具有自律性，这类细胞称为**自律细胞**，它们主要是 P 细胞和浦肯野细胞。

● 心肌细胞分为工作细胞（心房肌细胞、心室肌细胞）和自律细胞（P 细胞、浦肯野细胞）两类。

心脏是血液循环的动力泵，它一般表现为两个方面的节律性的周期性活动：一是心电周期，即心脏各部分动作电位的产生和扩布的周期性活动；二是心动周期，即由兴奋触发的心肌收缩和舒张的机械活动周期。心脏的每一次泵血活动都是这两个周期相互联系活动的结果。本节将从心脏的机械活动和生物电活动两个角度来讨论心脏的生理活动。

一、心动周期与心音

（一）心动周期与心率

1. 心动周期　心脏一次收缩和舒张构成一个机械活动周期，称为**心动周期**（cardiac cycle）。一个心动周期包括心房收缩期和心房舒张期与心室收缩期和心室舒张期。在正常情况下，心脏的收缩和舒张是由窦房结的自动节律性兴奋所引起的。窦房结的兴奋经心内特殊的传导系统，先兴奋心房，使心房收缩，后兴奋心室，使心室收缩。故一般以心房开始收缩作为一个心动周期的起点。

● 心动周期是指心脏一次收缩和舒张构成的一个机械活动周期。

心动周期时程长短与心跳频率密切相关。如以成人安静时平均心率为每分钟 75 次计算，则每一心动周期时程应为 0.8s，其中心房收缩期为 0.1s，舒张期为 0.7s。当心房收缩时，心室尚处于舒张状态。当心房进入舒张期后，心室开始进入收缩期。持续时间 0.3s。继而转入心室舒张期，持续时间 0.5s。心房

● 心动周期的长短与心率的快慢呈反变关系。

和心室都处于舒张的时间为0.4s，这一时期称为全心舒张期（图4-1）。在一个心动周期中，无论心房或心室，舒张期都长于收缩期，即休息期长于工作期，这对能使心脏持久不停地进行活动，以及保证心室有足够的充盈时间，都具有重要的意义。另一方面，心房和心室从不同步收缩，但却有一段较长的共同舒张时间，这对血液顺利回流心室是十分有利的。

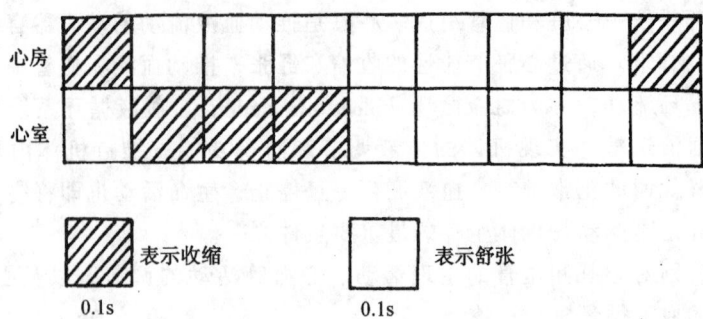

图 4-1 心动周期

每一格代表0.1s

2. 心率 心脏的舒缩活动称为心搏（心跳），每分钟心搏的次数称为心率。正常成人安静时的心率为60～100次/分。心率因不同年龄、不同性别和不同生理情况而有差异。新生儿心率可达130次/分以上，以后逐渐减慢，至青春期接近成年人。成年人的心率，女性较男性快；经常进行体力劳动或体育锻炼的人，平时心率较慢；同一个人，安静或睡眠时较慢，肌肉活动增加或情绪激动时较快。

心率对心动周期有直接的影响。心率加快，心动周期缩短，收缩期和舒张期均缩短，但舒张期的缩短较为显著。反之，心率减慢，心动周期延长，收缩期和舒张期均延长，但舒张期的延长较为显著。因此，不论心率的加快或减慢，主要影响心动周期的舒张期。若心率过快，心动周期的舒张期缩短，不但减少心室的血液充盈量，而且缩短了心脏的休息时间，心脏的工作时间延长，显然对心功能不利。在临床上快速性心律失常有时可导致心力衰竭。

（二）心室射血和充盈过程

在心脏泵血活动过程中，左右心室是同步性活动。心室所起的作用远比心房重要得多。因此，通常所说的心动周期是指心室的心动周期而言。为了分析研究心动周期中所发生的各种变化，如心室内压变化、瓣膜的启闭、心室内容积和血流方向等，把一个心动周期分为心室的收缩和舒张两个时期（包括7个时相）来分析，以说明心室射血和心室充盈的整个泵血过程（表4-1和图4-2）。

表4-1 心动周期中心室活动的分期

心 动 周 期	分 期	经历的时间（s）
心室收缩期	1. 等容收缩期	0.05
	2. 快速射血期	0.1
	3. 减慢射血期	0.15
心室舒张期	4. 等容舒张期	0.06～0.08
	5. 快速充盈期	0.11
	6. 减慢充盈期	0.22
	7. 心房收缩期	0.1

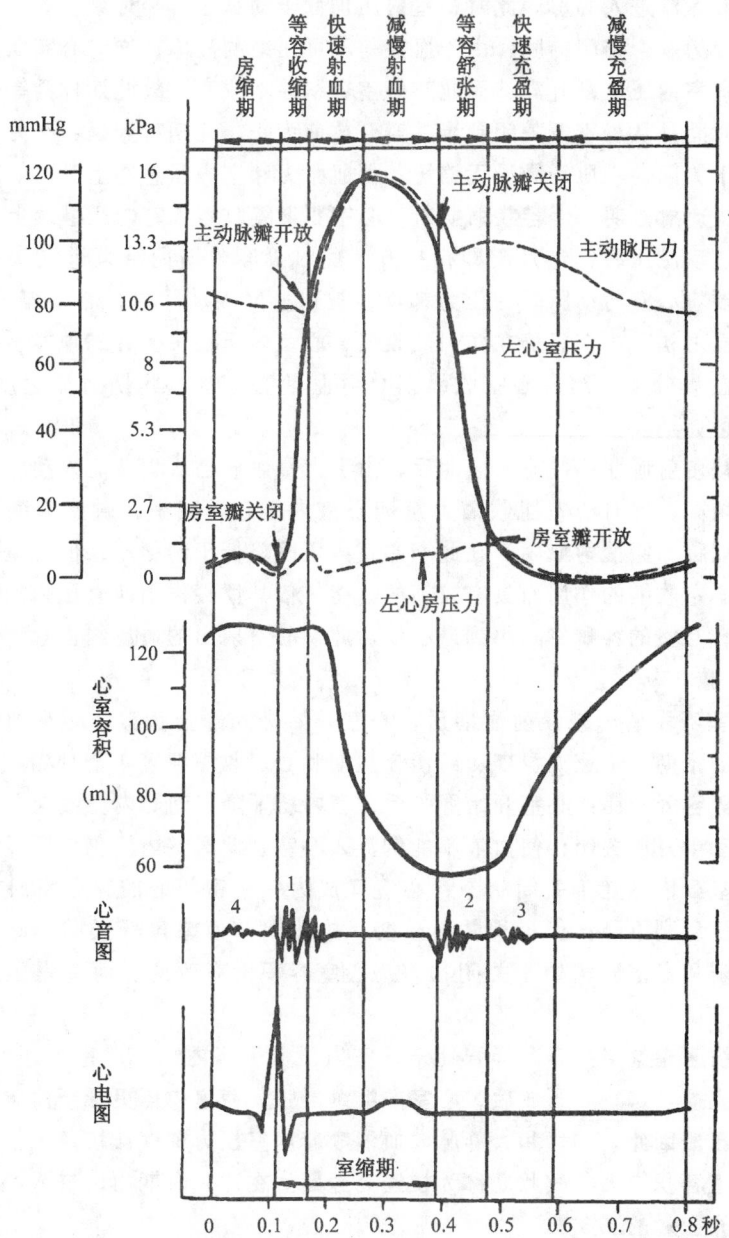

图4-2 心动周期中左心压力、容积、心音和心电等变化

1．心室的收缩期　心室收缩之前，处于舒张状态，室内压低于房内压和动脉压（主动脉或肺动脉内压力），此时，半月瓣关闭着，房室瓣处于开放状态，血液正由心房流入心室。在心室舒张最末0.1s的时间内，心房处于收缩状态，使心室进一步充盈。心房收缩结束后即行舒张，房内压回降，同时心室开始收缩，心室收缩期包括等容收缩期，快速射血期和减慢射血期等3个时相。

（1）等容收缩期：心室开始收缩，室内压开始迅速升高，当室内压超过房内压，心室内血液出现由心室向心房返流的倾向，推动房室瓣关闭，从而阻止

●等容收缩期和等
容舒张期时，半月

55

辮和房室瓣都关闭，心室容积无变化，而前者室内压急剧上升，后者室内压急剧下降。

●在一个心动周期中，室内压最高的时期发生在快速射血期。

心室内血液返流进入心房。此时，室内压仍低于动脉压，半月瓣仍处于关闭状态，心室成为一个密闭的腔，由于血液是不可压缩的液体，这时心室肌的继续收缩会导致室内压急剧升高，而此时心室容积并不改变，故此期称为**等容收缩期**。这段时间是从房室瓣关闭到半月瓣开放前为止。此期特点是：半月瓣和房室瓣均处于关闭，心肌纤维虽无缩短，但肌张力和室内压急剧上升。

（2）快速射血期：等容收缩期末，心室肌继续收缩，室内压继续上升，当室内压超过动脉压时，半月瓣即行打开，此时等容收缩期结束进入快速射血期。血液顺着心室与动脉间的压力梯度，被快速射入动脉内，心室容积减小。在心室射血之初，心室肌仍在作强烈收缩，心室内压很快上升到顶峰，故射入到动脉的血量较大，约占心室收缩期总射血量的70%。此期血流速度很快，故称**快速射血期**。

（3）减慢射血期：快速射血期后，由于大量血液已从心室流入动脉，使动脉压相应增高，此时心室肌收缩力量和心室内压开始减小，射血速度变得缓慢，故此期称为**减慢射血期**。在此期心室内压已略低于动脉压，但心室内血液由于受到心室收缩的作用而具有较高的动能，依其惯性作用逆着压力梯度继续流入动脉，心室的容积将减小到最小值。此期心室射出的血量约占心室收缩期总射血量的30%。

2．心室舒张期　减慢射血期后，心室开始进入舒张状态。心室的舒张期包括等容舒张期、快速充盈期、减慢充盈期和心房收缩期等4个时相。

（1）等容舒张期：心室开始舒张后，室内压下降，动脉内血液向心室方向返流，推动半月瓣关闭，使血液不能倒流入心室。此时室内压仍然明显高于房内压，房室瓣依然处于关闭状态，心室又成为一个密闭的腔，心室肌继续舒张，室内压急剧下降，但容积并不改变，故此期称为**等容舒张期**。此期特点是：半月瓣和房室瓣均处于关闭状态，心室容积没有改变，而室内压急剧下降。

（2）快速充盈期：等容舒张期末，室内压低于房内压，房室瓣即刻打开，心室迅速充盈。房室瓣开放后，心室的继续舒张，使室内压更低于房内压，甚至形成负压。因此，心房和大静脉内血液顺着房室压力梯度被快速的抽吸进入心室，心室容积增大，故此期称为**快速充盈期**。在这一时期内，进入心室的血量约占总充盈量的2/3。

（3）减慢充盈期：快速充盈期后，随着心室内血液不断增加，房室压力梯度逐渐减小，静脉内血液经心房流入心室的速度逐渐减慢，此期称为**减慢充盈期**。

●心室中血液的充盈主要靠心室舒张，心室内压降低所致，心房收缩只起辅助作用。

（4）心房收缩期：**心房收缩期**既是一个心动周期的起点，又可视为心室舒张末期的最后时相。继减慢充盈期之后，心房开始收缩，房内压升高，进一步将心房内血液挤入心室，心房收缩期进入心室的血量约占心室总充盈量的30%左右。在临床上心房纤颤的病人，尽管心房已不能正常收缩，心室的充盈量有所减少，但对心脏的泵血功能影响尚不严重，若发生心室纤颤，则心脏的泵血功能丧失，后果极为严重。

综上所述说明：心室的收缩和舒张,引起室内压大幅度的升降,是形成心

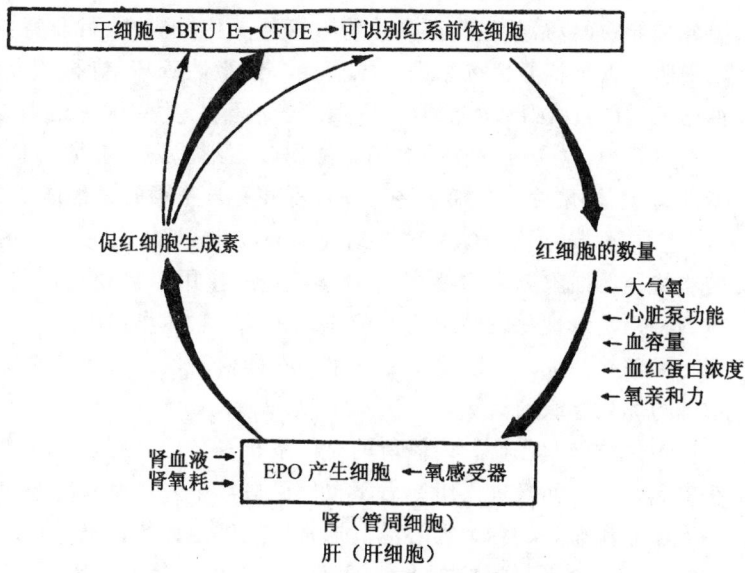

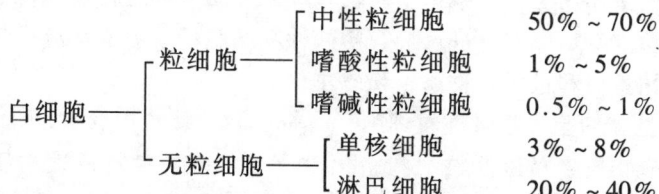

●白细胞担负着重
要的防御和免疫功
能。

（二）白细胞的生理特性和功能　中性粒细胞和单核细胞为吞噬细胞，能吞噬各种异物(包括某些病原微生物)，参与炎症反应，执行非特异性免疫功能；淋巴细胞可以对特异性抗原进行体液性与细胞性破坏，执行特异性免疫功能。除淋巴细胞外，白细胞均能伸出伪足作变形运动，凭借这种运动得以穿过血管壁，进入组织中，这个过程称为**血细胞渗出**。白细胞还具有向某些化学物质游走的特性，称为**趋化性**。白细胞将异物包围并吞入胞浆的过程称为吞噬作用。

●中性粒细胞处于
机体抵抗病原微生
物入侵的第一线。

1．中性粒细胞　**中性粒细胞**（neutrophil）是体内主要的吞噬细胞，在机体的非特异性细胞免疫系统中起十分重要的作用。它处于机体抵抗微生物病原体、特别是急性化脓性细菌入侵的第一线，它的作用主要是：①将入侵细菌包围在局部并消灭之，防止病原微生物在体内扩散；②参与免疫复合物、衰老红细胞与坏死组织的清除。

中性粒细胞在血管内停留的时间不长（平均只有6～8小时），主要进入组织中起作用，而且进入组织后不再回到血液中来。血管中的中性粒细胞，约有一半随血流循环，称为循环池，通常作白细胞计数，只反映这部分中性粒细胞的数量；另一半则附着在小血管壁上，称为边缘池。此外，骨髓中尚储存约2.5×10^{12}个成熟中性粒细胞，以备在机体需要时大量释放进入循环血流。中性粒细胞胞浆中含有两类不同的颗粒：一类是溶酶体酶，其中含有大量过氧化物酶、溶菌酶、酸性水解酶、正离子杀菌蛋白等；另一类颗粒是特异性颗粒，含有碱性磷酸脂酶、乳铁蛋白、溶菌酶、氨基肽酶等。

●当中性粒细胞数
减少到1×10^{9}/L
时，机体抵抗力明
显降低，很容易发
生细菌感染。

当细菌侵入或组织坏死时，可生成大量能吸引中性粒细胞移动的化学性趋化因子。吸引中性粒细胞通过变形运动穿过毛细血管进入炎症部位，再经过趋化移动、识别粘附、吞噬消化等步骤完成消灭细菌的功能。当溶酶体颗粒的各种酶不断用于消化异物时，颗粒逐渐减少乃至消失，这种现象称为脱粒（degranulation）。如果中性粒细胞吞噬的细菌过多，本身也会崩溃死亡，并释放出各种溶酶体酶溶解周围组织而形成脓肿。

●嗜酸性粒细胞有
限制嗜碱性粒细胞
的活性及参与对蠕
虫的免疫反应的作
用。

2．嗜酸性粒细胞　**嗜酸性粒细胞**（eosinophil）也具有微弱的吞噬能力，对某些抗原－抗体复合物有吞噬作用。但由于缺乏溶菌酶，其嗜酸性颗粒中所含的过氧化物酶和碱性蛋白质也不参与杀菌，故基本上无杀菌能力。嗜酸性粒细胞在体内的主要作用是：①限制嗜碱性粒细胞和肥大细胞在速发型过敏反应中的作用。②参与对蠕虫的免疫反应：嗜酸性粒细胞借助免疫反应可粘着于蠕虫上，释放碱性蛋白和过氧化物酶损伤蠕虫体。

●嗜碱性粒细胞主
要在过敏反应中起
作用。

3．嗜碱性粒细胞　**嗜碱性粒细胞**（basophil）的颗粒中含有肝素、组织胺、过敏性慢反应物质、嗜酸性粒细胞趋化因子A等多种生物活性物质。这些活性物质一方面可使毛细血管壁通透性增加、支气管等平滑肌收缩，引起哮喘、荨麻疹、食物过敏等各种过敏反应的症状；另一方面将嗜酸性粒细胞吸引过去，聚集于局部以限制嗜碱性粒细胞在过敏反应中的作用。

4．单核细胞　**单核细胞**（monocyte）胞体较大，具有较强的变形运动和吞噬能力。从骨髓释放入血的单核细胞尚未成熟，在血液中停留2～3天后迁移到周围组织中，体积继续增大，吞噬能力增强，发育成巨噬细胞（成熟细胞），形成单核－巨噬细胞系统。单核－巨噬细胞的主要功能有：①通过变形运动、

●单核－巨噬细胞
在非特异性免疫以

趋化移动、吞噬胞饮，消灭外来病原微生物，非特异性地抵御病原体的侵袭；②清除衰老损伤的细胞碎片；③参与激活淋巴细胞的特异性免疫；④识别并杀伤肿瘤细胞；⑤合成与释放多种细胞因子，调节粒系血细胞的造血过程；⑥参与机体内铁和胆色素的代谢。

及特异性免疫应答的诱导和调节中起关键作用。

5. 淋巴细胞　淋巴细胞（lymphocyte）属免疫细胞，参与特异性免疫，在免疫应答反应过程中起核心作用。根据细胞生长发育的过程和功能的不同，可将淋巴细胞分为 T 细胞和 B 细胞两大类。T 细胞是从骨髓生成的淋巴干细胞迁移到胸腺中并在胸腺激素的作用下发育为成熟的淋巴细胞，其功能是执行细胞免疫（如破坏移植的异体细胞、肿瘤细胞或受病毒感染的细胞）；B 细胞是在骨髓或肠道淋巴组织中发育成熟的淋巴细胞，其功能是执行体液免疫。

●淋巴细胞参与特异性免疫，在免疫应答反应中起核心作用。

（三）白细胞生成的调节　白细胞的分化和增殖受一组造血生长因子（hematopoietic growth factor，HGF）的调节。这些因子由淋巴细胞、单核 - 巨噬细胞、成纤维细胞和内皮细胞合成并分泌。由于有些 HGF 在体外可刺激造血细胞生成集落，又称为集落刺激因子（colony - stimulating factor，CSF）。根据其作用将 CSF 分为巨噬 - 集落刺激因子（M-CSF）、粒 - 集落刺激因子（G-CSF）、粒 - 巨噬集落刺激因子（GM-CSF）和多系集落刺激因子（multi-CSF）等。这些因子除了刺激相应祖细胞的增殖之外，还能增强成熟细胞的活性。此外，还有一些抑制因子能够直接抑制白细胞的增殖、分化或限制上述一些生长因子的释放或作用。如乳铁蛋白和转化生长因子-β（TGF-β）。

（四）白细胞的破坏　白细胞的寿命较难判断。因为粒细胞和单核细胞主要是在组织中发挥作用，淋巴细胞则往返循环于血液、组织液、淋巴之间，且还可增殖分化。一般来说，中性粒细胞在循环血液中停留约 8 小时进入组织，三、四天后将衰老死亡；若有细菌侵入，粒细胞在吞噬活动中可因释放出的溶酶体酶过多而发生自我溶解，与破坏的细菌和组织片共同构成脓液。

四、血小板

（一）血小板的形态和正常值　血小板（thrombocyte）是从骨髓成熟的巨核细胞胞浆裂解脱落下来的具有生物活性的小块胞质。血小板无核，体积小，直径约 $2 \sim 3 \mu m$，形态不规则，多呈梭形或椭圆形。正常成年人血小板数约（100 ~ 300）× 10^9/L。血小板数可以有 6% ~ 10% 的生理性波动：通常午后较清晨高；冬季较春季高；静脉血较毛细血管高；进食、体力活动和妊娠中、晚期可使血小板增多；妇女月经期明显减少。血小板数量超过 1000×10^9/L 时称血小板过多，容易发生血栓；低于 50×10^9/L 时称血小板减少，可以导致出血倾向。

●血小板的正常值为（100 ~ 300）× 10^9/L，低于 50×10^9/L 可有出血倾向。

（二）血小板的生理特性和生理功能　血小板有以下生理特性：

1. 粘附　血小板与血管内皮下或血管断端暴露的胶原纤维粘着在一起的过程称为**粘附**（adhesion）。血管损伤后，流经此血管的血小板被血管内皮下组织表面激活，立即粘附于损伤处暴露出来的胶原纤维上。

2. 聚集　血小板之间相互粘着在一起的过程称为**聚集**。聚集分为两个时相：第一时相发生迅速，为可逆性聚集，由受损组织释放的 ADP 引起；第二时相发生缓慢，由血小板释放的内源性 ADP 引起，属不可逆聚集。

子量小于 7000），副作用小，更适于临床使用。

肝素除有抗凝作用外，尚能刺激血管内皮细胞释放纤溶酶原激活物，加速纤维蛋白的溶解。

3. 组织因子途径抑制物（TFPI） 目前认为 TFPI 也是体内重要的生理性抗凝物质，主要由小血管内皮细胞分泌，是一种相对稳定的糖蛋白。分子中含有三个抑制功能域（K1、K2、K3）。其抗凝作用分两步进行：第一步是 K2 与 X a 结合，直接抑制 X a 的催化活性，并使 TFPI 变构；第二步是在 Ca^{2+} 的参与下，变构的 TFPI 再与因子Ⅶ复合物结合，从而灭活因子Ⅶ复合物，发挥负反馈性抑制外源性凝血途径的作用。

●能降低血浆中 Ca^{2+} 浓度的物质，可以用于体外抗凝。

在血液凝固过程中，许多环节需要 Ca^{2+}（Ⅳ）的参与。因此，一些能降低血浆中 Ca^{2+} 浓度的物质可用于体外抗凝，如柠檬酸钠和草酸钠均能沉淀血浆中的 Ca^{2+}，故可阻止血液凝固。柠檬酸钠是临床上常用的体外抗凝剂。由于血凝是酶促反应过程，故在一定范围内（< 42℃）升高温度，可以促进血液凝固；降低血液温度至 10℃ 以下（体外实验）时，可以明显延缓血凝速度。

三、纤维蛋白溶解

●纤溶的意义是清除体内多余的纤维蛋白凝块和血栓，保证血流通畅。

纤维蛋白被降解液化的过程称为**纤维蛋白溶解**（fibrinolysis），简称纤溶。其意义是清除体内多余的纤维蛋白凝块和血管内的血栓，保证血流通畅，且有利于受损组织的再生。

纤溶系统包括 4 种成分：纤维蛋白溶解酶原（纤溶酶原）、纤维蛋白溶解酶（纤溶酶）、纤溶酶原激活物、纤溶抑制物。纤溶的基本过程分为两个阶段，即纤溶酶原的激活与纤维蛋白的降解。

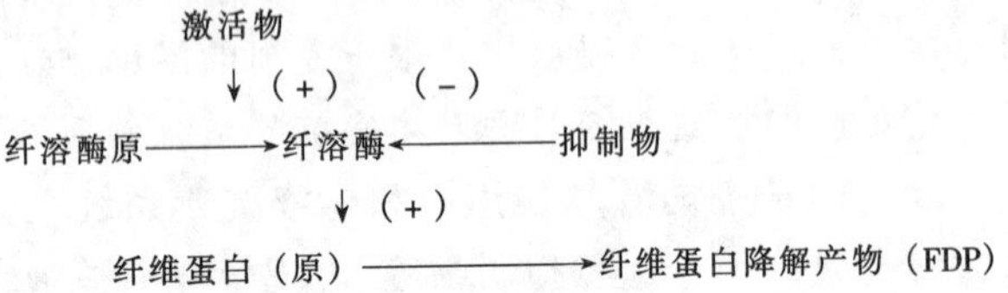

图 3-6 纤维蛋白溶解系统示意图

●纤溶激活物的产生特点，保证了纤溶仅发生于血栓所在的局部。

（一）纤溶酶原的激活 **纤溶酶原**主要在肝脏合成，能使纤溶酶原激活成纤溶酶的物质称为**纤溶酶原激活物**，主要有三类：①血管激活物，由小血管的内皮细胞合成和释放，当血管内出现血凝块时，可刺激血管内皮细胞释放激活物。所释放的激活物大部分吸附于血凝块上（很少进入血流），发挥局部溶栓作用，保持血流通畅；②组织激活物，广泛存在于各组织中，如肾脏产生的尿激酶活性很强，有助于防止肾小管中纤维蛋白沉着。这类激活物主要是在组织修复、伤口愈合过程中，在血管外促进纤溶。子宫、前列腺、甲状腺和肺等组织中含组织激活物较多，使月经血不易凝固，且这些器官手术时容易发生渗血。③依赖Ⅻa 的激活物，如前激肽释放酶被Ⅻa 激活后生成的激肽释放酶就可激活纤溶酶原。这类激活物可使血凝与纤溶互相配合并保持平衡。

（二）纤维蛋白降解 纤溶酶是蛋白水解酶，可将纤维蛋白或纤维蛋白原分子逐步水解为许多可溶于水的小肽，统称为**纤维蛋白降解产物**（FDP）。这些降解产物一般不再凝固，而且其中一部分还有抗凝作用。

发生溶血反应，造成新生儿溶血性贫血，甚至导致胎儿死亡。因母亲血液中的抗体浓度是缓慢增加的，一般需要数月时间，所以当 Rh 阴性母亲生育第一胎后，常规及时输注特异性抗 D 免疫球蛋白，可以防止 Rh 阳性胎儿的红细胞致敏母体。ABO 血型系统也存在母儿血型不合，如母亲为 O 型，胎儿为 A 型（或 B 型），也可以引起症状轻微的新生儿溶血。

在我国，汉族和其他大部分少数民族的人，Rh 阳性者约占 99%，阴性者只占 1% 左右。但是在某些少数民族中，Rh 阴性者的比例较大，如塔塔尔族为 15.8%，苗族为 12.3%，布依族和乌孜别克族为 8.7%。所以在这些少数民族地区的临床工作中，Rh 血型的问题应特别重视。

●输血前必须进行交叉配血试验。
●输血时应该优先考虑给血者的红细胞是否能被受血者的血浆凝集（交叉配血的主侧）。

由于红细胞有多种血型，ABO 血型系统又有不同的亚型，为了确保输血安全，即使已选择了 ABO 同型血，在输血前也必须进行**交叉配血试验**（图 3-9）。给血者的红细胞与受血者的血清相混合称为**主侧**或直接配血；受血者的红细胞与给血者的血清相混合称为**次侧**或间接配血。如果两侧均无凝集反应则称为配血相合，输血最为理想；若主侧出现凝集，不论次侧结果如何均为配血不合，绝对不能输血；如果主侧不凝集而次侧凝集，则只在紧急情况下按异型输血的原则慎重处理，即一次少量、缓慢地输入，并在输血过程中严密监视受血者的反应。交叉配血实验应该在 37℃ 温度下进行，以保证可能出现的凝集反应得以充分显示。

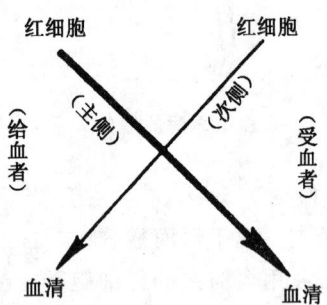

图 3-9 交叉配血实验示意图

随着医学和科技的进步，血液成分分离技术的不断提高，输血疗法已经从原来的单纯输全血发展为**成分输血**（transfusion of blood components），即缺什么补什么。这样既能提高疗效，减少不良反应，又能节约血源。另外，由于异体输血可传播肝炎、艾滋病等疾病，自身输血疗法正在迅速发展。

（岳 华）

和心室都处于舒张的时间为0.4s，这一时期称为全心舒张期（图4－1）。在一个心动周期中，无论心房或心室，舒张期都长于收缩期，即休息期长于工作期，这对能使心脏持久不停地进行活动，以及保证心室有足够的充盈时间，都具有重要的意义。另一方面，心房和心室从不同步收缩，但却有一段较长的共同舒张时间，这对血液顺利回流心室是十分有利的。

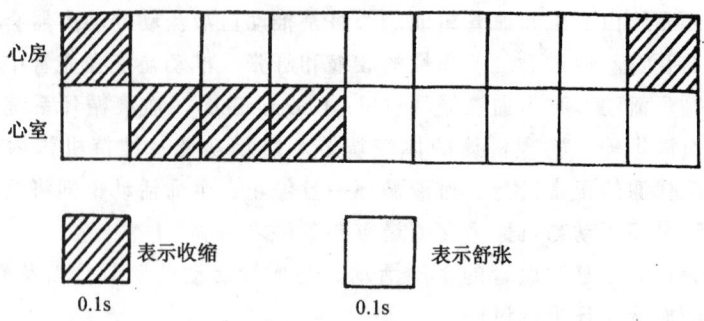

图4－1　心动周期

每一格代表0.1s

●正常成人安静时心率为60～100次/分。
●心率的生理变异：新生儿较快；女性＞男性；运动、激动＞安静、睡眠；运动员平时心率较慢。
●心率的加快或减慢，主要影响心动周期的舒张期。

●心动周期通常是指心室收缩和舒张的周期性活动。

2．心率　心脏的舒缩活动称为心搏（心跳），每分钟心搏的次数称为心率。正常成人安静时的心率为60～100次/分。心率因不同年龄、不同性别和不同生理情况而有差异。新生儿心率可达130次/分以上，以后逐渐减慢，至青春期接近成年人。成年人的心率，女性较男性快；经常进行体力劳动或体育锻炼的人，平时心率较慢；同一个人，安静或睡眠时较慢，肌肉活动增加或情绪激动时较快。

心率对心动周期有直接的影响。心率加快，心动周期缩短，收缩期和舒张期均缩短，但舒张期的缩短较为显著。反之，心率减慢，心动周期延长，收缩期和舒张期均延长，但舒张期的延长较为显著。因此，不论心率的加快或减慢，主要影响心动周期的舒张期。若心率过快，心动周期的舒张期缩短，不但减少心室的血液充盈量，而且缩短了心脏的休息时间，心脏的工作时间延长，显然对心功能不利。在临床上快速性心律失常有时可导致心力衰竭。

（二）心室射血和充盈过程

在心脏泵血活动过程中，左右心室是同步性活动。心室所起的作用远比心房重要得多。因此，通常所说的心动周期是指心室的心动周期而言。为了分析研究心动周期中所发生的各种变化，如心室内压变化、瓣膜的启闭、心室内容积和血流方向等，把一个心动周期分为心室的收缩和舒张两个时期（包括7个时相）来分析，以说明心室射血和心室充盈的整个泵血过程（表4－1和图4－2）。

表4－1　心动周期中心室活动的分期

心 动 周 期	分 期	经历的时间（s）
心室收缩期	1．等容收缩期	0.05
	2．快速射血期	0.1
	3．减慢射血期	0.15
心室舒张期	4．等容舒张期	0.06～0.08
	5．快速充盈期	0.11
	6．减慢充盈期	0.22
	7．心房收缩期	0.1

房和心室之间以及心室和动脉之间产生压力梯度的根本原因。而压力梯度又是促使瓣膜启闭和推动血液流动的直接动力。瓣膜在保证血液单向流动和影响室内压变化方面起着重要作用。特别是发生在等容收缩期和等容舒张期这两个时相，由于半月瓣和房室瓣均处于关闭状态，心室收缩和舒张，造成室内压急剧大幅度的升降，由此很快形成心室和动脉之间以及心房和心室之间的压力梯度。所以，心室的收缩和舒张分别是心脏射血和充盈的动力。

●心室的收缩和舒张分别是心脏射血和充盈的动力。

（三）心音　在每一个心动周期中，心肌收缩、瓣膜开闭、血流撞击室壁和大动脉管壁等因素引起的机械振动，通过周围组织传导到胸壁的声音，称为**心音**（heart sound）。将听诊器放在胸壁某些特定的听诊部位，即可听到心音。如果用心音换能器将这些机械振动转变为电信号经心音图记录仪记录下来的曲线，便是心音图（phonocardiogram，PCG）（图4-2）。

正常心脏在一个心动周期中出现四个心音，即第一心音、第二心音、第三心音和第四心音。用听诊器听取心音，一般可听到两个心音，即第一心音和第二心音。在正常人偶尔可听到第三心音和第四心音。

1. 第一心音　出现在心室收缩期，是心室开始收缩的标志。在左第五肋间锁骨中线稍内侧（心尖部，二尖瓣听诊区）听得最清楚。听诊特点是：音调较低，持续时间较长。心室开始收缩时，房室瓣突然关闭的振动是产生第一心音的主要原因。第一心音还与心室收缩时血流冲击房室瓣引起心室振动及心室射出的血液撞击动脉壁引起的振动有关。第一心音的响度主要取决于心室的收缩力。心室收缩力量愈强、瓣膜关闭振动愈大，则第一心音愈响。

●第一心音标志着心室收缩期的开始，产生的主要原因是房室瓣关闭。特点：音调较低，持续时间较长。

2. 第二心音　出现在心室舒张期，是心室开始舒张的标志。分别在胸骨右缘第二肋间（主动脉瓣听诊区）和胸骨左缘第二肋间（肺动脉瓣听诊区）听得最清楚。听诊特点是：音调较高，持续时间较短。心室开始舒张时，半月瓣迅速关闭的振动是第二心音产生的主要原因。第二心音还与半月瓣关闭后血液反流冲击大动脉根部及心室壁振动有关。第二心音的响度主要取决于主动脉和肺动脉压力的高低，压力愈高，动脉和心室之间压力差愈大，第二心音愈响。

●第二心音标志着心室舒张期的开始，产生的主要原因是半月瓣关闭。特点：音调较高，持续时间较短。

3. 第三心音　出现在快速充盈期末，故也称舒张早期音或快速充盈音。产生的原因可能是在快速充盈期末，血液充盈减慢，血流速度突然改变而引起心室壁和瓣膜产生振动。

4. 第四心音　又称心房音。产生原因是心房收缩使血液进入心室而引起室壁振动。

心音是心动周期的客观体征，在判断心脏功能方面有重要意义。例如听取心音可判断心率、心律、瓣膜的功能是否正常，当瓣膜不能正常开闭、心脏活动异常时，均可产生心脏杂音或异常心音。

二、心脏泵血功能的评定

心脏的功能在于泵血，心脏能不断适时地泵出一定数量的血液至全身各器官和组织，以满足其新陈代谢的需求。因此，心脏单位时间泵血量的多少，是反映心脏功能是否正常的最基本的评定指标。常用的评定指标有以下几种。

（一）每搏输出量和射血分数　一次心搏由一侧心室射出的血量，称为**每搏输出量**，简称搏出量（stroke volume）。左、右心室的搏出量基本相等。通常所说的搏出量是以左心室的搏出量为代表。正常成人在安静状态下的左心室舒张末期容积约为 145ml，收缩末期容积约 75ml，则搏出量约为 70ml（60～80ml）。搏出量占心室舒张末期容积的百分比称为**射血分数**（ejection fraction）。安静状态下，健康成人的射血分数约为 55%～65%。正常心脏搏出量始终与心室舒张末期容积相适应。在一定范围内，心室舒张末期容积增加时，搏出量也相应增加，射血分数基本不变。在心室异常扩大，心功能减退时，搏出量可能与正常人没有明显区别，但与已经增大了的心室舒张末期容积不相适应，射血分数明显下降。因此，射血分数是评定心脏泵血功能较为客观的指标。

（二）每分输出量和心指数　每分钟由一侧心室射出的血量，称为**每分输出量**，简称心输出量（cardiac output）。它等于搏出量乘以心率。如按心率 75 次/分计算，正常成人安静时心输出量约 5～6L/min。心输出量能随机体代谢需要而增长的能力称为**心脏泵血功能储备**，或称**心力储备**（cardiac reserve）。健康人有相当大的心力储备，强体力活动时心输出量可达 25～30L/min，为静息时的 5～6 倍。心脏的储备能力取决于心率储备和搏出量储备。充分动用心率储备，使心率加快达 160～180 次/分，可使心输出量增加 2～2.5 倍。心率超过 160～180 次/分，心输出量即行减少（详见后影响心输出量的因素）。搏出量是心室舒张末期容积与收缩末期容积之差，心室舒张末期容积和收缩末期容积都有一定的储备量，故搏出量储备包括收缩期储备和舒张期储备。①收缩期储备：左心室收缩末期容积通常达 75ml，心肌收缩能力增强时，使心室剩余血量不足 20ml。可见，通常动用收缩期储备，可使搏出量增加约 55～60ml。②舒张期储备：静息时舒张末期容积约为 145ml，由于心室不能过度扩张，一般只能达到 160ml 左右，故舒张期储备只有 15ml 左右。可见舒张期储备比收缩期储备要小。强体力活动时，整个搏出量可提高到 150ml 左右。

心输出量是以个体为单位计算的。身体矮小的人与高大的人，其新陈代谢总量并不相等，心输出量也有差别。为了便于在不同个体之间进行比较，考虑到人静息时的心输出量和基础代谢率一样，与体表面积呈正比，因此，把在空腹和安静状态下，每平方米体表面积的每分输出量称为**心指数**（cardiac index）或静息心指数。一般成人的体表面积约为 1.6～1.7m²，静息时心输出量按 5～6L/min 计算，则心指数约为 3.0～3.5L/（min·m²）。心指数是分析比较不同个体心脏功能时常用的指标。心指数与机体新陈代谢水平相适应。肌肉运动、妊娠等生理条件下均有不同程度的增高；不同年龄者心指数不同，年龄在 10 岁左右时，心指数最大，每平方米体表面积可达 4L/min 以上，以后随着年龄增长而逐渐减小，80 岁时心指数接近于每平方米体表面积 2L/min。女性心指数比同龄男性约低 7%～10%。

（三）搏功和分功　血液循环流动所消耗的能量，是由心脏做功供给的。左心室一次收缩所做的功，称为每搏功，简称**搏功**（stroke work）。搏功包括两部分，一是压力－容积功，这是心室以一定的压强将血液射入主动脉所做的功。压力容积功是心脏做功的主要部分。另一种是动力功，这是心室赋于血液适当的动能，以加速血液流动所做的功。一般情况下，左心室的动力功在整个

●搏出量占心室舒张末期容积的百分比称为射血分数。

●心输出量是指每分钟由一侧心室射出的血量。安静时正常值为 5～6L/min。

●人体静息时心输出量与体表面积呈正比。

●单位体表面积的每分钟的输出量称心指数，它与机体新陈代谢水平相适应。

搏功中所占比例很小，可忽略不计。左室搏功可用每搏量与心室射血期平均压力的乘积表示。而心室射血期平均压力等于射血期左心室内压与左心室舒张末期压之差。即

搏功＝搏出量×（射血期左心室内压－左心室舒张末期压）

由于射血期左室内压接近平均动脉压，左室舒张末期压接近平均左房压，因此计算左室搏功和每分功的简式如下：

搏功（g·m）＝搏出量（cm³）×（1/1000）×（平均动脉压－平均左房压 mmHg）×（13.6g/cm³）

每分功（kg·m/min）＝搏功（g·m）×心率（/min）×（1/1000）

搏功的单位为 g·m；每分功的单位为 kg·m/min；汞的密度为 13.6g/cm³；平均动脉压＝舒张压＋1/3（收缩压－舒张压）；平均左房压较低，为 6mmHg，则搏功近似等于平均动脉压和搏出量的乘积。设搏出量为 70ml，收缩压为 120mmHg，舒张压为 80mmHg，心率为每分 75 次，则左心室搏功为 83.1g·m；每分功为 6.23kg·m/min。右心室搏出量与左心室相等，但肺动脉平均压仅为主动脉平均压的 1/6 左右，故右心室做功量也仅有左心室的 1/6。

作为评定心脏泵血功能的指标，搏功和分功比单纯心输出量更为全面。因为心脏的做功不仅用于维持心输出量，而且还赋予血液能量以维持血压和推动血液流动，因此，应用心脏做功量评价心脏泵血功能是一个良好的指标。在动脉压增高的情况下，心脏要向动脉射出与原先同等量的血液，就必须加强收缩，增加做功量。

三、影响心输出量的因素

心输出量等于搏出量乘以心率，凡能影响搏出量和心率的因素都能影响心输出量。

（一）**影响搏出量的因素** 在心率不变的情况下，搏出量的多少取决于心室肌收缩的强度和速度，心肌收缩愈强、速度愈快，泵出的血量愈多；反之亦然。因此，凡能影响心肌收缩强度和速度的因素都能影响搏出量，它们包括心脏前负荷、心肌收缩能力和心脏后负荷。

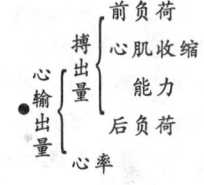

1. **心脏前负荷** 是指心室收缩前所承受的负荷。通常用心室舒张末期压力或心室舒张末期容积反映心脏的前负荷。搏出量与前负荷有关。在一定限度内，静脉回流量愈多，心室舒张末期压力（容积）愈大，心室肌在收缩前肌纤维的长度（即初长度）愈长，则心肌收缩强度和速度就愈大、搏出量就愈多。因此，把通过改变心肌的初长度而使心肌的收缩强度和速度增大，搏出量提高的这种调节，称为**异长调节**（heterometric regulation）。

（1）**心室功能曲线及意义** 在心室后负荷（动脉血压）恒定的情况下，逐步改变心室舒张末期压力和容积，观察搏出量或搏功的变化，以心室舒张末期压力或容积为横坐标，以搏出量或搏功为纵坐标，所绘制的关系曲线称为**心室功能曲线**也称 Starling curve（图 4－3）。心室功能曲线大致分为三段：①心室舒张末期压力为 16.32～20.4cmH₂O 是人体心室的最适前负荷。最适前负荷左侧一段为功能曲线的升支，通常左心室舒张末期压力为 6.8～8.16cmH₂O。所以，正常心室是在功能曲线的升支段工作，在未达到最适前负荷之前，搏功可随着

●心脏前负荷是指心室舒张末期压力或容积而言。在一定范围内，前负荷↑→初长度↑→搏出量↑。

●正常心室功能曲线不出现降支的原因是心肌的伸展性较小。

59

前负荷和初长度的增加而增加。表明心室具有一定的初长度储备，其意义：在一定的工作范围内，可以随着静脉回流量增加而提高搏出量，使搏出量与静脉回流量经常保持动态平衡，使血液不会在静脉内蓄积，这是一种重要的适应性表现，是对搏出量的一种精细调节。②心室舒张末期压力在 $20.4 \sim 27.2 cmH_2O$ 范围内曲线平坦，说明前负荷在上限范围内变动时对泵血功能影响不大。③随后的曲线仍然平坦，或仅仅轻度下倾，并不出现骨骼肌那样的明显降支，正常心室舒张末期压力即使超过 $27.2 cmH_2O$，搏功仍保持不变或轻微下降。说明心室肌具有一种抗延伸的特性。这是由心肌的结构特点决定的。心室若发生严重病理改变，功能曲线可能出现降支。

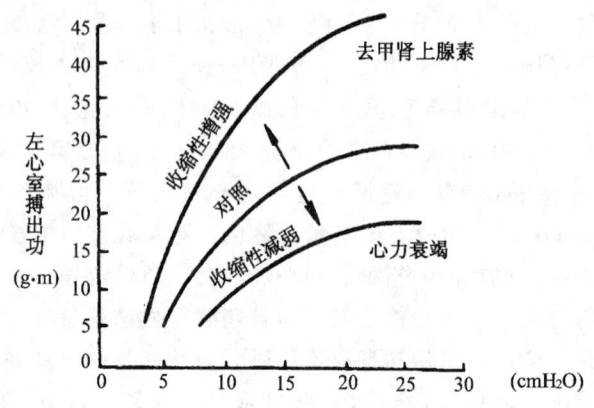

左心室舒张末期压力（$1cmH_2O = 0.098kPa$）

图 4-3　心室功能曲线

●心肌的异长调节是通过改变肌小节的初长度，即横桥联结的数目实现对搏出量的调节。

（2）异长调节的机制　由心室功能曲线得知，心脏的泵血功能具有一定的自我调节能力，这种自我调节的基础就是心肌纤维初长度的改变，即静息肌小节长度的改变。心肌超微结构的研究表明，静息肌小节长度为 $2.0 \sim 2.2\mu m$ 时是肌小节的最适初长度，表现为粗、细肌丝之间机能性重叠程度最大，该初长将提供可形成横桥联结的最大横桥数。若作等长收缩或等张收缩时，肌小节所产生的张力或缩短速度都是最大的。因此，在心室的前负荷或初长度未达到最适水平之前，随着前负荷或初长度的增加，使粗、细肌丝有效的重叠程度增加，因而激活时可形成横桥联结的数目也有相应增加，肌小节的收缩强度和速度增加，其结果是整个心室收缩强度和速度增加，搏出量和搏功增加。

●静脉回心血量是影响心室舒张末期充盈量（或前负荷）的重要因素。
●静脉回心血量与心室舒张期的时程和静脉回流速度呈正比。
●等长调节是通过心肌收缩能力的改变实现的。

在心脏的正常工作范围内，改变前负荷，即可通过异长调节来改变心肌收缩强度和速度。在体内，心室肌的前负荷是由心室舒张末期充盈量决定的。此量等于静脉回心血量和心室射血后剩余血量的总和。其中静脉回心血量是影响心室舒张末期充盈量（或前负荷）的重要因素。而静脉回心血量又与心室舒张期的时程和静脉回流速度呈正比。此外，心房收缩也能增加心舒末期的充盈量，因而可提高心肌收缩强度和速度。

2. 心肌收缩能力　是指心肌不依赖于前、后负荷而改变其力学活动的一种内在特性。换言之，不是通过初长度的改变，而是通过心肌细胞内部功能状态的改变（即心肌变力状态）使其收缩强度和速度发生变化，使搏出量和搏功发生改变，称为**等长调节**（homometric regulation）。心肌收缩能力受兴奋 – 收缩耦联过程中各个环节的影响，其中横桥联结数（活化横桥数）和肌凝蛋白的ATP酶活性是控制收缩能力的重要因素。交感神经活动增强及血液中儿茶酚胺浓度增高均能通过提高胞浆中 Ca^{2+} 浓度，而使横桥联结数目增多，心肌收缩能力增强。相反，迷走神经活动增强，则降低胞浆中 Ca^{2+} 浓度使心肌收缩能力降低；在老年性心脏和甲状腺机能减退患者的心脏，心肌肌凝蛋白ATP酶的活性较低，心肌收缩能力减弱；缺氧、酸中毒均可降低心肌收缩能力，使搏出量和搏功减小。图4-3所示，在去甲肾上腺素的作用下，心肌收缩能力增强，心室功能曲线向左上方移位；当心力衰竭时，心肌收缩能力下降，心室功能曲线向右下方移位。

显然，心肌收缩能力与搏出量、搏功呈正变关系。体内的神经和体液因素，可不断地对心肌收缩能力施加影响，这对心脏的泵血功能具有很重要的意义。

●心肌收缩能力与搏出量、搏功呈正变关系。

3. 后负荷　是指心室肌在收缩过程中所承受的负荷，即心脏在射血过程中所遇到的阻力。这一阻力来自动脉血压。因此用动脉血压来反映心脏的后负荷。离体蛙心实验表明，如果心脏前负荷、心肌收缩能力、心率保持不变，则后负荷与搏出量呈反比关系。这是因为动脉血压的升高将使心室等容收缩期延长，射血期缩短，射血期心肌纤维缩短的程度和速度均随之减小，射血速度减慢，搏出量因此减少。实际上，后负荷对离体心脏搏出量的影响在整体内表现不出来。在整体内，动脉血压升高，使心室后负荷增大而导致搏出量减少，但搏出量的减少，却使心室内剩余血量增加，加之静脉回流量不变，因而使心脏的前负荷增加，通过异长调节使搏出量恢复正常。应该说在动脉血压增高的情况下，要通过心脏前负荷、心肌收缩能力和心脏后负荷三方面综合作用的影响，使心脏得以维持适当的搏出量。临床上高血压患者，因长期后负荷加重，心肌经常处于收缩加强的状态而逐渐肥厚，导致心肌缺血缺氧、心肌收缩能力减弱、左心泵血功能衰竭。

●心脏后负荷是指动脉血压。

●在整体情况下，动脉血压的升高，可通过异长和等长调节使心输出量维持正常。

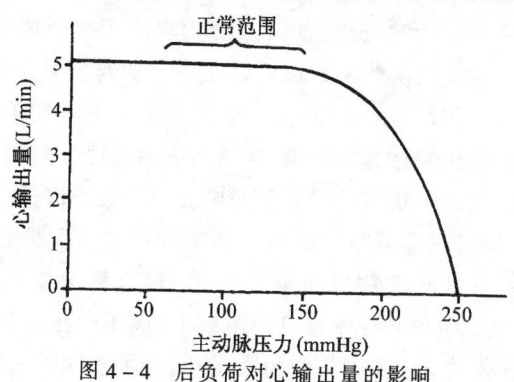

图4-4　后负荷对心输出量的影响

（二）心率对心输出量的影响　在一定范围内，心率增快则心输出量增加。运动时，心率是提高心输出量的重要因素。然而心率过快，超过160～180次/分，心输出量反而下降。原因有二：①心率过快，心脏过度消耗供能物质，使心肌收缩能力减弱；②心率过快，心室舒张期明显缩短，使心室充盈不足，搏出量减少。相反，心率过慢，低于40次/分，虽然心室舒张期延长，充盈量增加，但心室充盈量有一定限度，当达到最大限度后，即使再延长心室舒张时

●正常人心率超过160～180次/分时心输出量减少，其主要原因是心室充盈时间明显缩短。

间，也不能相应提高心输出量。因此，心率适宜地加快，心输出量提高，过快或过慢均使心输出量减少。运动员锻炼时，因呼吸和肌肉运动均有助于静脉回流，再加上神经和体液因素的作用，使心肌收缩能力加强，因此，搏出量和心输出量可在心率超过200次/分时才下降。

四、心肌细胞生物电活动

同其他可兴奋细胞一样，心肌细胞膜存在着跨膜电位，其跨膜电位的形成取决于两个重要的基本条件：即膜两侧存在着离子的跨膜电-化学梯度和膜对离子的选择性通透。后者在心肌细胞膜上表现较为复杂，使各类心肌细胞的跨膜电位各有差异，因而决定了心脏兴奋的产生以及向整个心脏传播过程中表现出的特殊规律。

(一) 心肌细胞生物电产生的基础

1. 离子的跨膜电-化学梯度 ①细胞膜两侧的离子不均匀分布所形成的浓度梯度：它驱动相应离子经细胞膜上通道，跨越细胞膜进行内向和外向的扩散，因而形成了各种离子电流。在电生理学上，离子流的方向以正离子的膜两侧的流动方向来命名。正离子内流或负离子外流称为内向离子流；正离子外流或负离子内流称为外向离子流。内向离子流负载着正电荷向膜内移动，形成内向电流，内向电流导致膜内电位向正电性发展，产生膜除极。相反，外向电流导致膜内电位向负电性转变，促使膜出现极化、复极化或超极化。心肌细胞膜上有各种复杂的离子能道，离子经通道所形成的跨膜电流在心肌细胞膜静息电位和动作电位不同时相中起作用，如内向电流有 I_{Na}、I_{Ca}（I_{Ca-T}、I_{Ca-L}）、I_f 等；外向电流有 I_{K_1}、I_K、I_{t_0} 等。（详见各类心肌细胞的跨膜电位）；②细胞膜两侧的电位梯度：是膜内外各种离子跨膜过程中伴随出现的物理现象，对内向离子流和外向离子流有增进和阻碍作用。

2. 细胞膜对离子的通透性 细胞膜对离子的通透性主要取决于离子通道的功能状态（即通道开放能力）。通道的开放能力取决于当时膜电位水平和时间进程，即电压依从性和时间依从性。通道可以在一定的跨膜电位水平下和一定的时间内"激活"（开放），又可以在一定的跨膜电位水平下和一定的时间内"失活"（关闭）。激活与失活速度快的称为快通道，激活与失活速度慢的称为慢通道。快通道一般指的是 Na^+ 通道（又称快 Na^+ 通道），是电压依从性通道，通道开放的阈电位约在 $-70mV$ 左右，可被河豚毒阻断。快通道通常分布在心房肌细胞、心室肌细胞和浦肯野细胞膜上。慢通道通常指的是 Ca^{2+} 通道（又称为慢 Ca^{2+} 通道，属于 I_{Ca-L}型），该通道分布广泛，存在于各种心肌细胞膜上，属于电压依从性通道，通道开放的阈电位约在 $-40mV$ 左右，可被儿茶酚胺激活，又可被 Mn^{2+}、异搏定等阻断。目前研究有一种 Ca^{2+} 通道属于 I_{Ca-T}型，阈电位在 $-50 \sim -60mV$，它不受儿茶酚胺调控，可被镍阻断。该通道主要分布在窦房结细胞膜上。

(二) 心室肌细胞的跨膜电位与产生机制 通常以心室肌细胞为代表说明普通心肌细胞的跨膜电位。心室肌细胞的跨膜电位包括静息电位和动作电位。

1. 静息电位 心室肌细胞在静息时，细胞膜处于内负外正的极化状态，静息电位约为 $-90mV$，形成机制与神经纤维和骨骼肌细胞相似，即在静息状

●快通道，即 Na^+ 通道（快 Na^+ 通道），阻断剂为河豚毒；慢通道，即 Ca^{2+} 通道（慢 Ca^{2+} 通道、I_{Ca-L}型），阻断剂为 Mn^{2+}、异搏定等。

态下，细胞膜对 K^+ 通透性远远超过对其他离子（Na^+、Ca^{2+}、Cl^-），所以，心室肌细胞膜的静息电位主要是 K^+ 向细胞外扩散产生的电 – 化学平衡电位，K^+ 的外向离子流形成的外向电流为 I_{K_1}。

2. 动作电位　从时间上与神经纤维比较，心室肌细胞动作电位的明显特征是复极过程时间长，使动作电位总时程达 300～500ms。动作电位的全过程分为两个过程或五个时期，即除极过程的 0 期和复极过程的 1、2、3、4 等四个时期（图 4 – 5）。

●心室肌细胞动作电位的明显特征是：复极化时间长，动作电位可分为 0、1、2、3、4 五个时相。

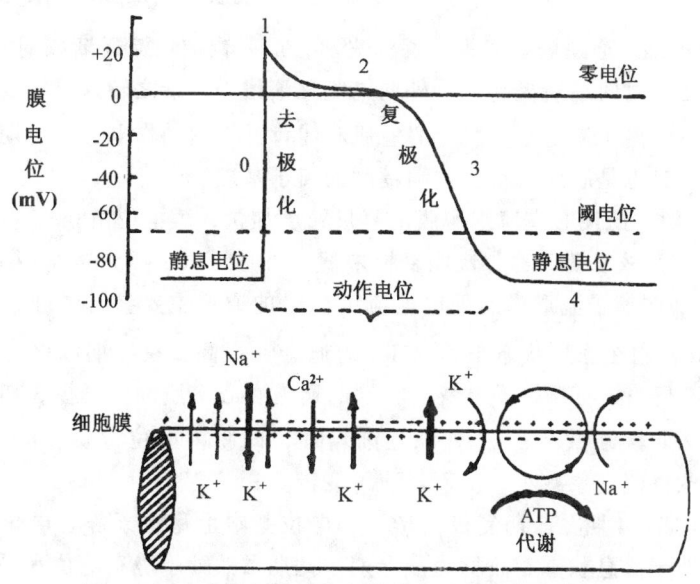

图 4 – 5　心室肌细胞动作电位和主要离子的跨膜活动

（1）0 期：心室肌细胞兴奋时，膜内电位由静息状态时的 – 90mV 迅速上升到 + 30mV 左右，即细胞膜由原来的极化状态转变为反极化状态，构成了动作电位的上升支，称为除极过程（0 期）。0 期的特点是除极速度快，历时 1～2ms。产生的原因是：局部电流刺激未兴奋区域的心室肌细胞，首先使细胞膜上部分 Na^+ 通道激活开放，少量 Na^+ 内流造成膜部分除极化，当除极达到阈电位约 – 70mV 时，膜上 Na^+ 通道开放的概率和开放的数量明显增加，即出现再生性 Na^+ 内流，使膜内电位迅速向正电性转化。因此 0 期除极形成的主要原因是：快 Na^+ 通道开放所致的电 – 化学平衡电位。

●0 期主要是 Na^+ 内流（I_{Na}）。

（2）1 期：在复极初期，心室肌细胞膜内电位由 + 30mV 迅速下降到 0mV 左右，因此这段时间又称为快速复极初期。0 期和 1 期的膜电位变化速度快，记录上形成了尖锋状图形，习惯上称为锋电位，锋电位历时约 10ms。1 期产生的原因是：此期 Na^+ 通道已失活关闭，而由 K^+ 负载的一过性外向电流（I_{t_0}）是 1 期形成的主要原因。形成 I_{t_0} 的通道是在除极过程中瞬时激活，出现短暂开放。该通道可被四乙基铵和 4-氨基吡啶等 K^+ 通道的阻断剂所阻断。

●1 期主要是 K^+ 外流（I_{t_0}）。

（3）2 期：1 期复极到 0mV 左右，此时的膜电位下降速度非常缓慢，基本上停滞于 0mV 左右的等电位状态，记录图形表现为平台状，故称为平台期。平台期历时长达 100～150ms，这是心室肌细胞动作电位持续长的主要原因，

●平台期历时长，是心室肌细胞动作电位持续长的主要原因。

也是区别于神经纤维和骨骼肌细胞动作电位的主要特征。平台期较长的原因为①出现外向电流和内向电流。一种是由 K^+ 外流所形成的外向电流（I_{K_1}）；另一种是以 Ca^{2+} 内流为主的内向电流（I_{Ca-L}）。K^+ 的外流和 Ca^{2+} 内流所负载的跨膜正荷量近于相等，故使膜电位出现暂时平稳的状态，即平台期。此期还有少量的 Na^+ 内流。②出现内入性整流现象。内入性整流是指阳离子易从细胞膜外流入膜内，而不易从细胞膜内流向膜外。心肌细胞的 0 期除极使细胞膜上 I_{K_1} 通道的通透性降低到原来的 $\frac{1}{5}$，K^+ 外流减少，使膜电位复极时间延长。到了 2 期晚期，慢 Ca^{2+} 通道随时间推移逐渐失活，I_{Ca-L} 内向电流逐渐减弱；而 K^+ 通道的通透性随时间逐渐提高，I_K 外向电流逐渐增强，继之转入复极 3 期。

Ca^{2+} 内向离子流是心房肌、心室肌和浦肯野细胞动作电位平台期重要的离子基础，同时也是心肌兴奋－收缩耦联的离子基础。

（4）3 期：此期心室肌细胞膜的复极速度加快，膜电位由 0mV 左右快速下降到 $-90mV$，故 3 期又称为快速复极末期，历时约 $100\sim150ms$。3 期产生的原因是：K^+ 外向离子流形成的外向电流 I_K。I_{K_1} 的通道主要参与了静息电位以及 2 期的形成，它在静息状态下，对 K^+ 的通透性很高，在 0 期除极过程中，通透性显著下降，2 期开始缓慢恢复。I_K 的通道在心室肌细胞复极 3 期起重要作用，它在 2 期逐渐激活，K^+ 外流逐渐增加，即膜内电位愈负，K^+ 通透性愈高，内入性整流现象减小，从而加速了复极。

（5）4 期：4 期是 3 期复极完毕，膜电位基本上稳定于静息电位水平，心肌细胞已处于静息状态，故称为静息期。此期虽然处于静息电位水平，但是离子的跨膜运动仍在进行。因此只有把动作电位期间进入细胞内的 Na^+ 和 Ca^{2+} 转运出去，把外流的 K^+ 摄取回来，才能维持细胞内外各种离子的正常浓度梯度，使心室肌细胞恢复至稳定的极化状态。上述离子转运主要与 Na^+、K^+、Ca^{2+} 的主动转运有关。关于 Ca^{2+} 的主动转运形式，目前认为：Ca^{2+} 逆浓度梯度的外运与 Na^+ 顺浓度的内流相耦合进行的，形成 Na^+-Ca^{2+} 交换（膜外 3 个 Na^+ 和膜内 1 个 Ca^{2+} 交换）。Ca^{2+} 的主动转运是由 Na^+ 内向性浓度梯度提供能量的，因为 Na^+ 内向浓度梯度的维持是 Na^+-K^+ 泵活动实现的，所以归根结底，Ca^{2+} 主动转运是由 Na^+-K^+ 泵提供能量的。

（三）窦房结 P 细胞跨膜电位及产生机制　存在于窦房结的起搏细胞（pacemaker cell）简称 P 细胞，是一种特殊分化的心肌细胞，具有很高的自动节律性，是控制心脏兴奋的正常起搏点。

1.P 细胞动作电位的主要特征　P 细胞动作电位与心室肌动作电位相比有显著的差别（图 4－6）。主要特征是：①除极 0 期的锋值较小，除极速度较慢，超射程度小。②复极由 3 期完成，基本上没有 1 期和 2 期。③复极 3 期完毕后的膜电位称为最大舒张电位（或称最大复极电位），约为 $-60mV\sim-65mV$。④进入 4 期时，4 期膜电位不稳定，发生了自动除极，这是自律细胞动作电位最显著的特点。4 期自动除极速度快，除极达到阈电位（$-40mV$），便又产生新的动作电位，这种现象周而复始，动作电位就不断地自动产生。

●2 期（平台期）的形成是 Ca^{2+} 内流和少量 Na^+ 内流以及 K^+ 外流综合作用的结果。

●3 期主要是 K^+ 外流（I_K）

●4 期通过 Na^+-K^+ 泵活动，使细胞恢复至稳定的极化状态。

●4 期自动除极是划分自律细胞和非自律细胞的依据，是自律细胞产生自动节律性兴奋的基础。

因此，4 期自动除极是自律细胞具备自动节律性的基础。

2.P 细胞动作电位的形成及离子流的活动

（1）0 期除极的形成：0 期除极的内向电流（I_{Ca-L}）主要是 Ca^{2+} 负载的。当膜电位由最大舒张电位自动除极达阈电位 $-40mV$ 时，膜上的慢 Ca^{2+} 通道开放，引起 Ca^{2+} 内流，形成 0 期除极。此期因是慢 Ca^{2+} 通道的活动，故速度慢、幅度小、时程长。

●0 期主要是 Ca^{2+}，缓慢内流。

（2）3 期复极的形成：0 期除极后，慢 Ca^{2+} 通道逐渐失活。复极初期 K^+ 通道被激活，K^+ 的外向离子流形成了外向电流（I_K）。Ca^{2+} 内流的逐渐减小和 K^+ 外流的逐渐增加，形成了 3 期复极。

●3 期主要是 K^+ 快速外流。

（3）4 期自动除极的形成：目前认为 4 期自动除极的形成与三种起搏离子流有关。①K^+ 外流的进行性衰减：I_K 的通道在 3 期复极初期激活，当膜复极达 $-40mV$ 时便开始逐渐失活，K^+ 外流因此逐渐减少，导致膜内正电荷逐渐增加而形成 4 期自动除极。目前认为，K^+ 外流进行性衰减是 P 细胞 4 期自动除极的最重要的离子基础。②Na^+ 内流的进行性增强：这是一种主要由 Na^+ 负载进行性增强的内向电流（I_f）。3 期复极完毕，I_f 通道开始激活，它不同于快 Na^+ 通道，其激活过程非常缓慢。因此，I_f 在 4 期自动除极作用远不如 I_K 衰减。③Ca^{2+} 通道的激活形成 Ca^{2+} 的内向电流（I_{Ca-T}）。

●4 期主要是 K^+ 外流进行性衰减。

0 期除极后，I_K 通道激活造成 K^+ 外流和 3 期复极，复极至最大舒张电位时，I_K 开始衰减，同时 I_f 通道激活引起进一步除极，在 4 期的后半期，I_{Ca-T} 通道被激活，引起 Ca^{2+} 内流并参与除极，当除极达到 $-40mV$ 时，I_{Ca-L} 通道激活，引起下一个动作电位。

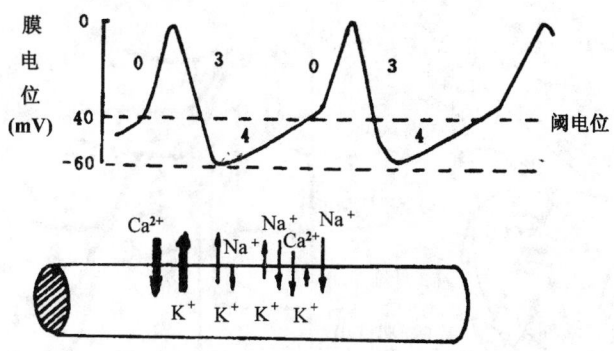

图 4-6　窦房结 P 细胞动作电位与主要离子的跨膜活动

（四）浦肯野细胞的跨膜电位及产生机制　浦肯野细胞（Purkinje cell）又名束细胞。在正常情况下，它受窦房结 P 细胞的控制，仅起传导兴奋的作用。

浦肯野细胞的动作电位，除了有 4 期自动除极的特点外，和心室肌细胞基本相似，产生的离子基础也基本相同（图 4-7）。4 期自动除极是由随时间而逐渐增强的 I_f 内向电流和逐渐衰减的 I_K 外向电流所引起。浦肯野细胞的 4 期自动除极比窦房结 P 细胞慢，因此其自律性比窦房结 P 细胞低。

（五）心肌细胞的电生理学分类　心肌细胞除了按解剖生理特点分为工作细胞和自律细胞外，还可根据心肌细胞动作电位的电生理特征（特别是 0 期除

●窦房结 P 细胞动作电位与浦肯野细胞动作电位相比。相同点：4 期均能自动除极

不同点：
①0 期除极速度慢，幅度小
②没有明显的 1 期

和2期

③最大复极电位约
-60mV~-65mV

④4期自动除极速度快

⑤阈电位-40mV

●心肌细胞依据0期去极化速度（0期除极速率）分为快反应细胞和慢反应细胞。

极速率），把心肌细胞所产生的动作电位分为两类：快反应电位和慢反应电位，具有这两类不同电位的细胞分别称为快反应细胞和慢反应细胞（表4-2）。

表4-2 心肌快反应细胞与慢反应细胞比较表

电生理特性及其他	快 反 应 细 胞	慢 反 应 细 胞
动作电位类型	快反应电位	慢反应电位
通道激活、失活及 　形成0期速度	快	慢
主要离子流	快通道开放，快Na^+内流	慢通道开放，慢Ca^{2+}内流
静息电位	-80~-90mV	-40~-70mV
阈电位	-60~-70mV	-30~-40mV
动作电位去极化幅度	大（100~130mV）	小（35~75mV）
去极化速度	快（200~1000V/s）	慢（1~10V/s）
时程	0、1、2、3、4（五期）	0、3、4（三期）
超射	+20~+35mV	0~+15mV
传导速度	0.5~3.0m/s	0.01~0.10m/s
有效不应期终止于	3期末（复极完毕之前）	4期初（可延长至复极完毕之后，因而易出现阻滞）
所在部位	心房肌、心室肌、除窦房结、房室交界以外的心传导组织	窦房结、房室交界，病理情况下，快反应细胞可转变为慢反应细胞
阻断剂	河豚毒	异搏定、Mn^{2+}

●快反应细胞包括：心房肌细胞、心室肌细胞和浦肯野细胞。

●慢反应细胞包括：窦房结P细胞和房室交界区的细胞。

　　快反应细胞包括心房肌、心室肌和浦肯野细胞，它们动作电位的共同特点是波幅大，除极迅速，复极过程缓慢，可以明显分为几个时相，因而动作电位时程长。由于这类细胞除极迅速、波幅大，所以兴奋传导速度很快，因此称为**快反应细胞**。慢反应细胞包括窦房结和房室交界区的细胞，它们动作电位的共同特点是波幅小，除极缓慢而复极化更缓慢，复极过程没有明显的时相区分。由于它们除极缓慢，波幅小，兴奋传导速度也很慢，故称为**慢反应细胞**（图4-7）。

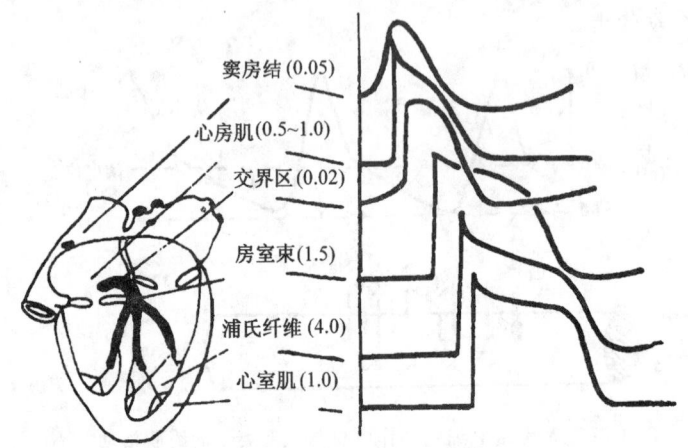

图4-7 心脏的特殊传导组织及各部位心肌细胞的动作电位

（括号内数据单位为m/s）

五、心肌生理特性

●心肌具有四大生理特性：

①自动节律性｜电生理特性
②兴奋性
③传导性
④收缩性

　　心肌具有自动节律性、兴奋性、传导性和收缩性。前三者是以心肌细胞膜的生物电活动为基础，故称为电生理特性，它们反映了心脏的兴奋功能，包括兴奋的产生和传播。收缩性是以收缩蛋白质之间的生物化学和生物物理反应为基础的，是心肌的一种机械特性，它反映了心脏的泵血功能。电生理特性和机械特性共同决定着心脏的活动。

（一）自动节律性（autorhy thmicity）　在生理情况下，心肌的自动节律性主要表现在心内特殊传导系统，包括窦房结、房室交界区、房室束及其分支。各部位的自律性高低不等，即在单位时间（每分钟）内能够自动发生兴奋的次数不等。窦房结细胞的自律性最高，约 100 次/分；其次是房室交界区，约 40～60 次/分；浦肯野纤维约 15～40 次/分。

1. 窦性节律与异位节律　心内特殊传导系统绝大部分都具有自动兴奋的能力，都能以一定的节律使心脏兴奋和收缩，如果都"各自为政"，心脏就无法实现泵血功能。实际上，心脏各自律组织的活动均在自律性最高组织的控制下。正常情况下，窦房结的自律性最高，由它自动产生的兴奋依次激动心房肌、房室交界、房室束及其分支和心室肌，引起整个心脏的兴奋和收缩。因此窦房结是正常心脏兴奋的发源地，又是统一整个心脏兴奋和收缩节律的中心，故称为心脏的**正常起搏点**。由窦房结控制的心跳节律，称为**窦性节律**（sinus rhythm）。正常情况下，窦房结以外的心脏自律组织因受窦房结兴奋的控制，不表现其自律性，故称为**潜在起搏点**。在某些特殊情况下，如窦房结自律性降低、传导阻滞使兴奋不能下传或者潜在起搏点的自律性增高等，这些潜在起搏点可自动发生兴奋，并使整个心脏按其节律搏动，故又称为异位起搏点。由窦房结以外的异位起搏点所控制的心脏节律，称为**异位节律**（ectopic rhythm）。

2. 抢先占领和超速驱动压抑　窦房结对于潜在起搏点的控制，一般是通过抢先占领和超速驱动压抑两种方式实现的。**抢先占领**是由于窦房结的自律性最高，4 期自动除极的速度最快，所以在潜在起搏点 4 期自动除极到达阈电位水平之前，就已受到窦房结传导来的兴奋激动作用下产生动作电位。故正常时潜在起搏点自律性无法表现出来，在心脏兴奋传导过程中，它们仅起到传导兴奋的作用。此外，窦房结对于潜在起搏点还可产生一种直接的抑制。潜在起搏点受到自律性高的窦房结长时间的超速驱动作用，其自身的自律性受到了压抑，称为**超速驱动压抑**。这种抑制的程度与两个起搏点之间自动兴奋的频率差呈平行关系，频率差越大，抑制效应越强；频率差越小，抑制效应越弱。中断驱动后，则频率差越大的停搏时间越长，恢复越慢；频率差越小的停搏时间越短，恢复越快。因此，临床上装有人工起搏器的病人，如要更换起搏器时，在中断驱动之前，必须使驱动频率逐步减慢，以缩小频率差，避免产生心脏停搏。

3. 影响自律性的因素　自律性的高低取决于 4 期自动除极的速度以及最大舒张电位水平和阈电位水平。（图 4－8）。

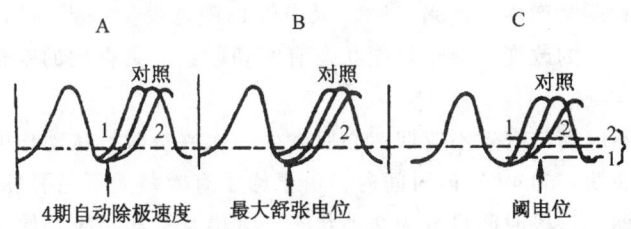

图 4－8　影响自律性的因素

A　4 期自动去极化的速度　加快（1）、减慢（2）　B　最大舒张电位绝对值减小（1）、增大（2）　C　阈电位水平　下移（1）、上移（2）

●窦房结对潜在起搏点的控制是通过两种方式实现的：①抢先占领；②超速驱动压抑。

●心肌自律性高低主要取决于：4 期自动除极的速度。窦房结 P 细胞 4 期自动除极速度 ＞浦肯野细胞，故自律性高。
●提高自律性的因素是：

67

①4 期自动除极速度增快

②最大舒张电位的绝对值减小（上移）

③阈电位水平下移。反之（以上三种因素向相反方向发展），自律性降低。

●如何评定组织的兴奋性：

①兴奋性 = $\dfrac{1}{\text{阈值}}$

②兴奋性 = $\dfrac{1}{|\text{静息电位} - \text{阈电位}|}$

③Na$^+$通道所处的功能状态

●备用状态：是可被激活的状态，是细胞具有兴奋性的前提。

●激活状态：通道开放，细胞处于兴奋。

●失活状态：任何刺激形式都不能使其通道激活开放，细胞的兴奋性下降，甚至下降到零。

●心室肌细胞兴奋性周期变化分为：有效不应期、相对不应期和超常期三个时期。

●有效不应期：包括①从除极开始至 -55mV，对任何刺激不发生反应（绝对不应期）；②

（1）4 期自动除极的速度　除极速度快，到达阈电位的时间就缩短，单位时间内产生兴奋的次数增多，自律性就增高；反之，除极速度慢，到达阈电位的时间就延长，单位时间内产生兴奋的次数减少，自律性就降低。儿茶酚胺可加快窦房结 P 细胞 4 期自动除极速度，使心率加快。

（2）最大舒张电位水平　最大舒张电位的绝对值小，与阈电位的差距就减小，自动除极到达阈电位的时间就缩短，自律性增高；反之，最大舒张电位绝对值大，与阈电位的差距增大，自动除极到达阈电位的时间延长，自律性降低。如迷走神经兴奋时，使窦房结 P 细胞膜对 K$^+$ 的通透性增高，复极 3 期 K$^+$ 外流增加，最大舒张电位绝对值增大，自律性降低，心率减慢。

（3）阈电位水平　阈电位降低，由最大舒张电位到达阈电位的距离缩小，自律性增高；反之，阈电位升高，自律性降低。

（二）兴奋性　心肌与其他可兴奋的组织一样，具有兴奋性。其兴奋性的高低除了用阈值作为衡量指标外，静息电位和阈电位之间的差距以及离子通道的性状也可影响兴奋性。

1. 影响兴奋性的因素

（1）静息电位：静息电位绝对值增大时，距阈电位的差距就加大，引起兴奋所需的刺激阈值也增大，兴奋性降低；反之，静息电位绝对值减小时，兴奋性增高。

（2）阈电位：阈电位水平上移，与静息电位之间差距加大，可使兴奋性降低；反之，阈电位水平下移，则兴奋性增高。

（3）Na$^+$ 通道的性状：是指 Na$^+$ 通道所处的机能状态，心肌细胞产生兴奋，都是以 Na$^+$ 通道能被激活为前提的。Na$^+$ 通道具有三种机能状态，即激活、失活和备用状态。Na$^+$ 通道处于哪种状态，取决于当时膜电位水平和时间进程，亦即 Na$^+$ 通道的激活、失活和备用是电压依从性和时间依从性的。当膜电位处于正常静息水平时，Na$^+$ 通道虽然关闭，但处于可被激活状态，即**备用**状态。在备用状态下，若受到外来刺激或局部电流的影响下，造成膜两侧电位发生除极，Na$^+$ 通道被激活开放，引起 Na$^+$ 内流和 Na$^+$ 的再生性内流，产生动作电位。紧接着 Na$^+$ 通道很快关闭，即**失活**。Na$^+$ 内流终止，此时 Na$^+$ 通道不能立即被再次激活开放，只有恢复到备用状态后，才能被再次激活。Na$^+$ 通道由失活状态恢复到备用状态的过程，即**复活**，所需时间较长。因此，Na$^+$ 通道是否处于备用状态，是心肌细胞是否具有兴奋性的前提。

2. 兴奋性的周期性变化　心肌细胞与神经细胞相似，兴奋性是可变的。当心肌细胞受到刺激产生一次兴奋时，兴奋性也随之发生一系列周期性变化，这些变化与膜电位的改变、通道机能状态有密切联系。兴奋性的变化分为以下几个时期（图 4 - 9）。

（1）绝对不应期与有效不应期：心肌发生一次兴奋时，从动作电位 0 期除极开始至复极 3 期 - 60mV 这段时间内，由于给予有效刺激不能引发动作电位，称为**有效不应期**。这段时间可分为 2 种状态，其中从 0 期除极开始至复极 3 期膜内电位为 - 55mV 的时间内，刺激无论多强都不会使肌膜产生任何程度的除极化，称为**绝对不应期**。此时 Na^+ 通道处于失活状态，心肌细胞兴奋性为零。从膜内电位 $-55mV$ 到 $-60mV$ 这段复极期间，由于少量 Na^+ 通道开始复活，但大部分 Na^+ 通道未恢复到备用状态，这时如给予阈上刺激，肌膜可发生轻度除极化，即局部除极化（局部兴奋），但仍然不能产生动作电位。

从 $-55mV$ 至 ~ $60mV$，阈上刺激可引起局部兴奋。

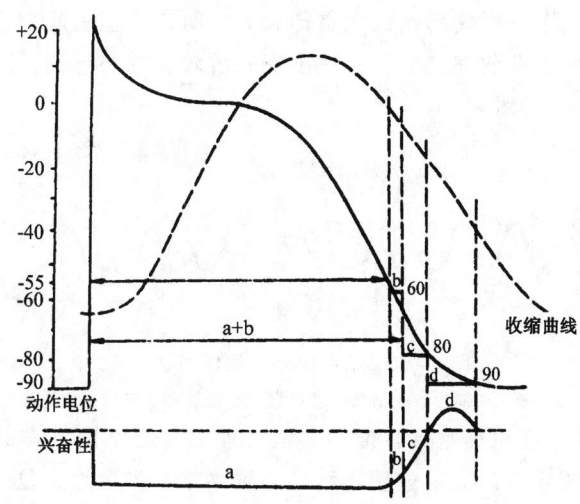

图 4-9　心室肌动作电位期间兴奋性的变化与机械收
　　　　缩在时间上的关系
　　a：绝对不应期　b：局部兴奋　a+b：有效不应期
　　c：相对不应期　d：超常期

（2）相对不应期：有效不应期完毕，从 3 期膜内电位 $-60mV$ 开始到 $-80mV$ 这段时期内，用阈上刺激才能引起动作电位，称为**相对不应期**。此期说明心肌的兴奋性已逐渐恢复，但仍低于正常，原因是 Na^+ 通道大部分已复活。此期 Na^+ 内流引起 0 期除极速度较慢和幅度较小，因此，兴奋传导速度降低。

●相对不应期：对阈上刺激可产生动作电位。

（3）超常期：从复极 3 期膜内电位 $-80mV$ 开始至复极 $-90mV$ 这段时期内，用阈下刺激就能引起心肌产生动作电位，说明心肌的兴奋性超过了正常，故称为**超常期**。在此期间，心肌细胞的膜电位已基本恢复，但绝对值尚低于静息电位，距阈电位的差距较小，引起兴奋所需的刺激阈值减小，因此兴奋性高于正常水平。由于 Na^+ 通道开放的能力还没有全部恢复到备用状态，所以，产生动作电位的 0 期除极速度和幅度均低于正常，兴奋传导速度也降低。

●超常期：阈下刺激可产生动作电位。

3. 心肌兴奋性变化与收缩活动的关系

（1）有效不应期长：心肌的有效不应期长，几乎占据了整个心肌收缩期和舒张早期（图 4-9）。这一时期由于对任何刺激均不会产生兴奋和收缩，因此心肌与骨骼肌不同，没有复合收缩，不会产生强直收缩，这对心脏交替性的收缩射血和舒张充盈活动非常有利。

●心肌不会发生强直收缩的原因是：有效不应期长。相当于整个心肌收缩期和舒张早期。

（2）期前收缩与代偿间歇：正常心脏是按窦房结自动产生的兴奋进行节律性的活动。如果在心肌有效不应期之后（相对不应期和超常期之内），时间上相当于心肌舒张的中晚期，心室肌受到一次额外的人工刺激或异位起搏点产

●期前收缩（早搏）的产生原因：外来的刺激落在相对不应期和超常期之内，

生的刺激，则心室肌可以产生一次兴奋和一次收缩，此兴奋发生在下次窦房结的兴奋到达之前，故称为**期前兴奋**（premature excitation）。由期前兴奋引起的收缩，就称为**期前收缩**（premature systole），又称**早搏**。期前兴奋也有自己的有效不应期，当紧接在期前兴奋之后的一次窦房结兴奋传到心室肌时，常常正好落在期前兴奋的有效不应期内，因而不能引起心室的兴奋和收缩，而出现一次"脱失"。必须等到下一次窦房结的兴奋传到心室时，才能引起心室的兴奋和收缩。这样，在一次期前收缩之后，往往出现一段较长的心舒期，称为**代偿间歇**（compensatory pause）（图 4 – 10）。

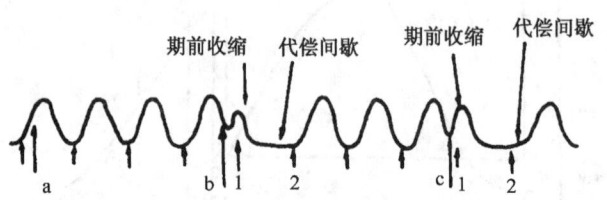

图 4 – 10　期前收缩和代偿间歇

a、b、c 代表人工刺激，短箭头代表来自蛙心静脉窦的自动节律性兴奋

（三）传导性　心肌细胞具有传导兴奋的能力。心脏内兴奋的传播是通过心内特殊传导系统完成的。前述窦房结是心脏兴奋的发源地，位于右心房和上腔静脉连接处，含有 P 细胞和过渡细胞。过渡细胞位于窦房结的周边部，作用是将 P 细胞的自律性兴奋传播到与其相邻的心房肌细胞。窦房结和房室结之间，有三条特殊的传导途径，分别称为前、中、后结间束（国内外临床仍用此概念），心脏电生理学和组织学的深入研究发现，结间束细胞在组织结构上与其他心房肌细胞无明显差异，它们的排列方向一致，结构整齐，其传导速度较其他心房肌细胞要快，因此从功能上将结间束称为**优势传导通路**。其中前结间束的分支连接于左、右心房，可以使左、右心房同时兴奋和收缩。房室交界区是心房和心室之间的特殊传导组织，通常把房室交界区划分为三个区域，即房结区、结区（房室结）和结希区。室内特殊传导组织是由浦肯野细胞组成的房室束（希氏束）及其分支。房室束是从房室结发出，走行在室间隔内，在室间隔膜的左缘分为左、右两束支，左束支分布到左心室，右束支分布到右心室，左、右束支的终末细小分支形成浦肯野纤维网，密布于左右心室的心内膜下，并垂直进入心肌层与心室肌细胞相连接（图 4 – 7）。

1. 心脏内兴奋传播的顺序　正常情况下，窦房结发出的兴奋一方面通过优势传导通路传播到整个右心房和左心房。另一方面通过优势传导通路传播到房室交界区，兴奋通过房室交界区，经房室束和左右束支、浦肯野纤维网传到心室肌，整个心室肌的兴奋是由心内膜侧向心外膜侧扩布完成的。

2. 心脏内兴奋的传播的特点　各类心肌细胞的传导性是有差别的。把动作电位沿细胞膜传播的速度作为衡量传导性的指标。

如图 4 – 11 所示，心脏内兴奋传播途径中有两个高速度和一个低速度的特点。一个高速度发生在心房内的优势传导通路上，有利于两心房同步兴奋和同步收缩；另一个高速度发生在浦肯野纤维上，其传导速度可达 4m/s，有利于两心室同步兴奋和同步收缩。同步收缩可实现心脏强有力的泵血功能。一个低速度发生在房室交界区，特别是结区的传导速度最慢。因此，兴奋在房室交界区出现了延迟，称为房-室延搁。房-室延搁具有重要的生理意义：它保证了心房先兴奋，心室后兴奋，因此心房收缩完毕后，心室才开始收缩，从而避免了发生房室收缩的重叠现象。心房在收缩时，心室仍处于舒张，这就有利于心室有充分的时间充盈血液，有利于搏出量。

的部位是在房室交界。
●房室延搁的生理意义：
①使心房、心室不会同时收缩
②使心室有充分的时间充盈血液

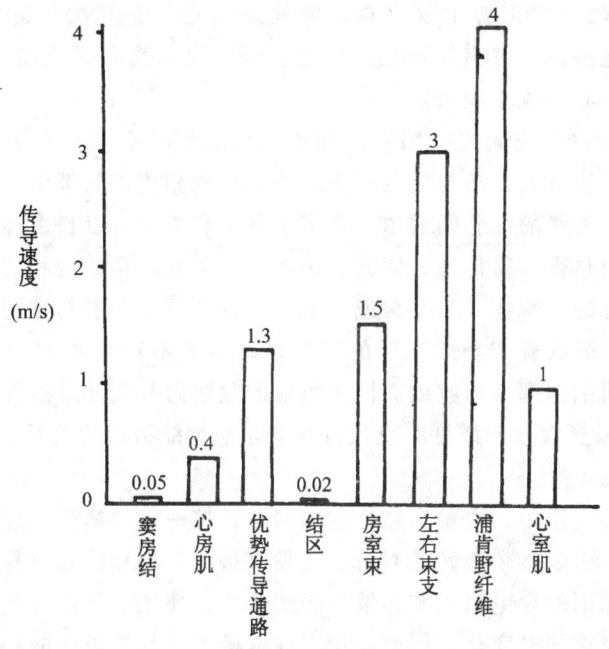

图 4-11 心内兴奋传播途径各部位传导速度比较

3. 影响传导性的因素

（1）心肌细胞的直径：兴奋传导速度与心肌细胞的直径粗细呈正变关系。直径粗、横截面积较大，则对电流的阻力较小，故局部电流大，传导速度快；反之，直径细、横截面积小，传导速度慢。如浦肯野细胞的直径为 $70\mu m$，传导速度达 4m/s，而结区细胞直径为 $3\sim4\mu m$，传导速度才 0.02m/s。

（2）动作电位 0 期除极速度和幅度：0 期除极的速度愈快，局部电流的形成也就愈快，使邻近未兴奋部位除极达到阈电位水平的速度也随之增快，兴奋在心肌上传导的速度因而增快。另外，0 期除极幅度愈大，与未兴奋部位之间形成的电位差愈大，局部电流愈强，兴奋传导速度也愈快。反之亦然。

（3）邻近部位膜的兴奋性：兴奋在心肌细胞上的传导，是心肌细胞膜依次逐步兴奋的过程。由于膜的兴奋性周期变化实际上是 Na^+ 通道所处功能状态所决定的。因此，若未兴奋部位膜上的 Na^+ 通道（或慢反应细胞的 Ca^{2+} 通道）尚处于失活状态（处于有效不应期），则兴奋部位和未兴奋部位之间形成的局部电流不能再使它激活开放，结果导致兴奋传导阻滞；如果 Na^+ 通道处于部分复活（处于相对不应期或超常期），则局部电流可使邻近膜爆发兴奋，但兴奋所产生动作电位的 0 期除极速度慢、幅度小，传导性下降。

●提高心肌传导性的主要因素是：
①0 期除极速度快和幅度高；
②Na^+ 通道开放效率（能力）增大。

（四）收缩性　心肌细胞受到刺激产生兴奋时，首先是细胞膜产生动作电位，然后启动兴奋－收缩耦联，引起肌丝滑行，肌细胞收缩。心肌细胞收缩具有以下特点：

1. 对细胞外液中 Ca^{2+} 浓度有明显的依赖性　心肌细胞和骨骼肌细胞都是以 Ca^{2+} 作为兴奋－收缩耦联媒介的。虽然心肌细胞的终末池不发达，储 Ca^{2+} 量比骨骼肌少，但心肌细胞横管系统发达，有利于细胞外液的 Ca^{2+} 内流。因此，心肌收缩 Ca^{2+} 的来源主要来自细胞外液的 Ca^{2+}，其次是终末池释放的 Ca^{2+}。在一定范围内，细胞外液 Ca^{2+} 浓度升高，可增强心肌收缩能力。反之，Ca^{2+} 浓度降低，心肌收缩能力减弱。

2. 同步收缩（全或无式收缩）　同步收缩除了与心房和心室内特殊传导组织的传导速度快有关，还与闰盘有关。心肌细胞相连接的部位称为闰盘，该处电阻很低，有大量的细胞间通道，许多小分子和离子可以自由通过，细胞间化学信息和电信息很容易传递，因此，闰盘决定了心肌在结构和功能上相互联系成一个功能性的合胞体，当心房或心室受到激动后，几乎总是同步兴奋和同步收缩。同步收缩具有"全或无"的特性，即要么不产生收缩，一旦产生收缩，则全部心肌细胞都参与收缩。同步收缩的收缩力量大，泵血效果好。

3. 不发生强直收缩　详见心肌兴奋性变化与收缩活动的关系。

六、心电图

在每个心动周期中，由窦房结产生的兴奋，按一定的途径和过程，依次传向心房和心室，引起整个心脏的兴奋。这种兴奋的产生和传布过程中的生物电变化，可通过周围的导电组织和体液传导到全身，使体表各部位在每一心动周期中都发生有规律的电变化。因此，用引导电极置于身体表面的一定部位记录出来的心脏电变化曲线，称为**心电图**（electro cardiogram，ECG）。心电图反映了整个心脏兴奋的产生、传导和恢复过程中的生物电变化，是整个心脏在心动周期中各细胞电活动综合向量变化的结果。心电图在临床上对心脏起搏点的分析、传导功能的判断以及房室肥大、心肌损伤等诊断上有很大价值和意义。

（一）心电图的导联　在记录心电图时，将金属电极分别放在体表某两点，再用导线连接心电图机的正负两极，这种电极安放的位置和连接方式，称为导联。目前，临床上常用的导联包括标准导联（Ⅰ、Ⅱ、Ⅲ），加压单极肢体导联（aVR、aVL、aVF）及加压单极胸导联（V_1、V_2、V_3、V_4、V_5、V_6）。标准导联描记的心电图波形，反映两极下的电位差；加压单极肢体导联和加压单极胸导联能直接反映电极下的心脏电变化。常规心电图导联的连接方式见表4－3。

表 4 - 3　常规心电图导联的连接

导 联 名 称	心电图机正端连接	心电图机负端连接
Ⅰ	左　臂	右　臂
Ⅱ	左　腿	右　臂
Ⅲ	左　腿	左　臂
aVR	右　臂	左腿＋左臂＋电阻（5kΩ）
aVL	左　臂	左腿＋右臂＋电阻
aVF	左　腿	左臂＋右臂＋电阻
V_1	胸骨右缘第四肋间	左、右臂＋左腿＋电阻

●心电图是反映整个心脏兴奋的产生、传导和恢复过程中的生物电变化。

导 联 名 称	心电图机正端连接	心电图机负端连接
V₂	胸骨左缘第四肋间	左、右臂＋左腿＋电阻
V₃	V₂ 与 V₄ 连线的中点	左、右臂＋左腿＋电阻
V₄	左锁骨中线与第五肋间交点	左、右臂＋左腿＋电阻
V₅	V₄ 水平与腋前线交点	左、右臂＋左腿＋电阻
V₆	V₄ 水平与腋中线交点	左、右臂＋左腿＋电阻

（二）正常心电图各波及意义 心电图记录纸上纵线代表电压，每 1mm 为 0.1mV；横线代表时间，标准纸速为 25mm/s 时，横线 1mm 为 0.04s。根据记录纸可测量出心电图各波的电位值和时间。不同导联描记的心电图，具有各自的波形特征。标准导联 Ⅱ 的波型较典型，下面以它为例说明心电图的波形组成（图 4 - 12）。

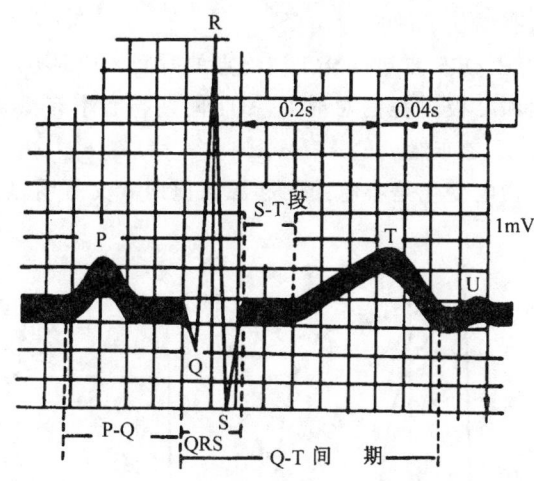

图 4 - 12 正常心电图（Ⅱ导联）

1．P 波 是左右心房的除极波，反映兴奋在心房传导过程中的电位变化。P 波的起点标志心房兴奋的开始，终点标志左、右心房已全部兴奋。P 波从起点到终点的时间为 P 波时间，历时 0.08 ~ 0.11s。P 波的波顶圆钝，波幅不超过 0.25mV。如其时间和波幅超过正常，则提示心房肥厚；心房纤颤时，P 波消失，代之以锯齿状的小波。

2．QRS 综合波 简称 QRS 波。它反映左、右心室除极过程的电位变化。包括三个紧密相连的电位波动，其中第一个波是向下的波，称为 Q 波；随后，有一个高而尖峭向上的波，称为 R 波；R 波之后向下的波，称为 S 波。QRS 波的起点标志心室兴奋的开始，终点表示左、右心室已全部兴奋。QRS 波从起点到终点的时间为 QRS 时间，它代表兴奋在左、右心室肌扩布所需的时间，历时 0.06 ~ 0.10s。QRS 波各波的幅度在不同的导联上变化较大，并且三个波不一定都出现。

3．T 波 反映两心室复极过程的电位变化。T 波起点标志两心室复极开始，终点表示两心室复极完成。历时 0.05 ~ 0.25s。波幅一般为 0.1 ~ 0.8mV。在以 R 波为主的导联中，T 波不应低于 R 波的 1/10，小于 1/10 称为 T 波低平，接近于零电位为 T 波平坦。T 波低平、平坦，常见于心肌损害。T 波的方向通常与 QRS 波的主波 R 波方向相同。

●P 波反映两心房的除极过程。

●QRS 波反映两心室的除极过程。

●T 波反映两心室的复极过程。

●PR（PQ）间期反映从心房开始兴奋到心室开始兴奋的传导时间。

●ST 段反映心室全部处于除极状态，心室各部分之间没有电位差存在。

心房在复极化时也产生电位差，因它的幅度小，又被埋在比它大得多的QRS 综合波中，一般不能看到。

T 波后偶有一个小的 U 波，方向与 T 波一致，波幅小于 0.05mV，历时 0.2～0.3s。U 波的意义和成因均不十分清楚。

4.PR 间期（或 PQ 间期）　指从 P 波起点至 QRS 波起点之间的时间。历时 0.12～0.20s。它反映从心房开始兴奋到心室开始兴奋所需要的时间，又称为房室传导时间。PR 间期延长，说明有房室传导阻滞。

5.ST 段　指从 QRS 波终点至 T 波起点之间的线段。正常时，它与基线平齐或接近基线。它反映心室各部分已全部处于除极状态，心室表面全都带有负电位，各部分之间已不存在电位差，因此表现为 0 电位。若 ST 段上下偏离一定范围常说明心肌有损伤、缺血等病变。

6.QT 间期　指从 QRS 波起点至 T 波终点的时间，历时 0.30～0.40s。它反映心室肌除极过程和复极过程的总时间。QT 间期与心率有密切关系，心率愈慢，QT 间期愈长，反之亦然。

心肌细胞的生物电变化是心电图的起源，但两者又有明显的区别（图 4－13，表 4－4）。

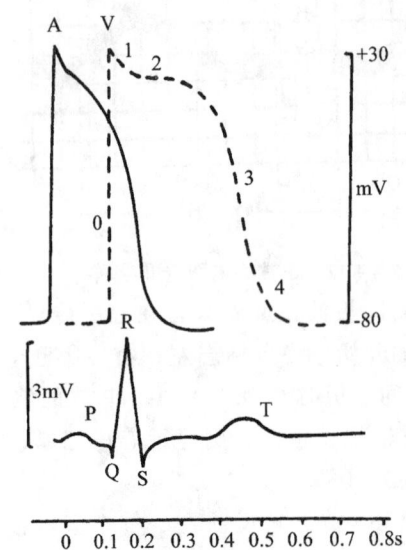

图·4－13　心肌细胞动作电位与常规心电图的比较

A：心房肌细胞动作电位　V：心室肌细胞动作电位

表 4－4　心肌细胞动作电位常规心电图的比较

比　较	心肌细胞动作单位	心　电　图
记录方法	细胞内记录	细胞外记录
本　质	单个细胞生物电变化	整个心脏兴奋产生、传导和恢复的生物电变化
意　义	反映单个细胞膜内外的电位差。可记录出静息电位	反映细胞外不同部位之间的电位差。不能记录出静息电位
最大幅度	100～120 毫伏	几毫伏
相应关系	0 期 2 期 3 期	QRS 波群 S－T 段 T 波

第二节 血管生理

血管分为动脉、毛细血管和静脉三大类。由心室射出的血液，经动脉、毛细血管和静脉返回心房。血管在运输血液、分配血液和物质交换等方面有重要作用。

一、各类血管的功能特点

在体循环和肺循环中，动脉、毛细血管和静脉三者依次串联，其结构和功能各不相同，根据其功能特点可将血管分为以下几类：

（一）弹性贮器血管　指主动脉、肺动脉主干及其发出的最大分支。这些血管的管壁较厚，含有丰富的弹性纤维，有明显的可扩张性和弹性。左心室射血时，动脉内压力升高，一方面推动动脉内的血液向前流动；另一方面，使主动脉和大动脉被动扩张，容积增大。因此，左心室射出的血液在射血期内只有一部分进入外周，另一部分则贮存在主动脉和大动脉内。左心室舒张时半月瓣关闭，被扩张的主动脉和大动脉发生弹性回缩，把在射血期多容纳的那部分血液继续向外周方向推动，故心室的间断射血并没有影响到动脉和整个血管系统内的连续血流。大动脉的可扩张性和弹性特点，使心室收缩时产生的能量，暂时以势能的形式贮存在大动脉管壁，因此这些血管被称为**弹性贮器血管**。

● 主动脉和大动脉的弹性贮器作用取决于它自身的可扩张性和弹性。

（二）分配血管　从弹性贮器血管以后到分支为小动脉以前的动脉管道，其功能是将血液输送到各器官组织，故称为**分配血管**。

（三）阻力血管　小动脉和微动脉口径较小，且管壁又含有丰富的平滑肌，通过平滑肌的舒缩活动，很容易使血管口径发生改变，从而改变血流的阻力。血液在血管系统中流动时所受的总的阻力，大部分发生在小动脉，特别是微动脉，因此，把它们称为阻力血管。小动脉和微动脉的舒缩，可显著地影响器官和组织的血流量。正常血压的维持在一定程度上取决于外周血管小动脉和微动脉对血流产生的阻力，即**外周阻力**。又因它们位于毛细血管之前，所以又称**毛细血管前阻力血管**。

● 在血管系统中，小动脉和微动脉对血流的阻力最大，因此，血压的降落也最大。

微静脉也属于阻力血管。微静脉口径小，含平滑肌，它的收缩对血流也产生一定的阻力因它在毛细血管之后，故称**毛细血管后阻力血管**。

（四）毛细血管前括约肌　在真毛细血管的起始部有平滑肌环绕，称为毛细血管前括约肌，它的舒缩直接控制真毛细血管的开放数量与毛细血管的血流量。

（五）交换血管　在各类血管中，毛细血管的口径最小，数量最多，总的横截面积最大，血流速度最慢，管壁最薄，仅由单层内皮细胞和基膜组成，通透性好，这些优势条件，均有利于血液与组织进行物质交换。因此被称为**交换血管**。

（六）容量血管　静脉和相应的动脉比较，口径大、管壁薄、数量多，易扩张，也易受管外压力作用而塌陷。因比较小的压力变化就可使容积发生较大的变化。通常安静时，静脉内能容纳60%～70%的循环血量，故称为**容量血管**。

● 静脉又称容量血管，具有贮血库的作用。

（七）短路血管　指一些血管床中微动脉和微静脉之间的吻合支。在手指、足趾、耳廓等处的皮肤中多见。它们可使微动脉内的血液不经过毛细血管就直接流入微静脉，功能上与调节体温有关。

二、血流量、血流阻力和血压

血液在心血管系统内流动的力学称为血流动力学（hemodynamics）。血流动力学所研究的基本问题是血流量、血流阻力和血压以及它们之间的关系。

（一）血流量与血流速度　血流量（blood flow）是指单位时间内流过血管某一截面的血量，也称为容积速度，单位为每分钟的毫升数或升数（mL/min 或 L/min）。根据流体力学原理，液体在流动时，流量、压力差和阻力之间的关系和电学中的欧姆定律相同，即血流量 Q 和血管两端的压力差 $P_1 - P_2$（ΔP）呈正比，和血流阻力 R 呈反比，写成下式：

$$Q = \frac{P_1 - P_2 \; (\Delta P)}{R}$$

在整个体循环系统中，Q 相当于心输出量，R 相当于总外周阻力，ΔP 相当于平均主动脉压 P_A 与右心房压之差。由于右心房压接近于零，故 ΔP 接近于平均主动脉压 P_A。因此，心输出量 $Q = P_A / R$。而对某一器官来说，Q 相当于器官的血流量，ΔP 相当于灌注该器官的平均动脉压和静脉压之差，R 相当于该器官的血流阻力。可见，无论对于心输出量和器官血流量来说，其大小主要取决于两个因素，即器官两端的压力差和血管对血流的阻力。

血流速度是指血液在血管内流动的直线速度，即单位时间内，一个质点在血流中前进的距离。各类血管中的血流速度与同类血管的总横截面积呈反比（图 4 – 14），由于毛细血管的总横截面积最大，主动脉的总横截面积最小，因此，血流速度在毛细血管中最慢，约 0.5 ~ 1.0mm/s；在主动脉中最快，约 220mm/s。除此之外，动脉的血流速度与心室的舒缩状态有关，在一个心动周期中，心缩期较心舒期为快。另外，在同一血管中，靠近管壁的血液因摩擦力较大，故流速较慢，愈近管腔中心，流速愈快。

（二）血流阻力　血液在血管内流动时所遇到的阻力称为血流阻力。血流阻力来源于血液成分之间的内摩擦和血液与管壁的摩擦。根据泊肃叶定律（Poiseuille's Law），血流阻力（R）由血液粘滞度（η）、血管长度（L）和血管的半径（r）决定，其间的关系式为：

$$R = \frac{8 \eta L}{\pi \, r^4}$$

●血流阻力与血管的长度（L）和血液粘滞度（η）呈正比；与血管半径（r）的 4 次方成反比。

●影响血流阻力的主要因素是血管半径和血液粘滞度。如果血液粘滞度不变，则器官的血流量主要取决于该器官阻力血管的口径。

血流阻力与血液的粘滞度和血管的长度呈正比，与血管半径的四次方呈反比。由于血管的长度很少变化，因此，血流阻力主要取决于血管半径和血液粘滞度。器官血流量的大小主要受该器官阻力血管口径大小的控制。即血管口径大，血流阻力小，则血流量大；反之，血管口径小，血流阻力大，则血流量小。因此，机体可通过改变阻力血管口径来完成全身各器官的血流分配和调节动脉血压（详见影响动脉血压的因素）。血液粘滞度是决定血流阻力的另一个重要因素。当红细胞比容增大、血液流速缓慢、血流形成湍流时，均可使红细胞相互间摩擦阻力增大，血液粘滞度增高。此外温度降低，血液粘滞度也会升高。其中红细胞比容是决定血液粘滞度的最重要因素。

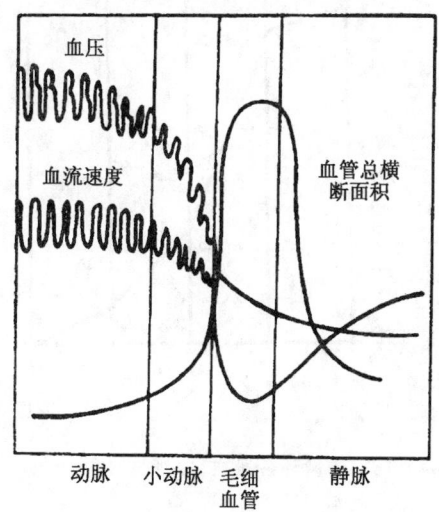

图 4－14　各段血管的血压、血流速度和
血管总横截面积的关系示意图

（三）血压　　**血压**（blood pressure，BP）是血管内流动的血液对血管壁的侧
压力。在循环系统中，各类血管的血压均不相同，因此，就有动脉血压、毛细
血管血压和静脉血压之分。测定血压时，是以大气压为基数，以 kPa 或 mmHg
为单位（1mmHg＝0.133kPa）。例如测得动脉血压为 13.3kPa（100mmHg），即表
示动脉血压高于大气压 13.3kPa（100mmHg）。

血压形成的前提条件是在血管系统内要有足够的血液充盈。在动物实验
中，如使狗的心脏停搏，血流停止，此时在循环系统中各处所测得的压力都是
相同的，这个压力即为**循环系统平均充盈压**（mean circulatory filling pressure），
约 0.933kPa（7mmHg）。

在循环系统平均充盈压的基础上，血压的形成有赖于心脏射血和外周阻力
这两个根本因素。心室肌收缩所产生的能量用于两个方面：一部分表现为动
能，推动血液在血管内流动；另一部分形成对血管壁的侧压，并使主动脉和大
动脉管壁扩张，这部分是势能。在心舒期，主动脉和大动脉发生弹性回缩，又
将一部分势能转变为动能，推动血液继续向前流动。

外周阻力可以阻碍血液的流动。在每一心动周期中，由于外周阻力作用，
左心室在收缩期射出的血量不会完全地流过外周组织，总是有一部分搏出量滞
留在主动脉和大动脉内，构成对主动脉和大动脉管壁的侧压力，使主动脉和大
动脉管壁贮存一定的势能，这对维持循环血液的持续流动和血压非常有益。

体循环和肺循环各类血管血压的共同特点是：靠近心室的动脉血压较高，
靠近心房的静脉血压较低，从心室到心房各类血管之间存在着压力梯度（图 4
－15）。血流阻力的产生是由于血液流动时发生的摩擦，其消耗的能量一般表
现为热能，这部分热能不可能再转换为血液的势能或动能，故血液在血管内流
动时压力逐渐降低。特别是小动脉和微动脉的阻力最大，能量消耗最多，故血
压降落极为明显。

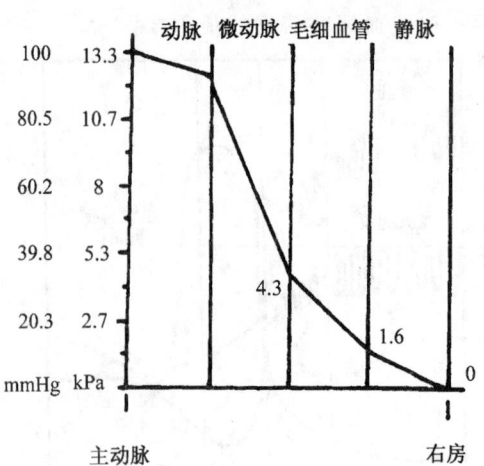

图 4－15　体循环各段血管之间的压力梯度

三、动脉血压

（一）动脉血压的概念　**动脉血压**（arterial blood pressure）是指血流对动脉管壁的侧压力。在一个心动周期中，动脉血压随着心室的舒缩而发生规律性的波动。在心缩期内，动脉血压上升达到的最高值称为**收缩压**（systolic pressure）；在心舒期内，动脉血压下降达到的最低值称为**舒张压**（diastolic pressure）。收缩压与舒张压之差称为**脉搏压**（pulse pressure），简称**脉压**。在一个心动周期中每一瞬间动脉血压的平均值称为**平均动脉压**（mean arterial pressure），约等于舒张压＋1/3 脉压或 1/3 收缩压＋2/3 舒张压。

（二）动脉血压的正常值及其生理变异　一般所说的血压是指体循环的主动脉血压。由于大动脉中血压的降落甚微，故上臂肱动脉处所测得的血压数值，基本上可以代表主动脉血压。因此，通常测量血压，是以肱动脉血压为标准，单位为 kPa（mmHg）。健康成人动脉血压比较稳定，变化范围较小，安静时收缩压为 13.3～16.0kPa（100～120mmHg），舒张压为 8.0～10.6kPa（60～80mmHg），脉压为 4.0～5.3kPa（30～40mmHg），平均动脉压为 13.3kPa（100mmHg）。如果安静时舒张压持续超过 12.0kPa（90mmHg），可认为是高血压。舒张压低于 6.67kPa（50mmHg）、收缩压低于 12.0kPa（90mmHg），则认为是低血压。我国人动脉血压的平均值见表 4－5。

表 4－5　我国人动脉血压的平均值 kPa（mmHg）

年龄（岁）	男		女	
	收缩压	舒张压	收缩压	舒张压
11～15	15.20（114）	9.60（72）	14.50（109）	9.33（70）
16～20	15.30（115）	9.73（73）	14.70（110）	9.33（70）
21～25	15.30（115）	9.73（73）	14.76（111）	9.46（71）
26～30	15.30（115）	10.00（75）	14.90（112）	9.73（73）
31～35	15.56（117）	10.16（76）	15.20（114）	9.86（74）
36～40	16.00（120）	10.70（80）	15.50（116）	10.30（77）
41～45	16.50（124）	10.80（81）	16.30（122）	10.40（78）
46～50	17.10（128）	10.90（82）	17.10（128）	10.50（79）
51～55	17.90（134）	11.20（84）	17.90（134）	10.70（80）
50～60	18.22（137）	10.80（84）	18.49（139）	10.90（82）
61～65	19.70（148）	11.50（86）	19.20（145）	11.10（83）

人体动脉血压受年龄、性别和不同生理状态等因素的影响。在年龄方面，健康人的动脉血压随着年龄的增长，收缩压和舒张压均有逐渐增高的趋势，收缩压增高较为显著。在性别方面，男性略高于女性。在情绪激动和运动状态下，由于交感神经活动增强，血压特别是收缩压可明显增高。人在站立时血压较平卧时略高。睡眠的不同时相，血压也有波动。环境温度也会影响血压，环境温度降低，末梢血管收缩，常使血压略有升高。相反，环境温度升高，皮肤血管舒张，而使血压略有下降。高原居民血压较高。

（三）动脉血压的形成　前已述及，在血管系统内有足够的血液充盈量是形成血压的前提。在此基础上，心室收缩射血和血液流向外周血管所遇到的阻力（外周阻力）是形成动脉血压的基本因素。此外，主动脉和大动脉管壁的可扩张性和弹性在血压的形成中起着重要的缓冲作用。已知在心动周期的心室收缩期，左心室射血所做的功，一部分用在流速，一部分产生侧压。但是，如果不存在由小动脉和微动脉构成的外周阻力，心室收缩释放的能量将全部转化为动能，推动血液，使血液迅速向外周流失，而不能保持对主动脉和大动脉管壁的侧压力，动脉血压将不能维持。只有在外周阻力配合下，左心室射出的血量，仅有1/3流向外周，其余2/3暂时贮存在主动脉和大动脉血管内，这时左心室收缩的能量才能大部分以侧压的形式表现出来，形成较高的收缩压。左心室射血时，主动脉和大动脉弹性扩张，可以缓冲收缩压，使收缩压不致于过高。在左心室舒张射血停止时，主动脉和大动脉管壁弹性回缩作用，将贮存的势能转化为动能，推动血液继续流动，并使舒张压维持在一定高度（图4－16）。

●形成动脉血压的前提条件：在血管系统内有足够的血液充盈量；形成动脉血压的基本因素①心脏射血②外周阻力。

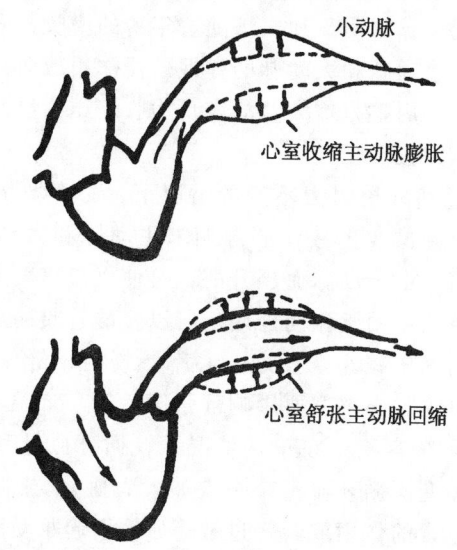

小动脉

心室收缩主动脉膨胀

心室舒张主动脉回缩

图4－16　主动脉管壁弹性对血压及血流的作用

（四）影响动脉血压的因素　综上所述，可见动脉血压的形成与心脏射血、外周阻力、主动脉和大动脉管壁的可扩张性和弹性以及血管系统内有足够的血液充盈量等因素有关，凡是改变上述诸因素，动脉血压将受到影响，现分述如下：

1.搏出量　在心率和外周阻力不变的情况下，当左心室收缩力加强、搏

●一般情况下，收缩压的高低主要反映心脏搏出量的大小。

●影响外周阻力的主要因素是小动脉和微动脉的口径。外周阻力加大时，舒张压升高比收缩压升高明显，脉压减小。
一般情况下，舒张压的高低主要反映外周阻力的大小。

●老年人大动脉硬化时，收缩压升高明显，脉压加大。

●心率加快：舒张压升高比收缩压升高明显，脉压减小。

出量增加时，在心缩期进入到主动脉和大动脉的血量增多，管壁所受的侧压力增大，收缩压明显升高。由于主动脉和大动脉管壁被扩张的程度增大，心舒期其弹性回缩力量也增加，推动血液向外周流动的速度加快，因此，到心舒期末，主动脉和大动脉内存留的血量增加并不多，故舒张压虽有所升高，但升高的程度不大，因而脉压增大。反之，左心室收缩力减弱，搏出量减少时，则主要表现为收缩压降低，脉压减小。可见，收缩压的高低可反映心脏搏出量的大小，即反映左心室的收缩功能。临床上左心功能不全时主要表现为收缩压降低，脉压减小。

2．外周阻力　如心输出量不变而外周阻力增加即阻力血管（小动脉和微动脉）口径变小时，则使心舒期内血液向外周流动的速度减慢，心舒期末存留在主动脉和大动脉内的血量增多，舒张压明显升高。在心缩期内，由于动脉血压升高使血流速度加快，因此，在心缩期内仍有较多的血液流向外周，故收缩压升高不如舒张压升高明显，因而脉压减小。反之，当外周阻力减小时，舒张压降低比收缩压降低明显，脉压增大，所以，舒张压的高低主要反映外周阻力的大小。原发性高血压病人大多是由于阻力血管广泛持续收缩或硬化所引起外周阻力过高，动脉血压升高，特别是舒张压升高较明显。

外周阻力的改变，主要是由于骨骼肌和腹腔器官阻力血管口径的改变。此外，血液粘滞度也可影响外周阻力。

3．主动脉和大动脉管壁的弹性贮器作用　如前所述，该作用可以缓冲动脉血压。单纯主动脉和大动脉管壁硬化时，可扩张性和弹性降低，表现为收缩压过高、舒张压过低、脉压明显加大。随着年龄的增长，老年人的动脉管壁都有不同程度的硬化，主动脉和大动脉的弹性贮器作用减弱；小动脉和微动脉被动扩张的能力减小，外周阻力增大，故表现为收缩压明显升高，而舒张压稍升高或变化不大，脉压加大。

4．心率　搏出量和外周阻力不变的情况下，心率增快，心舒期缩短，舒张期间流向外周的血量减少，致使心舒期末主动脉和大动脉内存留的血量增多，舒张压明显升高。由于动脉血压升高，可使血流速度加快，因此，在心缩期内仍有较多的血液从主动脉流向外周。所以，尽管收缩压也升高，但不如舒张压升高明显，因而脉压减小。反之，心率减慢时，舒张压比收缩压降低明显，故脉压增大。可见，心率主要影响舒张压。

5．循环血量和血管容积　在正常情况下，循环血量和血管容积是相适应的。如果血管容积不变而循环血量减小（如大失血），或循环血量不变而血管容积增大（因细菌毒素的作用或药物过敏等原因引起小动脉、微动脉、毛细血管扩张），都将使体循环的平均充盈压降低，动脉血压下降。

以上讨论是假定其他因素不变，单一因素改变时对动脉血压的影响。实际上，在完整人体内，单一因素改变而其他因素不变的情况几乎是不存在的。在某些生理或病理情况下动脉血压的变化，往往是各种因素相互作用的综合结果。

（五）动脉血压相对稳定的生理意义　动脉的主要生理功能是输送血液到全身各器官组织，供应其代谢的需要。动脉血压则是推动血液流向各器官组织的动力。一定水平的动脉血压，对于推动血液循环，维持血流速度、保持各器官有足够的血流量具有重要的意义。因此，动脉血压是循环功能的重要指标之一。动脉血压过高或过低都会影响各器官的血液供应和心脏血管的负担，如动脉血压过低，将引起器官组织血液供应减少，尤其是造成脑、心、肾、肝等重要器官的供血不足，将引起器官的功能障碍和衰竭。若动脉血压过高，则心脏和血管的负担过重。长期高血压患者往往引起心室代偿性肥大，心功能不全，甚至心力衰竭。血管长期受到高压，血管壁自身发生病理性改变（硬化），如脑血管硬化，被动扩张的能力降低，在高压力的作用下，容易破裂而引起脑溢血等严重后果。所以保持动脉血压处于正常的相对稳定状态是十分重要的。

●动脉血压的生理意义：推动血液循环，维持血流速度，保持各器官组织有足够的血流量。

（六）动脉脉搏　在每个心动周期中，由于心脏的收缩和舒张，动脉内的压力和容积也发生周期性变化，引起管壁的搏动，称为**动脉脉搏**（arterial pulse），简称**脉搏**。这种搏动是以波浪形式沿动脉管壁向末梢血管传播出去，这就是脉搏波。脉搏波的传播速度与动脉管壁的扩张性呈反变关系。在主动脉传播速度约 3～5m/s，大动脉约 7～10m/s，小动脉扩张性小，则传播速度最快，约 15～35m/s。

●在每个心动周期中，由于心脏的收缩和舒张，动脉内的压力和容积也发生周期性变化，引起管壁的搏动，即动脉脉搏。

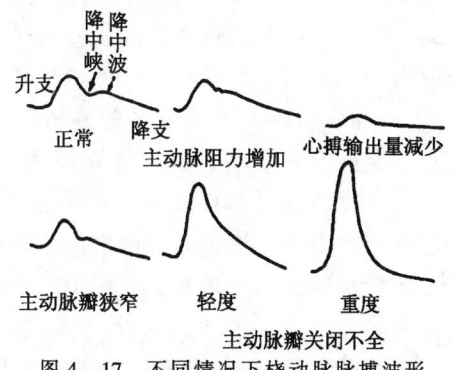

图 4-17　不同情况下桡动脉脉搏波形

脉搏可在体表触摸到或用脉搏描记仪记录下来。脉搏的波形可因描记的方法和部位的不同而有差异。但一般都包括上升支和下降支两部分（图 4-17）。上升支是由于心室快速射血，动脉压力迅速上升，管壁突然扩张而形成，其斜率（上升速度）与幅度可以反映心输出量、射血速度、外周阻力和主动脉、大动脉管壁的弹性。当心输出量增加，射血速度加快，外周阻力减小以及主动脉和大动脉管壁的弹性降低时，表现斜率大，波幅高，反之，斜率小、幅度低。下降支是由于射血后期射血速度减慢，进入动脉的血量少于流至外周的血量，故动脉压力降低，动脉弹性回缩，形成下降支的前段。随着心室舒张，主动脉压力迅速下降，主动脉内的血液向心室方向返流。这一返流使主动脉瓣很快关闭，由于倒流的血液撞击在骤然关闭的主动脉瓣上而被弹回，使主动脉压再次稍有上升，管壁因而稍有扩张，故在下降支的中段形成一个短暂的小波，称为降中波。在降中波前面的小切迹称为降中峡，它的出现标志着心室舒张的开始。随后在心室舒张期中，动脉血液继续流向外周，管壁继续回缩，脉搏波继续下降，形成下降支的后段。下降支的形状可反映外周阻力的大小。如外周阻力增大，降支前段下降速度较慢，切迹位置较高；相反，外周阻力减小，则降支前段下降速度较快，切迹位置较低，降中波以后的降支后段坡度小，较为平坦。主动脉瓣病变也可在脉搏图中有所反映，主动脉瓣狭窄时，上升支速度和幅度均较小；主动脉瓣关闭不全时，由于心舒期动脉内血液倒流入心室。使主动脉压下降的速度增快，同时还使心舒期末的心室容积增大，每搏输出量明显增加，因而表现上升支与下降支幅度大而坡度陡，降中波不明显或消失。

总之，脉搏在一定程度上反映循环系统的机能状态，通过触压桡动脉脉搏和对记录的脉搏波波形的分析，可判断心率、节律、心缩力、动脉管壁的弹性和主动脉瓣的健全情况。

四、静脉血压和静脉血流

静脉血管是血液回流入心脏的通道。由于静脉易扩张，容量大，是机体很大的贮血库。静脉通过其舒缩活动，便能有效地调节回心血量和心输出量。

（一）静脉血压　根据测量的部位，将静脉血压分为中心静脉压和外周静脉压。

1. 中心静脉压（central venous pressure，CVP）　是指右心房和胸腔内大静脉的血压。正常成人中心静脉压约为 $4 \sim 12 cmH_2O$（$1 cmH_2O = 98 Pa$）。中心静脉压的高低取决于两个因素：①心脏泵血功能：如果心脏泵血功能良好，能及时将回流入心脏的血液射入动脉，则中心静脉压较低，反之，如果心脏泵血功能减退（如心力衰竭），中心静脉压将会升高。②静脉回流速度：如果静脉回流速度加快（如血量增加、全身静脉收缩、微动脉舒张等），中心静脉压都会升高；反之，如果静脉回流速度减慢（如血量不足或静脉回流障碍），则中心静脉压降低。可见，中心静脉压的高低取决于心脏的射血能力和静脉回心血量之间的相互关系，是反映心血管功能的又一指标。临床上，中心静脉压可作为控制补液速度和补液量的指标。

2. 外周静脉压（peripheral venous pressure）　是指各器官的静脉血压。当心脏泵血功能减退，中心静脉压升高，同样影响外周静脉回流，使外周静脉压升高。

（二）影响静脉回流的因素　静脉中的血流顺其压力梯度由微静脉向心房方向流动。在体循环中，单位时间内静脉回流量取决于外周静脉压和中心静脉压之间的压力差，以及静脉对血流的阻力。因此，凡能影响外周静脉压、中心静脉压以及静脉阻力的因素，均能影响静脉回心血量。

1. 心脏收缩力　心脏收缩力改变是影响静脉回心血量最重要的因素。外周静脉压与中心静脉压之间的压力差是由心室收缩和舒张所决定的。如果心室收缩力强，搏出量大，则心舒期室内压较低，外周静脉压与中心静脉压之间的压力差增大，静脉回流量就增多；反之则减少。如右心衰竭时，由于搏出量减少，致使舒张期右心室室内压升高，静脉回流受阻，大量血液淤积在心房和大静脉中，引起中心静脉压升高，结果导致体循环静脉系统逆行性的血管压力升高，造成体循环静脉系统瘀血，患者表现出颈外静脉怒张，肝充血肿大及下肢浮肿等体征。同理，左心衰竭时，左心房和肺静脉压升高，会引起肺瘀血和肺水肿。

2. 体循环平均充盈压 血量增加或容量血管收缩，对全身血管系统的充盈程度增高，体循环平均充盈压则升高，静脉回心血量增多。反之，血量减少或容量血管舒张，体循环平均充盈压则降低，回心血量减少。

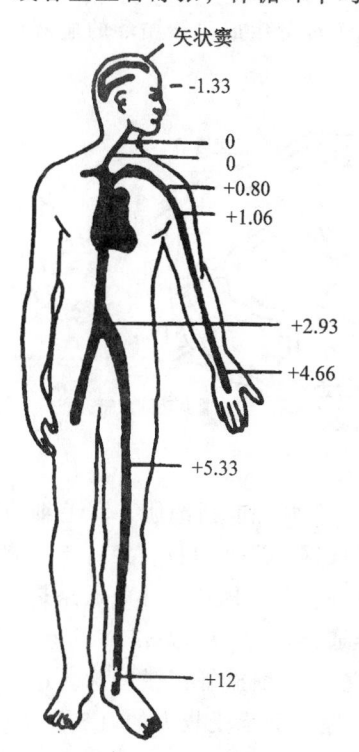

图 4 - 18 直立时重力作用对静脉血压的影响
（单位：kPa）

3. 体位改变 静脉血管管壁薄，可扩张性大，因此，当体位改变时，重力可以影响静脉回流。重力作用使血液产生静水压。平卧时，全身静脉与心脏基本处于同一水平，故各血管的静水压基本相同。直立不动时，以右心房为零点，每低于零点水平 13.6mm 时血管内静水压要增加 0.133kPa（1mmHg），而在其上高 13.6mm 血管内静水压要降低 0.133kPa（1mmHg）。由此可见，在重力的作用下，低于心脏水平的下肢静脉压要高，如足背静脉压高达 12.0kPa（90mmHg）。而高于心脏水平的颈部静脉则塌陷，容积减小，静脉压降低，甚至出现负压。如颅顶的矢状窦内压低达 -1.33kPa（-10mmHg）（图 4 - 18）。因此，长期卧床或体弱久病的患者，静脉管壁的紧张性较低，可扩张性较大，腹壁和下肢肌肉的收缩力量减弱，对静脉的挤压作用减小，当由平卧位迅速转为直立时，由于重力的影响，下肢静脉充盈扩张，容量增大，大量血液积滞在下肢，使静脉回心血量减少，动脉血压下降，引起身体上部的脑和视网膜

●正常人从卧位（或蹲位）转变为直立时，心血管活动可发生下述短暂变化：
①下肢静脉被动扩张
②回心血量减少
③心输出量减少
④血压下降

供血不足，出现头晕、眼前发黑，甚至昏厥等症状。

4. 呼吸运动 吸气时胸腔容积增大，胸膜腔负压增加有利于胸腔内大静脉和右心房更加扩张，压力进一步降低，外周静脉压与中心静脉压之间的压力梯度增大，有利于静脉回流。反之，呼气时，静脉回流则减少（详见呼吸章节）。

●吸气时静脉回流增加，呼气时静脉回流减少。

5. 骨骼肌和静脉瓣 骨骼肌收缩时，肌肉间和肌肉内的深静脉受到挤压，加速深静脉的血液回流心脏。骨骼肌松弛时，深部静脉压下降，又促使血液从浅静脉流入深静脉，当骨骼肌再次收缩时，又促使较多的血液流向心脏。肌肉的交替舒缩活动对于站立时降低下肢静脉压和减少血液在下肢静脉滞留起着重要的作用。但肌肉这种作用的实现需要有健全的静脉瓣的存在，使静脉内的血液只能向心脏方向流动而不能倒流。因此，骨骼肌节律性舒缩和静脉瓣的配合，对静脉回流起着一种"泵"的作用，分别称为肌肉泵和静脉泵。

●行走时，由于"肌肉泵"的作用，足背静脉压比直立时低。

五、微循环

微循环（microcirculation）是指微动脉和微静脉之间的血液循环。微循环的基本功能是进行血液和组织液之间的物质交换。正常情况下，微循环的血流量与组织器官的代谢水平相适应，保证各组织器官的血液灌流量并调节回

●微循环是微动脉和微静脉之间的血液循环。

心血量。微循环障碍会直接影响各器官的生理功能。

（一）微循环的组成和血流通路 微循环的组成随器官而异。典型的微循环一般由微动脉、后微动脉、毛细血管前括约肌，真毛细血管、通血毛细血管、动－静脉吻合支（短路血管）和微静脉等七个部分组成，微循环的血液可通过三条途径由微动脉流向微静脉（图4－19）。

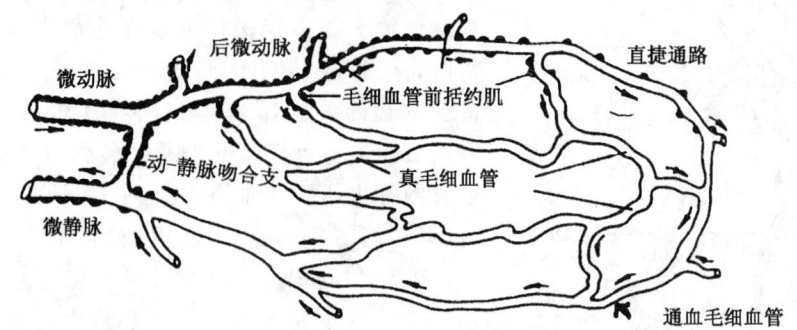

图4－19 微循环模式图

1．迂回通路 血流从微动脉经后微动脉、毛细血管前括约肌、真毛细血管网，最后汇流至微静脉。由于真毛细血管交织成网，迂回曲折，穿行于细胞之间，血流缓慢，加之真毛细血管管壁薄、通透性又好，因此，此条通路是血液与组织进行物质交换的主要场所，故又称营养通路。

2．直捷通路 血流从微动脉经后微动脉、通血毛细血管至微静脉。这条通路较直，流速较快，加之通血毛细血管管壁较厚，又承受较大的血流压力，故经常处于开放状态。因此，这条通路的作用不在于物质交换，而是使一部分血液通过微循环快速返回心脏，这是安静状态下大部分血液流经的通路。

3．动－静脉短路 血流经微动脉通过动－静脉吻合支（短路血管）直接回到微静脉。动－静脉吻合支的管壁厚，有完整的平滑肌层。多分布在皮肤和皮下组织，特别是手指、足趾、耳廓等处。其口径的变化常与体温调节有关系。一般情况下，吻合支因平滑肌收缩而呈关闭状态。当环境温度升高时，吻合支开放，上述组织的血流量增加，有利于散发热量；环境温度降低，吻合支关闭，有利于保存体内的热量。吻合支的开放，会相对地减少组织对血液中氧的摄取。在某些病理状态下，例如感染性和中毒性休克，这条短路大量开放，虽然可使流经微循环的血液一部分迅速回心，但血液不经过真毛细血管网，将导致组织缺血、缺氧更加严重。

（二）影响微循环血流量的因素 微动脉、后微动脉、毛细血管前括约肌和微静脉的管壁含有平滑肌，其舒缩活动直接影响到微循环的血流量。

1．微动脉 前已述及，微动脉是毛细血管前阻力血管，在微循环中起"总闸门"的作用，其口径变化决定了微循环的血流量。微动脉平滑肌主要受交感缩血管神经纤维和体内缩血管活性物质（如儿茶酚胺、血管紧张素、血管升压素等）的影响。当交感神经兴奋以及缩血管活性物质在血中浓度增加时，微动脉收缩，毛细血管前阻力增大，一方面可以提高动脉血压，另一方面却减少微循环的血流量。

2. 后微动脉和毛细血管前括约肌　后微动脉是微动脉的分支，管壁只有单层平滑肌细胞。毛细血管前括约肌位于真毛细血管的入口处，管壁环绕着平滑肌，在微循环中起着"分闸门"的作用，它的开闭直接影响真毛细血管的血流量。而该处的血流量对物质交换最为重要。后微动脉和毛细血管前括约肌的舒缩活动主要取决于局部组织的代谢水平。当局部组织代谢活动增强或血液供给不足时，PO_2 降低和局部代谢产物堆积（CO_2、H^+、腺苷等）均可使后微动脉和毛细血管前括约肌舒张，真毛细血管开放，血流量增加，代谢产物被运走，O_2 的供应改善，PO_2 恢复。随后后微动脉和毛细血管前括约肌收缩，真毛细血管血流量减少，又造成 PO_2 降低和局部代谢产物的堆积，使它们又舒张，血流量又增加，如此反复，真毛细血管网轮流交替开放。在一般情况下，后微动脉和毛细血管前括约肌的这种收缩和舒张的交替大约每分钟 5～10 次。当某一器官的活动增加，代谢旺盛，该器官的血流量大增，其原因就是 PO_2 降低和局部代谢产物发挥的舒血管效应。

3. 微静脉　是毛细血管后阻力血管。在微循环中起"后闸门"的作用。微静脉收缩，毛细血管后阻力加大，一方面使毛细血管血压升高，有利于组织液的生成；另一方面使静脉回心血量减少。微静脉平滑肌也受交感缩血管神经纤维和体液中缩血管活性物质的影响。但与微动脉比较，对神经体液刺激产生的反应有其独特性。如交感缩血管神经纤维兴奋，微动脉收缩比微静脉明显；微静脉对儿茶酚胺的敏感性较微动脉低、对缺 O_2 与酸性代谢产物的耐受性比微动脉高。

安静状态下，骨骼肌组织中在同一时间内只有 20%～30% 的真毛细血管处于开放状态，即可容纳全身血量的 5%～10%。可见，微循环有很大的潜在容量。如果某些原因（如大失血、烧伤、感染、过敏、心脏疾病等引起的休克等）导致全身微循环真毛细血量大量开放，循环血量将大量的滞留在微循环内，引起静脉回心血量和心输出量减少，动脉血压急剧下降。因此，微循环血流量直接与整体的循环血量密切相关。它除了要保证局部器官组织的血流量、实现物质交换外，而且还要顾及到全身的循环血量，使局部血流量与循环血量相统一。

（三）毛细血管内外的物质交换　组织液是细胞与血液之间进行物质交换的中介。组织液与血液之间的物质交换是通过毛细血管壁进行的。物质交换的方式主要有扩散、滤过－重吸收、入胞和出胞三种方式。

毛细血管壁由单层内皮细胞组成，外面有一层基膜，总厚度 0.15～0.5μm；内皮细胞之间相互连接处存在有细微裂隙，间距约 10～20nm，为粘多糖类物质所填充，在其中有直径为 4nm 左右的小孔（图 4－20），该小孔除了蛋白质难以通过外，血浆中和组织液中的水、各种晶体物质、小分子的有机物，均可以自由通过。通过的方式是扩散和滤过－重吸收。①扩散：是液体中溶质分子的热运动，是血液与组织液之间进行物质交换的主要方式。某物质在管壁两侧的浓度差是该物质扩散的直接动力。②滤过－重吸收：当毛细血管壁两侧的静水压不等时，水分子和小分子溶质会从压力高的一侧移向压力低的一侧。另外，当毛细血管壁两侧的渗透压不等时，水分子会从渗透压低的一侧向

● 毛细血管前括约肌是微循环的分闸门，直接控制真毛细血管的血流量。

● 后微动脉和毛细血管前括约肌的舒缩活动主要取决于局部组织的代谢水平，直接因素是局部组织的 PO_2 和局部代谢产物。

● 运动时，肌肉的血流量增加的主要原因是组织中的 PO_2 降低和局部代谢产物增多。

● 微循环有很大的潜在容量。休克时，全身微循环真毛细血量大量开放，有效循环血量减少，动脉血压下降

● 毛细血管内外物质交换的方式有三种：
①扩散
②滤过－重吸收
③入胞和出胞

85

渗透压高的一侧移动。血浆胶体渗透压是限制血浆中的水分子向毛细血管外移动，而组织液的胶体渗透压是限制水分子向毛细血管内移动。由于管壁两侧静水压和胶体渗透压差异引起的液体由毛细血管内向组织液方向移动，称为滤过；液体向相反方向的移动则称为重吸收。通过滤过－重吸收方式进行的物质交换，仅占总物质交换的一小部分，但这种方式在组织液生成中却具有重要作用。

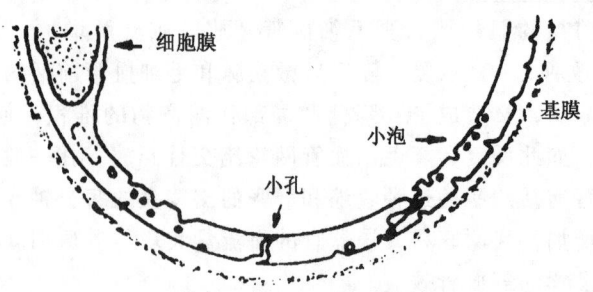

图 4 - 20　毛细血管壁超微结构示意图

第三种方式是毛细血管内皮细胞的入胞和出胞作用。电镜下，细胞质中有许多 50～70nm 的小泡，在内皮细胞膜上有许多凹陷，有的凹陷与小泡连通，细胞质中的小泡被称为吞饮囊泡。一般认为，大分子物质（如血浆蛋白等）的物质转运是通过内皮细胞的入胞和出胞作用实现的。

六、组织液生成与淋巴循环

组织液的生成主要是通过毛细血管的滤过－重吸收完成的。血浆和组织液的动态平衡中，淋巴系统也起着很重要的作用。

●有效滤过压的大小取决于四个因素：
①毛细血管血压
②组织液胶体渗透压
③血浆胶体渗透压
④组织液静水压

（一）组织液生成的机制　根据经典的滤过－重吸收学说，在毛细血管内存在着毛细血管血压及血浆胶体渗透压；而在组织间隙中有组织液静水压及组织液胶体渗透压。毛细血管内外这四种因素构成了两对力量，一对是毛细血管血压和组织液的胶体渗透压，它们是推动液体出血管的滤过力量；一对是血浆胶体渗透压和组织液的静水压，它们是推动液体入血管的重吸收力量。这两对力量之差称为**有效滤过压**（effective filtration pressure）。若有效滤过压为正值，则造成液体的净滤过；若有效滤过压为负值，则组织液回流入血（图 4 - 21）。有效滤过压的公式如下：

有效滤过压 =（毛细血管血压 + 组织液胶体渗透压）-（血浆胶体渗透压 + 组织液静水压）

人体的血浆胶体渗透压约为 3.33kPa（25mmHg）；动脉端毛细血管血压约为 4.00kPa（30mmHg）；静脉端毛细血管血压约为 1.60kPa（12mmHg）；组织液胶体渗透压约为 2.00kPa（15mmHg）；组织液静水压约为 1.33kPa（10mmHg），故：

毛细血管动脉端有效滤过压 =（4.00 + 2.00）kPa -（3.33 + 1.33）kPa = 1.34kPa（10mmHg）

毛细血管静脉端有效滤过压 =（1.60 + 2.00）kPa -（3.33 + 1.33）kPa = - 1.06kPa（- 8mmHg）

由此看来，在毛细血管动脉端为净滤过，静脉端为净回收。血液在毛细血管中流过，血压是逐渐下降的，有效滤过压也逐渐降低至零，再往下行，血压更低，有效滤过压转为负值，重吸收增加。其结果，毛细血管动脉端滤过的液体，约90%可在毛细血管静脉端重吸收入血。约10%的组织液则进入毛细淋巴管，生成淋巴液，淋巴液经淋巴系统又回到循环系统中去。最终，组织液生成与回流才达到了动态平衡。

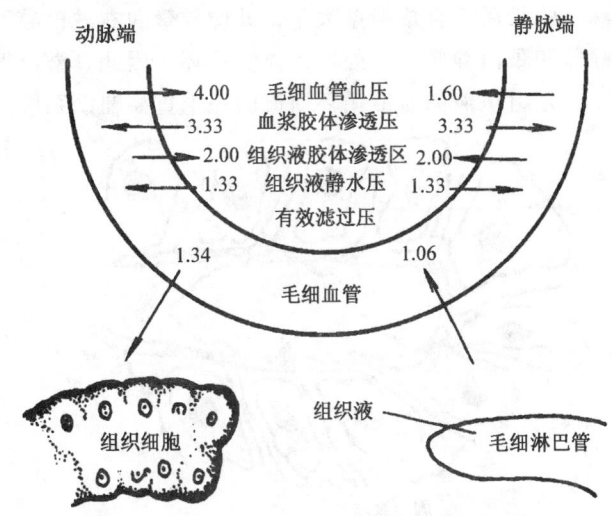

图 4-21　组织液生成与回流示意图（kPa）

（二）影响组织液生成的因素　正常情况下，组织液的生成和回流维持着动态平衡，一旦因某种原因使动态平衡失调，将产生组织液减少（脱水）或组织液过多（水肿）的不良后果。根据组织液生成的机制，有效滤过压中的各种因素若发生改变都可以影响组织液的生成。

1．毛细血管血压　毛细血管前阻力血管扩张时，毛细血管血压升高，有效滤过压增大，组织液生成增加。在运动着的肌肉或发生炎症的部位，都可以出现这种现象。毛细血管后阻力血管收缩或静脉压升高时，也可使组织液生成增加。如右心衰，因中心静脉压升高，静脉回流受阻，毛细血管后阻力加大，毛细血管血压升高，组织液生成增加，引起组织水肿。

2．血浆胶体渗透压　当血浆蛋白减少，如长期饥饿、肝病而使血浆蛋白减少或肾病引起蛋白尿（血浆蛋白丢失过多）时，都引起血浆胶体渗透压降低，有效滤过压增大，组织液生成过多，形成组织水肿。

3．淋巴液回流　由于一部分组织液是经淋巴管回流入血，故当淋巴液回流受阻（如肿瘤压迫）时，则受阻部位远端组织发生水肿。

4．毛细血管壁的通透性　过敏反应时，由于局部组织胺的大量释放，使毛细血管壁通透性异常增加，部分血浆蛋白漏出血管，使得血浆胶体渗透压降低，组织液胶体渗透压升高，结果使有效滤过压增大，组织液生成增加，回流减少，引起水肿。

（三）淋巴循环及其生理意义　组织液进入淋巴管，即成为淋巴液。淋巴液 每天生成约2～4L,淋巴液的成分大致与组织液相近。组织液经毛细淋巴管

●组织水肿的原因：毛细血管血压↑；血浆胶体渗透压↓；淋巴回流↓和毛细血管通透性↑。

87

进入淋巴系统而形成淋巴循环。

1. 淋巴循环　毛细淋巴管是一端封闭的盲端管道，管壁由单层扁平内皮细胞构成，内皮细胞之间不是相互直接连接，而是鱼鳞状相互覆盖，形成开口于管内的单向活瓣，组织液只能流入，而不能倒流（图 4 – 22）。组织液中的蛋白质及其代谢产物、漏出的红细胞、侵入的细菌以及经消化吸收的小脂滴都很容易经细胞间隙进入毛细淋巴管。淋巴液在毛细淋巴管形成后流入集合淋巴管，全身集合淋巴管最后汇合成两条大干，即胸导管和右淋巴导管，它们分别在两侧锁骨下静脉和颈内静脉汇合处进入血液循环。因此，淋巴循环视为血液循环的一个侧支，是组织液向血液循环回流的一个重要辅助系统。

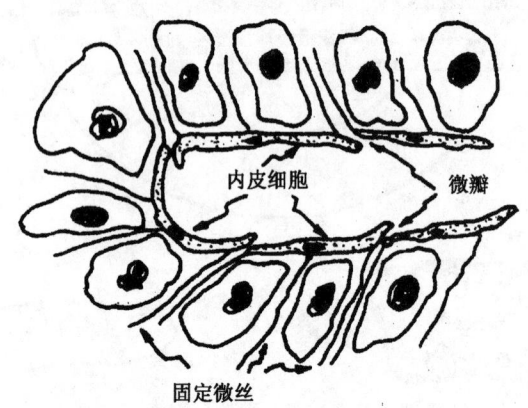

图 4 – 22　毛细淋巴管盲端结构示意图

● 淋巴循环的生理意义：
① 回收蛋白质
② 运输脂肪
③ 调节组织液和血浆之间的液体平衡
④ 防御

2. 淋巴循环的生理意义

（1）回收蛋白质：每天组织液中约有 75～200g 蛋白质由淋巴液回收到血液中，保持组织液胶体渗透压在较低水平，有利于毛细血管对组织液的重吸收。

（2）运输脂肪：由小肠吸收的脂肪，80%～90% 是由小肠绒毛的毛细淋巴管吸收。

（3）调节血浆和组织液之间的液体平衡：据测定，每天在毛细血管动脉端滤过的液体总量约24L，由毛细血管静脉端重吸收的液体总量约21L，多余的约3L经淋巴循环回收到血液。即一天中回流的淋巴液量大约相当于全身的血浆总量。

（4）清除组织中的红细胞、细菌及其他微粒：这一机体的防卫和屏障作用主要与淋巴结内巨噬细胞的吞噬活动和淋巴细胞产生的免疫反应有关。

第三节　心血管活动的调节

机体在不同生理情况下，各器官、组织的新陈代谢水平不同，对血流量的需要也就不同。机体通过神经系统和体液因素调节心脏和各部分血管的活动，协调各器官之间的血流量的分配，来满足各器官、组织在不同情况下对血流量的需要。

一、神经调节

神经调节对心血管的作用主要是通过改变心肌收缩能力、心率以及血管的口径（阻力血管、容量血管），使心输出量和各器官组织的血流分配适应当时新陈代谢活动的需要，同时保持动脉血压的相对稳定。神经调节主要是通过植物性神经系统的活动完成的。

（一）心脏的神经支配　心脏受双重的植物性传出神经支配，它们是心交感神经和心迷走神经，前者使心脏活动增强，后者使心脏活动抑制。

1. 心交感神经　心交感神经节前神经元起源于脊髓胸段（$T_1 \sim T_5$）的中间外侧柱。其节前纤维在星状神经节或颈交感神经节换元，节后神经纤维组成了心上、心中和心下神经，支配心脏的各个部分，包括窦房结、心房肌、房室交界、房室束及其分支和心室肌。两侧心交感神经对心脏的支配有所差别，支配窦房结的交感纤维主要来自右侧心交感神经，其效应主要是使心率加快；支配房室交界、心房肌和心室肌的交感纤维主要来自于左侧的心交感神经，其效应主要是使房室传导加速和心肌收缩能力加强。

心交感神经节后纤维释放的神经递质是去甲肾上腺素，作用于心肌细胞膜上的 β_1 肾上腺素能受体。去甲肾上腺素与 β_1 受体结合可引起心率加快、房室传导速度加快以及心肌收缩力增强，这些效应分别称为**正性变时作用**、**正性变传导作用**和**正性变力作用**。心交感神经对心脏的正性作用主要是通过提高心肌细胞膜对 Ca^{2+} 通透性和 If 电流实现的。表现在窦房结 P 细胞 4 期自动除极速度加快，从而自律性提高，心率加快；表现在房室交界区的慢反应细胞动作电位 0 期除极速度和幅度增大，使房室传导速度加快，这种正性变传导作用还有利于心室各部分肌纤维的收缩更趋于同步化，使心肌收缩力加强；表现在心房肌和心室肌动作电位平台期 Ca^{2+} 内流增加以及肌质网终末池释放 Ca^{2+} 增加，使心肌收缩能力增强。此外，去甲肾上腺素还能促使肌钙蛋白对 Ca^{2+} 的释放和加速肌质网对 Ca^{2+} 的摄取，故能加速心肌舒张。去甲肾上腺素还可促进细胞内糖原的分解，以便为心肌活动提供所需的能量。儿茶酚胺类激素也可以作用于心肌细胞膜上的 β_1 受体，故其结果同心交感神经的作用相似。心交感神经和儿茶酚胺类激素对心脏的正性作用可被 β 肾上腺素能受体拮抗剂心得安所阻断。

2. 心迷走神经　心迷走神经的节前神经元起源于延髓的迷走神经背核和疑核，在心壁内的神经节换元，其节后纤维支配窦房结、心房肌、房室交界、房室束以及分支。心室肌仅有少量的心迷走神经纤维支配。两侧心迷走神经对心脏的作用也有不同，如右侧心迷走神经对窦房结的抑制作用占优势，而左侧心迷走神经对房室交界的抑制作用较明显。

心迷走神经的节后纤维末梢释放的神经递质是乙酰胆碱，作用于心肌细胞膜上的 M 胆碱能受体。乙酰胆碱与 M 受体结合，可引起心率减慢、房室传导速度减慢、心房肌收缩能力减弱。这些效应分别称为负性变时作用、负性变传导作用和负性变力作用。乙酰胆碱对心脏的负性作用主要是通过提高心肌细胞膜对 K^+ 通透性、减少 Ca^{2+} 内流以及抑制 I_f 电流实现的。表现在窦房结 P 细胞

●心交感神经末梢释放的递质是去甲肾上腺素和心肌细胞膜上的 β_1 肾上腺素能受体结合，产生三正作用

$$\left\{ \begin{array}{l} 正性变时作用 \\ 正性变传导作用 \\ 正性变力作用 \end{array} \right.$$

●心交感神经对心脏的兴奋作用可被 β 肾上腺素能受体拮抗剂心得安所阻断。

●心迷走神经末梢释放乙酰胆碱，和心肌细胞膜上的 M 胆碱能受体结合，产生三负作用

负性变时作用
负性变传导作用
负性变力作用

●心迷走神经对心脏的抑制作用可被M胆碱能受体拮抗剂阿托品所阻断。

动作电位 4 期的 If 电流减弱，自动除极速度减慢以及 3 期复极 K^+ 外流增加，最大舒张电位水平下移，自动除极到达阈电位所需的时间延长，故自律性降低，心率减慢；表现在房室交界慢反应细胞动作电位 0 期 Ca^{2+} 内流减少，0 期除极速度和幅度减小，故房室传导速度减慢；表现在心房肌细胞内肌质网释放 Ca^{2+} 减少，心房肌收缩能力减弱。心迷走神经对心脏的负性作用可被 M 胆碱能受体拮抗剂阿托品所阻断。

心脏中还存在多种肽类神经纤维，它们释放的递质有神经肽 Y、血管活性肠肽、降钙素基因相关肽、阿片肽等。目前了解，这些肽类递质可能对心肌和冠状血管活动有调节作用。如血管活性肠肽对心肌有正性变力作用和舒张冠状血管作用，降钙素基因相关肽有加快心率的作用。

(二)血管的神经支配　除毛细血管外，人体几乎所有的血管都接受植物性神经的支配。支配血管的神经纤维从机能上分为缩血管神经纤维和舒血管神经纤维两大类。

●支配血管的神经纤维有两大类：缩血管神经纤维和舒血管神经纤维，前者起主要作用。
●体内大部分血管仅受交感缩血管神经纤维的单一支配。
●去甲肾上腺素与 α 受体结合引起血管收缩，与 β 受体结合引起血管舒张。去甲肾上腺素与 α 受体的结合能力强于与 β 受体的结合。

1. 缩血管神经纤维　这类神经纤维都属于交感神经纤维，它可使血管平滑肌收缩，故又称交感缩血管神经纤维。与心脏的双重神经支配不同，绝大多数血管只接受交感缩血管神经纤维的单一支配。

交感缩血管神经纤维起自脊髓胸、腰段（$T_1 \sim L_{2 \sim 3}$）的中间外侧柱。一部分节前纤维是在椎旁神经节内换元并发出节后纤维，支配躯干和四肢的血管平滑肌；另一部分节前纤维在椎前神经节换元后发出的节后纤维，支配内脏器官的血管平滑肌。节后纤维末梢释放的神经递质是去甲肾上腺素。血管平滑肌细胞有 α 和 β 两类肾上腺素能受体。去甲肾上腺素与 α 受体结合，导致血管平滑肌收缩；与 β 受体结合，则表现舒张。去甲肾上腺素与 α 受体结合的能力较 β 受体结合的能力强，故该神经纤维兴奋时，引起的是缩血管效应。静息状态下，交感缩血管神经纤维经常发放 1 ~ 3 次/秒的低频冲动，称为交感缩血管紧张，维持着大多数血管的紧张性。一旦这种传出冲动频率降低或消失，血管就呈舒张状态。

●急性失血时，交感缩血管神经纤维兴奋（交感缩血管紧张增强），效应是：
①外周阻力提高，动脉血压升高。
②全身血量分配，皮肤、内脏等器官血流量减少，心脑供血增加。
●舒血管神经纤维在分布范围和数量上都很少，包括：交感舒血管神经纤维、副交感舒血管

交感缩血管神经纤维的分布密度在不同类型的血管和不同部位的血管是有差异的。在各类血管中，小动脉和微动脉的分布密度最高，静脉较相应的动脉为少；在不同部位，皮肤、骨骼肌和内脏的血管有丰富的交感缩血管神经纤维分布，特别是皮肤血管。而冠状血管和脑血管几乎没有此类神经纤维的分布。这种分布特点具有重要的生理和病理生理意义。如在急性失血时，交感缩血管神经纤维高度兴奋，使皮肤、内脏的血管强烈收缩，动脉血压升高，脑血管和冠状血管收缩反应极小或无，因此，可使有限的循环血量优先供应脑和心脏等重要器官。

2. 舒血管神经纤维　与缩血管神经纤维相比，舒血管神经在分布范围和数量上都是较少的。但舒血管神经纤维的种类较为复杂，目前已知有交感舒血管神经纤维、副交感舒血管神经纤维、脊髓背根舒血管神经纤维、血管活性肠肽神经元等。

(1)交感舒血管神经纤维　属交感神经纤维，末梢释放的递质是乙酰胆

碱，作用于血管平滑肌细胞膜上的 M 受体，产生舒血管效应。在猫、狗动物体内，这类纤维主要分布在骨骼肌的微动脉（人体也可能有），安静状态下，无紧张性活动，只有在机体处于激动、恐慌和剧烈运动时才有冲动发放，使肌肉血流量大大增加。这类神经纤维可能参与机体的防御反应。

（2）副交感舒血管神经纤维　属副交感神经纤维，末梢释放的递质是乙酰胆碱，作用于血管平滑肌细胞膜上的 M 受体，产生舒血管效应。这类神经纤维主要分布在脑、舌、唾液腺、胃肠道的外分泌腺和外生殖器的血管。其作用主要是调节器官组织局部的血流量，对循环系统的总外周阻力影响很小。

（3）脊髓背根舒血管纤维　当皮肤受到伤害性刺激时，感觉冲动一方面沿传入纤维向中枢传导，另一方面可在末梢分叉处沿其他分支到达受刺激部位邻近的微动脉，使微动脉舒张，局部皮肤出现红晕。这种仅通过轴突外周部位完成的反射，称为**轴突反射**（axon reflex）。这种神经纤维释放的递质尚不清楚。

（4）血管活性肠肽神经元　某些植物性神经元内共存有血管活性肠肽和乙酰胆碱。如支配汗腺的交感神经元和支配颌下腺的副交感神经元等。这些神经元兴奋时，其末梢既释放乙酰胆碱引起腺细胞分泌；同时又释放血管活性肠肽引起血管舒张，局部血流量增加。

（三）心血管中枢　是指位于中枢神经系统之内、与心血管反射有关的神经元集中的部位。心血管中枢广泛分布在中枢神经系统的各级水平，在不同的生理情况下，调节心血管活动的各部分的神经元之间以及与调节机体其他功能的各级神经元之间可以发生不同型式的整合，从而使心血管活动与机体其他功能活动相互协调。管理心血管活动的最基本中枢位于延髓。

1. 延髓心血管中枢　在动物实验中，如在延髓上缘横断脑干后，动脉血压并无明显变化，刺激坐骨神经引起的升压反射还存在，但如果将横断水平逐步移向脑干尾端，则动脉血压逐渐降低，刺激坐骨神经引起的升压反射效应也逐渐减弱。当横断水平下移至延髓的闩部时，动脉血压很快下降到大约 5.3kPa（40mmHg）。由此可见，正常心血管的紧张性活动不是起源于脊髓，而是起源于延髓。只要保留延髓及其以下中枢部分的完整性，就可以维持安静时心血管正常的紧张性活动，完成一定的心血管反射活动。

支配心脏的心交感神经纤维和心迷走神经纤维，以及支配血管的交感缩血管神经纤维，平时都具有一定的紧张性，即机体处于安静状态时，这些神经纤维仍保持着持续的低频放电，分别称为**心交感紧张、心迷走紧张和交感缩血管紧张**。心交感和交感缩血管紧张表现为交感神经纤维持续放电活动约 1～3 次/秒，心迷走紧张表现为心迷走神经纤维在每个心动周期中大约有 1 次的放电活动。心交感、心迷走及交感缩血管神经纤维的紧张性均起源于延髓的心血管中枢。延髓心血管中枢的神经元包括心迷走神经元、控制心交感神经和交感缩血管神经活动的神经元。这些神经元平时都具有紧张性活动，它们主要分布在延髓的四个位置：①延髓头端的腹外侧部（缩血管区）：该部位的神经元兴奋将引起心交感紧张和交感缩血管紧张。故这部分神经元通常称为心交感中枢和交感缩血管中枢。②延髓尾端的腹外侧部（舒血管区）：该部位的神经元兴奋可

神经纤维、脊髓背根舒血管神经纤维和血管活性肠肽神经元。

●管理心血管活动的最基本中枢位于延髓。

●安静时，延髓心血管中枢的神经元紧张性活动表现为心迷走、心交感和交感缩血管神经纤维持续的低频放电，分别称为心迷走紧张、心交感紧张和交感缩血管紧张。

91

抑制缩血管区神经元的活动，使交感缩血管紧张降低。③延髓孤束核（传入神经接替站）：该部位的神经元接受由颈动脉窦、主动脉弓和心脏感受器经舌咽神经、迷走神经传入的信息，然后发出纤维与延髓和延髓以上的心血管中枢发生联系，从而影响心血管活动。④延髓的迷走神经背核和疑核（心抑制区）：该部位存在有心迷走神经元，即心迷走中枢，其兴奋活动引起心迷走紧张。

●机体在安静时，心迷走紧张占优势，心率较慢；运动、情绪激动、疼痛、大出血等情况下，交感紧张占优势，心率加快，血压升高。

心交感中枢与心迷走中枢两者之间有交互抑制的现象。心交感中枢紧张性活动增强时，心迷走中枢紧张性活动减弱。反之亦然。窦房结本身的自动节律性约 100 次/分，但是，正常窦房结在体内经常处于心迷走神经和心交感神经互相对立的调节之下。在安静状态下，心迷走中枢紧张性占优势，故心率较慢，平均约为 75 次/分。在运动、精神紧张、疼痛、大出血等情况下，心交感中枢的紧张性占优势，故心率加快，心肌收缩能力加强，心输出量增加。心交感中枢紧张性和心迷走中枢紧张性的相互制约，共同调节心脏的功能活动以适应机体不同状态下的生理活动。

●动脉血中 CO_2 是维持交感缩血管中枢紧张性活动的重要因素。

通常交感缩血管中枢通过交感缩血管神经纤维发放的一定频率冲动，使肌肉、皮肤和内脏血管壁的平滑肌保持一定程度的紧张性，以维持血液循环的外周阻力，在维持动脉血压中起重要作用。动脉血中 CO_2 的含量是维持交感缩血管中枢紧张性的重要因素。动脉血中 CO_2 含量愈高，交感缩血管中枢紧张性愈高，交感缩血管神经的传出冲动频率增多，阻力血管和容量血管收缩，外周阻力和回心血量增加，动脉血压升高。反之，动脉血中 CO_2 含量降低，动脉血压下降。颅内压升高的患者脑血流量减小，脑内 CO_2 增加，交感缩血管中枢紧张性增高，故患者常伴有高血压症状。

在各种心血管反射中，来自外周的传入冲动不仅到达延髓的心血管中枢，而且还与延髓以上各个水平的心血管中枢发生联系，引起各种不同整合型式的心血管效应。因此，在正常情况下，延髓心血管中枢并不是独立地完成各种心血管反射，而是在延髓以上各级心血管中枢的共同作用下完成的。

●心血管中枢包括上起大脑、下至脊髓的完整体系，通过上下联系、相互作用、统一协调来完成心血管活动调节的整合功能。

2. 延髓以上的心血管中枢　在延髓以上的脑干部分、下丘脑、小脑和大脑皮质中，都存在与心血管活动有关的神经元。这些神经元除了具有反射中枢的功能外，还有整合作用。即把来自不同方面的信号刺激和生理反应统一起来，形成一个完整协调的生理过程。处于高位的中枢对机体功能的整合作用更为复杂和重要。它们之间构成了心血管活动调节的完整体系，通过相互联系，相互作用，统一协调完成对心血管活动整合调节。

下丘脑是一个十分重要的整合部位。在体温调节、摄食、水平衡、睡眠与觉醒、性功能以及发怒、恐惧等情绪反应的整合中，都起着重要作用。在这些反应中均伴有相应的心血管活动的变化。例如电刺激动物下丘脑的"防御反应"区，可引起动物的防御反应，如骨骼肌紧张性加强，同时也出现心率加快、心肌收缩力加强，皮肤和内脏血管收缩，骨骼肌血管舒张，以及血压稍有升高。这些心血管活动变化与当时机体所处的防御状态相协调，使骨骼肌有充足的血液供应，以适应防御、搏斗或逃跑等行为的需要。

小脑对心血管活动的控制也有重要的作用。如电刺激小脑顶核，可出现血压升高和心率加快，这种作用可能与姿势和体位改变时发生的心血管活动变化有关。电刺激小脑蚓部皮层时，肾血管明显收缩，皮肤和肌肉血管紧张性则降低，可见，小脑在心输出量的外周调配方面也起一定的作用。

大脑的一些部位，特别是边缘系统的结构，如颞极、额叶的眶回、扣带回的前部、杏仁核、隔、海马等，能影响下丘脑和脑干其他部位的心血管神经元，并和机体各种行为的改变相协调。大脑新皮层的运动区兴奋时，除了引起骨骼肌收缩外，还能引起骨骼肌血管舒张。皮层运动区的这种作用可能和随意运动时骨骼肌血管舒张有关。实际生活中，人类大脑皮层高级神经活动对心血管机能有着明显的影响，如害羞时面部血管扩张，情绪激动、思维活动加强时出现心率加快等心血管活动的反应。

（四）心血管反射　神经系统对心血管活动的调节是通过各种心血管反射实现的。机体内外环境的变化，可以被各种相应的内、外感受器所感受，通过反射引起各种心血管效应。各种心血管反射的生理意义均在于维持机体内环境的稳态以及使机体适应于内、外环境的各种变化。

1. 颈动脉窦及主动脉弓压力感受性反射　颈动脉窦位于颈总动脉分叉处的颈内动脉起始的膨大部。颈动脉窦和主动脉弓血管壁的外膜中有丰富的感觉神经末梢，呈树枝状分布或形成特异的环层结构，它们能感受动脉血压对管壁的牵张刺激，并发放冲动，故按其所在部位分别称为颈动脉窦压力感受器和主动脉弓压力感受器（图 4 - 23）。动物实验表明，颈动脉窦压力感受器有以下主要特点：①窦内压在 8.00 ~ 24.0kPa（60 ~ 180mmHg）范围内，压力感受器传入冲动的频率与窦内压呈正比（图 4 - 24）。表明动脉血压愈高。动脉管壁被扩张的程度愈大，压力感受器传入冲动的频率也愈高。当颈动脉窦内压力低于 8.00kPa（60mmHg）时，压力感受器没有传入冲动；当窦内压力超过 24.0kPa（180mmHg）时，压力感受器的兴奋已接近饱和，传入冲动不再增加。②颈动脉窦压力感受器对急剧波动性压力变化比对非波动性压力变化更加敏感。在平均动脉压相同的情况下，急剧波动性压力变化引起的压力感受器发放

●压力感受器位于颈动脉窦和主动脉弓血管壁的外膜中，适宜刺激是动脉血压对血管壁的牵张刺激。

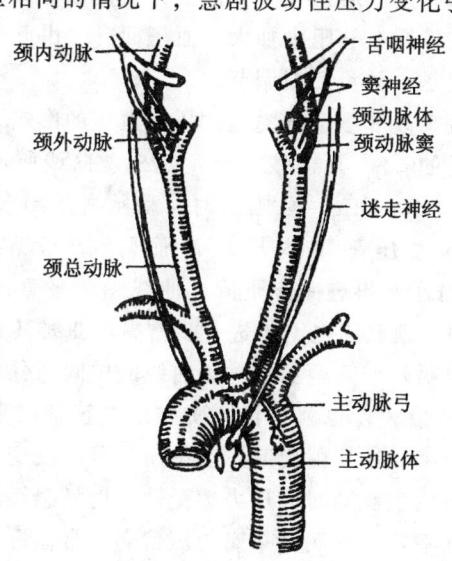

颈内动脉　　　舌咽神经
　　　　　　　窦神经
　　　　　　　颈动脉体
颈外动脉　　　颈动脉窦

　　　　　　　迷走神经

颈总动脉

　　　　　　　主动脉弓
　　　　　　　主动脉体

图 4 - 23　颈动脉窦区与主动脉弓区的压力感受器和化学感受器

93

的冲动频率比非波动性的压力变化高。这一反应特征，和正常机体波动性动脉压变化的特点相适应。③正常情况下，颈动脉窦压力感受器的活动比主动脉弓压力感受器的活动要强。

颈动脉窦压力感受器的传入神经纤维组成窦神经。窦神经加入舌咽神经，进入延髓。主动脉弓压力感受器的传入神经纤维混合在迷走神经内进入延髓。

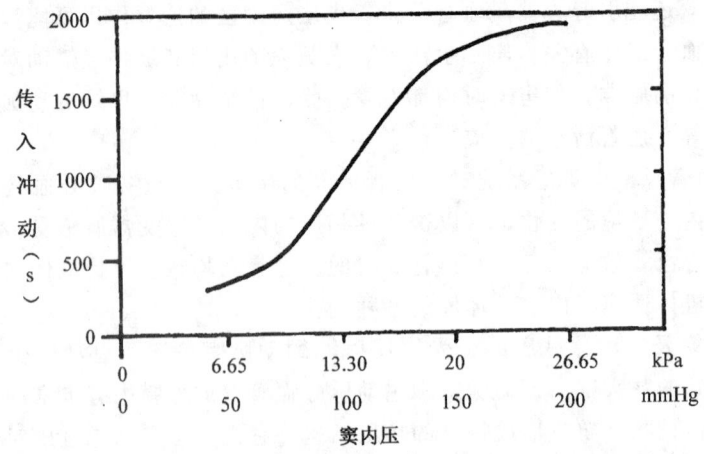

图4-24　窦神经传入冲动数与窦内压之间的关系曲线

●压力感受性反射对血压的调节是一种负反馈机制。

当动脉血压升高时，颈动脉窦和主动脉弓压力感受器的传入冲动频率增加，经舌咽神经和迷走神经传入纤维将冲动传入到延髓的孤束核，通过与延髓和延髓以上的各级心血管中枢的复杂联系和整合作用，结果使心迷走紧张增强，心交感紧张和交感缩血管紧张减弱，表现为心率减慢，心肌收缩能力减弱，心输出量减少，外周血管阻力下降，故动脉血压下降。反之，当动脉血压降低时，颈动脉窦和主动脉弓压力感受器的传入冲动减少，结果表明为心迷走紧张减弱，心交感紧张和交感缩血管紧张加强，于是心率加快，心肌收缩能力提高，心输出量增加，外周血管阻力加大，血压回升。由此说明，压力感受性反射对血压的调节机制是一种负反馈调节。

●窦内压在100mmHg左右范围内变动时，压力感受性反射的敏感性最高。

利用动物实验，观察改变颈动脉窦灌注压对血压的影响，得出一条颈动脉窦内压与动脉血压关系的"S"形曲线（图4-25）。曲线所示，当窦内压变动在10.6～21.3kPa（80～160mmHg）范围内时，动脉血压与窦内压之间的关系接近于线性，即动脉血压随窦内压增高而降低；窦内压高于24.0kPa（180mmHg）后，动脉血压不再进一步下降，曲线趋于平直；如窦内压降到接近于6.7kPa（50mmHg），则血压也不再进一步增高，曲线又趋平坦。整个曲线呈反S形。由曲线可说明两个问题：①这条曲线的中间部分较陡，曲线的斜率在窦内压100mmHg附近最大，也就是说，窦内压在正常的平均动脉压附近稍有变动就可以通过压力感受性反射引起主动脉压显著的改变，表明动脉血压在正常血压水平的范围内发生变动时，压力感受性反射敏感性最大。②这条曲线的两端部分都与横坐标平行。表明如果窦内压偏离正常血压水平较远，不论压力过高或过低，通过压力感受性反射引起的主动脉压的变化明显减小，即动脉血压偏离正常水平愈远，压力感受性反射敏感性愈小。在动物实验中，切除动物的两侧压力感受器的传入神经,则动脉血压的稳定将不能维持,特别是在体位改变、排便等情况下,血压波动幅度很大,故在生理学中将动脉压力感受器的传入神经称为**缓冲神经**(buffer nerves)。压力感受性反射的生理意义在于:当心输出量、外周血管阻力、血量等发生突然变化时,压力感受性反射对动脉血压进行快速地调节,缓冲动脉血压的急剧变动,使动脉血压保持相对稳定。特别是压力感受器恰好位于脑和心脏的供血管道的起始部,当窦内压降低(如失血、由卧位急速转为直立位等情况),压力感受器受到的刺激减弱,传入神经的冲动频率减少,其结果使血压升高,这对于保证脑和心脏的血液供应非常重要。

●压力感受性反射的生理意义:对动脉血压进行快速地调节,缓冲动脉血压的急剧变动,使动脉血压保持相对稳定。

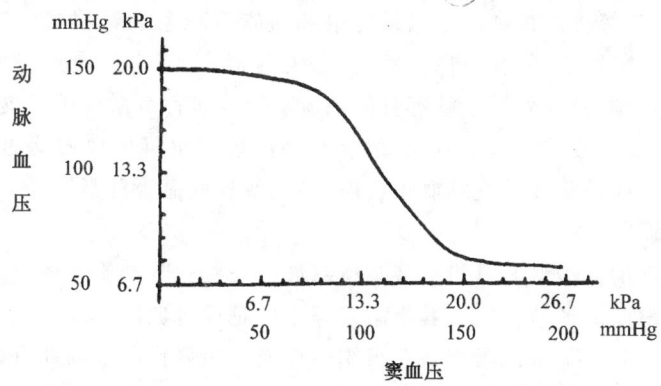

图4-25　实验测得的颈动脉窦内压与动脉血压的关系

　　2. 颈动脉体和主动脉体化学感受性反射　颈动脉体位于颈总动脉分叉处管壁的外面,颈动脉窦旁边,故又称为窦旁小体(parasinoidal body)。主动脉体大部分分散在主动脉弓和肺动脉之间的血管外面。它们是直径约 2~3mm 的扁平小体,主要由排列不规则的许多上皮细胞团索组成,细胞团或索之间有丰富的血窦。附近动脉的细小分支进入小体后形成窦状血管网,故颈动脉体与主动脉体的血液供应很丰富,猫的颈动脉体每分钟有 0.04ml 血液流过,是同等重量甲状腺组织血供的 4 倍。它们对动脉血氧、二氧化碳含量和血液 pH 值变化非常敏感,因此称为**化学感受器**(chemoreceptor)。血液中 PO_2 过低、PCO_2 过高、H^+ 浓度过高均能刺激化学感受器,引起冲动发放增加。颈动脉体传入纤维混合在舌咽神经中进入延髓,主动脉体的传入纤维合并于迷走神经传入延髓。

●颈动脉体和主动脉体是外周化学感受器,感受的适宜刺激是:血液中 PCO_2↑、$[H^+]$↑、和 PO_2↓

　　化学感受器的传入冲动传至延髓孤束核,继而使延髓的呼吸中枢和心血管中枢的活动发生改变。反射的主要效应是延髓的呼吸中枢兴奋,呼吸加深加快(详见第五章呼吸)。同时延髓的交感缩血管中枢紧张增强,交感神经的传出冲动频率增加和肾上腺髓质分泌的儿茶酚胺增多,使皮肤、骨骼肌和内脏等阻力血管收缩,外周阻力加大,动脉血压升高。化学感受器对心脏的影响较为复杂。在动物实验中人为地保持呼吸频率和深度不变,则化学感受器传入冲动对心脏的直接效应是使心率减慢,心输出量减少。但在自然呼吸的条件下,化学感受器受刺激引起的呼吸加深加快可间接地引起心率加快,心输出量增多。因此在完整机体内,化学感受器兴奋引起心血管效应的结果是:心率加快,心输出量增加,皮肤、骨骼肌和内脏血流量减少,而脑和心脏的血流量增加,动脉血压升高。

　　颈动脉体和主动脉体化学感受性反射的生理学意义主要是调节呼吸运动。

●在正常情况下，
化学感受性反射主
要是调节呼吸运
动，对心血管活动
不起明显的调节作
用，在低氧、窒
息、失血、动脉血
压过低和酸中毒等
情况下可引起呼吸
加强、心率加快、
血压升高。

在正常情况下对心血管活动不起明显的调节作用。只有在机体发生低氧、窒息、失血、动脉血压过低和酸中毒等情况才发挥作用。除了提高肺通气量外，还能提高心输出量和动脉血压，使血液重新分配，确保心脑等重要器官的血液供应。

3.其他感受器对心血管活动的影响　在身体的其他部位，也存在影响心血管机能的感受器，它们接受刺激后，通过传入神经冲动的增加，引起不同的心血管反应。如心房、心室和肺循环的血管壁存在许多感受器，它们能感受血量的变化，又称为**容量感受器**，当血量增加时，容量感受器受牵张刺激而兴奋，引起的反射的效应是：心率减慢、心输出量减少、阻力血管舒张、动脉血压下降。同时还出现肾血流量增多、肾排水排钠增多以及肾素和血管升压素的释放减少等一系列反应。在某些内脏器官，如肺、胃肠、膀胱、睾丸等器官，当它们受到扩张或挤压时，常可引起心率减慢和外周血管舒张的效应。当伤害性刺激作用于皮肤时，常引起心率加快，血管收缩、血压升高。但有时刺激过强也可出现相反的效应，而引起血压下降。此外寒冷使皮肤血管收缩，温热使皮肤血管舒张。

二、体液调节

心血管活动的体液调节是指血液和组织液中一些化学物质（体液因素）对心肌和血管平滑肌的调节作用。其中激素等主要是通过血液循环，广泛地作用于心血管系统。有些体液因素则是在组织中形成，主要作用于局部血管，对局部组织的血流起调节作用。

（一）肾上腺素和去甲肾上腺素（epinephrine and norepinephrine）　循环血液中的肾上腺素和去甲肾上腺素主要来自肾上腺髓质，在化学结构上，都属于儿茶酚胺化合物。肾上腺髓质受交感神经节前纤维的支配。当交感神经兴奋时，可促进肾上腺髓质分泌肾上腺素和去甲肾上腺素，这两种激素进入血液循环后对心血管作用效果与交感神经所引起的效果相似。因此，可以说它们对心血管活动的调节是神经调节的继续和补充。

肾上腺素和去甲肾上腺素对心血管的作用有许多共同点，但各有其特点和优势，原因①二者对不同的肾上腺素能受体的结合能力不同：肾上腺素能受体主要有 α 和 β 两种，β 受体又可分为 β_1 和 β_2。肾上腺素既能和 α 受体结合，又能和 β 受体结合。去甲肾上腺素主要与 α 受体结合，也能与 β_1 受体结合，但和 β_2 受体的结合能力弱。②心肌和血管平滑肌的细胞膜上肾上腺素能受体的分布密度不同：心脏主要是 β_1 受体；皮肤、肾脏、脾、肠胃等内脏血管 α 受体占优势；骨骼肌、肝脏和冠脉血管 β_2 受体数量占优势（详见神经系统对内脏活动的调节）。通常 α 受体是缩血管效应；β_1 受体是"强心"效应；β_2 受体是舒血管效应。

●肾上腺素的心血
管效应：
心率↑（β_1效应）
心输出量↑
动脉血压↑
皮肤、内脏血流量
↓（α效应）
骨骼肌、肝、冠脉血
流量↑（β_2效应）

由于肾上腺素可与 α 和 β 两类肾上腺素能受体结合，因此，肾上腺素作用于心肌细胞膜的 β_1 受体，产生与心交感神经相同的效应作用，即正性变时、正性变传导和正性变力作用，使心输出量增加，收缩压明显升高；肾上腺素作用于皮肤、肾脏、脾、肠胃等内脏血管的 α 受体，引起血管收缩，导致上述器官组织血流量减少；同时肾上腺素又可以作用于骨骼肌血管、肝和冠脉血管的 β_2 受体，使这些血管舒张。可见，肾上腺素对外周血管的调节作用是使全身各器官的血液分配发生变化，特别是骨骼肌的血流量大大增加，但对机体总外周阻力影响不大。在临床上肾上腺素主要作为强心药使用。

　　由于去甲肾上腺素也能和 α 和 β 受体结合，但对 $β_2$ 受体的作用弱。因此，去甲肾上腺素作用于体内大多数血管 α 受体，可使全身血管广泛收缩。使总外周阻力明显增高，收缩压和舒张压明显升高。用去甲肾上腺素灌流离体心脏，去甲肾上腺素对心脏的直接作用同心交感神经和肾上腺素的 $β_1$ 效应。但是在完整机体内，注射去甲肾上腺素后通常会出现心率减慢。这是因为去甲肾上腺素使血管广泛收缩，造成动脉血压升高，通过压力感受性反射使心率减慢从而掩盖了去甲肾上腺素对心肌的 $β_1$ 效应。临床上常把它作为升压药使用。

　　（二）血管紧张素　　血管紧张素（angiotensin）是一组多肽类物质。其前体为血浆中的一种 $α_2$ 球蛋白，由肝脏产生，称为血管紧张素原（A，14 肽）。当肾缺血、血钠降低或肾交感神经兴奋时，可刺激肾脏近球细胞分泌肾素，肾素是一种酸性蛋白酶，能使血浆中的血管紧张素原水解成为血管紧张素Ⅰ（AⅠ，10 肽），血管紧张素Ⅰ在肺与血浆中转换酶的作用下转变为血管紧张素Ⅱ（AⅡ，8 肽），血管紧张素Ⅱ又在氨基肽酶的作用下脱去一个氨基酸，成为血管紧张素Ⅲ（AⅢ，7 肽）。

　　对体内多数组织细胞来说，血管紧张素Ⅰ不具有活性。血管紧张素中最重要的是血管紧张素Ⅱ。血管平滑肌、肾上腺皮质球状带细胞以及脑、肾等器官的细胞上均存在有血管紧张素受体。血管紧张素与受体结合，可发挥重要的生理作用：①缩血管作用：血管紧张素Ⅱ作用于血管平滑肌，可使全身微动脉收缩，使外周阻力增加，血压升高。也使静脉收缩，提高回心血量。以相同克分子量计算，血管紧张素Ⅱ的升压效应约为去甲肾上腺素的 40 倍。血管紧张素Ⅲ的缩血管作用仅是血管紧张素Ⅱ的 1/5 左右。②提高血容量：血管紧张素Ⅱ可强烈刺激肾上腺皮质球状带细胞合成和释放醛固酮，因而从功能上形成一个重要系统，被称为肾素 - 血管紧张素 - 醛固酮系统，醛固酮能促进肾小管对 NaCl 和水的重吸收，使细胞外液量增加，血容量增加（详见第八章肾脏的排泄功能）。血管紧张素Ⅲ刺激肾上腺皮质合成和释放醛固酮的作用要比血管紧张素Ⅱ强。此外，血管紧张素Ⅱ还有刺激血管升压素（见后）和促肾上腺皮质激素释放增加；促进交感神经末梢释放递质去甲肾上腺素；作用于中枢神经系统，使交感缩血管紧张加强，以及引起或增强渴感，导致饮水行为等作用。

　　机体在失血、失水情况下，随着循环血量下降，肾血流量减少。肾素 - 血管紧张素 - 醛固酮系统的活动加强，从而提高循环血量和动脉血压。由此可见，血管紧张素在血压、血容量的调节方面起着很重要的作用。若肾素 - 血管紧张素 - 醛固酮系统的活动异常增加，可引起继发性高血压。

　　（三）血管升压素　　**血管升压素**（vasopressin，VP）是由下丘脑视上核和室旁核神经元合成的一种 9 肽激素，经神经轴突的轴浆运输到神经垂体，然后释放入血液中。由于 VP 能促进肾脏对水的重吸收，使尿量减少，故又称为**抗利尿激素**（antidiuretic hormone，ADH）。

　　血浆中 VP 的浓度波动在 0.3～30pg/ml。VP 的释放主要受细胞外液渗透压和有效循环血量的影响（详见第八章肾脏的排泄功能）。尤其是血浆晶体渗透压，只要提高 1%～2%，就可以引起 VP 的释放。VP 的主要作用：①生理浓

● 在完整机体，去甲肾上腺素的心血管效应：
心率↓（压力感受性反射的效应）
外周阻力↑（α 效应）
动脉血压↑

● 血管紧张素是一组多肽类物质，分别有 AⅠ，AⅡ，AⅢ。
其中：
AⅠ 无活性
AⅡ 有活性，作用广泛而最为重要
AⅢ 有活性，刺激肾上腺皮质球状带合成和释放醛固酮的作用比 AⅡ 较强

● 已知的体液因素中，缩血管作用或升压作用最强的是血管紧张素Ⅱ。

● 急性失血时，肾血流量减少。肾素 - 血管紧张素 - 醛固酮系统的活动加强，有利于血量和血压的恢复。

●大剂量的 VP 可使血管收缩、血压升高。

度的 VP 主要是抗利尿作用。VP 浓度的改变，可以调节肾脏的排水量，从而维持细胞外液量及渗透压的相对稳定。②明显高于生理浓度的 VP 具有升压效应。当血浆浓度 VP 过高时，可使骨骼肌和内脏的小动脉（包括冠状动脉）强烈收缩，使外周阻力增高，血压升高。在禁水、失水、失血等情况下，VP 释放大量增多，保留体液和升高血压的作用更加明显。

（四）其他体液因素　**心房钠尿肽**（atrial natriuretic peptide），又称"心钠素"、"心房肽"，是由心房肌细胞合成释放的一类具有生物活性的多肽。当血容量和血压升高时，心房肌受到牵拉，可促使心房肌细胞释放心房钠尿肽。心房钠尿肽的主要生理作用是促进肾脏排钠利尿，使血容量减少；舒张血管使外周阻力下降；抑制肾脏的近球细胞释放肾素和抑制肾上腺皮质球状带释放醛固酮等。因此，心房钠尿肽是一个调节血容量、血压和水盐平衡的一个重要体液因素。

●舒血管的活性物质主要有：心房钠尿肽、激肽（缓激肽和胰激肽）、PGE₂ 和 PGI₂、组织胺、内皮舒张因子（NO）、和局部代谢产物（CO₂、H⁺、腺苷、ATP、K⁺等）

激肽释放酶 - 激肽系统（kallikrein-kinin system，简称 K-K 系统）是机体内一个重要的体液调节系统，包括激肽释放酶和激肽两种基本成分。血浆中有二种活性激肽，即**缓激肽**（9 肽）和**胰激肽**（10 肽）。激肽是由其前身物质——激肽原（血浆蛋白质）在血浆激肽释放酶和组织激肽释放酶的分别作用下，生成缓激肽和胰激肽，胰激肽在氨基肽酶的作用下失去赖氨酸，成为缓激肽。激肽对循环系统的主要作用是使血管平滑肌舒张，使毛细血管的通透性增加，降低血压。已知激肽是体内最强烈的舒血管物质。在唾液腺和胰腺等器官组织中生成的激肽，可使这些腺体器官局部血管舒张，血流量增加。

●PGE₂ 和 PGI₂ 具有强烈的舒血管作用。

前列腺素（prostaglandin，PG）是一族含二十个碳原子的不饱和脂肪酸，其前体是花生四烯酸或其他二十碳不饱和脂肪酸。PG 根据其分子结构的差异，分为多种类型，如 A、B、C、D、E、F、G、H、I 等型。各种前列腺素对血管平滑肌的作用是不同的。例如前列腺素 E_2（PGE_2）和前列腺素 I_2（PGI_2）都具有强烈的舒血管作用，而前列腺素 $F_{2\alpha}$（$PG_{2\alpha}$）则使静脉收缩。

组织胺（histamine）是组氨酸的脱羧产物，广泛存在于各种组织中，特别是皮肤、肺和胃肠粘膜组织中的肥大细胞含量最多。当组织受到损伤、发生炎症或过敏反应时大量释放。组织胺有很强的舒张小动脉的作用，并能使毛细血管、微静脉管壁内皮细胞收缩，从而扩张细胞之间的裂隙，使血管壁通透性增加，血浆渗出而形成水肿。

近年已知，血管内皮细胞可以生成并释放多种血管活性物质，引起血管平滑肌舒张和收缩。如舒血管物质有 PGI_2 和 NO 等，缩血管物质有内皮素，它们在调节动脉血压和器官组织血流量方面有着重要的生理作用。

阿片肽为内源性阿片样物质，体内主要有脑啡肽、强啡肽和 β-内啡肽。前两者可作为心血管系统的神经递质，在心脏可能与肾上腺素能神经纤维共存。脑啡肽有提高心室肌收缩力的作用，而强啡肽则能抑制心房肌的收缩力。由垂体释放的 β-内啡肽具有降低血压的作用。目前研究，β-内啡肽是休克发生的一个重要体液因素，休克时，β-内啡肽水平明显升高。

在心血管活动的调节中，除神经和体液调节外，还存在着自身调节。实验证明，当去除支配某些器官血管的神经和体液因素，在一定范围的灌注压下，该器官组织的血流量仍保持相对稳定，这是通过局部血管的舒缩活动实现的

（如肾、脑血管）。心脏的泵血功能也存在自身调节机制（如异长调节），前文已述。虽然这种调节仅限于某些器官和血管本身，但其功能活动也是必不可少的。

第四节　器官循环

器官与器官之间的血管是并联的。体内每一器官的血流量（Q）取决于灌注该器官的动脉血压与流出这个器官的静脉血压之差（ΔP）和该器官中的血管对血流的阻力（R），即 $Q = \Delta P/R$。由于各器官的结构与机能各有特点，因此，其血液供应及调节（除属于上述讨论的调节外），还有它们自身的特殊性。本节重点讨论心、脑、肺三个重要器官的血液循环特点。

一、冠脉循环

心脏是维持生命的重要器官，其营养依靠冠脉循环供应。因此，冠脉循环在各个器官循环中占有重要地位。它在解剖学、血流动力学和调控机制等方面，与其他器官循环相比，均存在较大的差异。

（一）冠脉循环的解剖特点

1. 冠脉循环的起始端和终末端　冠脉循环起始于主动脉根部的左右冠状动脉。左冠状动脉的血液经毛细血管和静脉后，主要经冠状窦回流入右心房，而右冠状动脉的血液则主要经较细的心前静脉直接回流入右心房。另外还有一小部分冠脉血液可通过心最小静脉直接流入左、右心房和心室腔内。

2. 冠状动脉的供血分布　左右冠状动脉及其分支的走向有多种变异。在多数人中，左冠状动脉主要供应左心室前部，右冠状动脉主要供应左心室的后部和右心室。

3. 冠状动脉的分支方式　冠状动脉的主干走行于心脏的表面，其小分支常以垂直于心脏表面的方向穿入心肌，并在心内膜下层分支成网。这种分支方式使冠脉血管在心肌收缩时易受到挤压导致血流量减少，甚至中断血流。

4. 毛细血管数与心肌纤维数的比例　冠脉循环的毛细血管网极为丰富，毛细血管数与心肌纤维数的比例为1:1。在心肌横截面上，每平方毫米面积内约有2500～3000根毛细血管。因此，心肌与冠脉血液之间的物质交换能迅速进行。

5. 冠状动脉之间有侧支互相吻合　冠状动脉同一分支的近、远端或不同分支间有侧支互相吻合。在人类，这些吻合支在心内膜下较多，而在心外膜下甚少。吻合支的口径细小，血流量很少。因此，当冠状动脉突然阻塞时，侧支循环不易很快建立，常导致心肌梗死。但如果阻塞是缓慢形成的，则上述吻合支可于数周内逐渐扩大，使血流量增加，从而建立新的有效的侧支循环，这是冠脉硬化性心脏病的一种重要代偿过程。

（二）冠脉循环的血流特点

1. 冠脉循环途径短、血流快，血流从主动脉根部起始，经过全部冠脉血管到右心房仅需几秒钟。

2. 冠脉循环的血流量大　在安静状态下，人体冠状动脉血流量为200～

● 冠脉血管容易在心肌收缩时受到压迫，而导致血流量减少。

250ml/min 或 60～80ml/min·100g 心肌，占心输出量的 4%～5%。左心室单位克重心肌组织血流量大于右心室。当心肌活动增加时，冠脉血流量相应增加，冠脉最大限度扩张，可使冠脉血流量增加到 300～400ml/min·100g 心肌，为安静状态冠脉血流的 5 倍。

3. 冠脉循环血流在每一心动周期中呈现规律性变化　由于冠脉血管的大部分分支深埋在心肌内，因此，心肌的节律性舒缩时对冠脉血流影响很大，尤其是左冠状动脉血流。在左心室等容收缩期，心肌收缩时对冠脉血管的强烈挤压，左冠状动脉血流急剧减少，甚至出现倒流。左心室射血期时，主动脉压升高，冠状动脉血压也随之升高，冠脉血流量增加。进入减慢射血期，冠脉血流量又有下降。在左心室等容舒张期，对冠脉血管的挤压解除。冠脉血流的阻力减小，冠脉血流量迅速增加，在舒张早期达到最高峰，然后逐渐回降。通常左心室舒张期的冠脉血流约占左心室心动周期冠脉血流量的 70%～80%。显而易见，动脉舒张压的高低和心舒期的长短是影响冠脉血流量的重要因素。动脉舒张压升高，冠脉血流量增加，反之，则减少；心率加快时，心动周期的舒张期明显缩短，冠脉血流量减少，反之，则增加。右心室壁薄，收缩时产生的张力小，对冠脉血管的挤压程度小，故右心室收缩时对冠脉血流量的影响不如左心室明显（图 4-26）。

●冠脉循环血流在每一心动周期中呈现规律性变化：心缩期冠脉血流减少，心舒期冠脉血流增加。

●动脉舒张压的高低和心舒期的长短是影响冠脉血流量的重要因素。

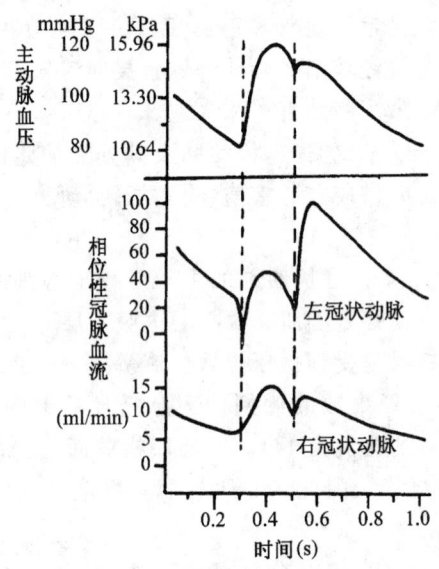

图 4-26　一个心动周期中左、右冠状动脉血流情况

（三）冠脉血流量的调节　调节冠脉血流量最重要的因素是心肌本身的代谢水平。其次是神经因素和体液因素。

●调节冠脉血流量最重要的因素是心肌本身的代谢水平，它与冠脉血流量呈正比。

1. 心肌代谢水平　由于心肌连续不断地舒缩，耗氧量较大。人体在安静状态下，动脉血经心脏后，其中 65%～75% 的氧被心肌摄取。这说明心肌收缩的能量来源几乎全部依靠有氧代谢，因此，心脏的动脉血和静脉血的含氧量差别较大，意味着心肌提高从单位血液中摄取氧的潜力较小。在肌肉运动、精神紧张等情况下，心肌本身代谢水平提高，耗氧量增加。此时，机体主要通过冠脉血管舒张来提高冠脉血流量以满足心肌对氧的需求。已知，心肌代谢水平与冠脉血流量呈正比。心肌代谢增强时引起冠脉血管舒张，其原因不是低氧本身，而是心肌代谢产物的增加所致，如 CO_2、乳酸、H^+ 和腺苷等，其中腺苷是最重要的舒张冠脉血管的物质。当心肌代谢增强，耗氧量增大，心肌细胞内 ATP 分解为 ADP 和 AMP，在冠脉血管周围间质细胞内 $5'$-核苷酸酶作用下，使 AMP 分解产生腺苷，腺苷易于透过细胞膜弥散到细胞间隙，作用于小动脉，产生强烈的舒血管作用，从而增加局部冠脉血流，保证心肌的代谢活动和改善缺氧状况。

2．神经因素　冠状动脉受迷走神经和交感神经的支配。迷走神经兴奋时，一方面对冠状动脉的直接作用是使其舒张；另一方面由于对心脏活动的抑制，心率减慢，心肌代谢水平下降，间接使冠脉血流量减少。交感神经兴奋时，一方面对冠状动脉的直接作用是使其收缩；另一方面，由于引起心脏活动加强、心率加快、心肌代谢水平提高，间接使冠脉血流量增多。总之，在整体条件下，冠脉血流量主要是由心肌本身的代谢水平来调节，神经因素对冠脉血流量的影响可在很短时间内被心肌代谢改变所引起的血流变化所掩盖。

3．体液因素　肾上腺素、去甲肾上腺素和甲状腺激素等均可通过提高心肌代谢水平，使冠脉血管舒张，血流量增加。缓激肽、前列腺素（PGE、PGI_2等）也能使冠脉血管舒张。血管紧张素Ⅱ和血管升压素，均可使冠脉血管收缩，使冠脉血流量减少。

二、脑循环

脑的血液供应来自颈内动脉和椎动脉，在脑的底部连成脑底动脉环，由此分支，供应脑的各部。静脉血主要通过颈内静脉返回腔静脉，也可通过颅骨上的吻合支，由颈外静脉返回体循环。

（一）脑血流量的特点　脑组织的代谢水平高。其代谢耗能几乎全部依赖于葡萄糖有氧氧化产生的能量。脑的血流量较大，在安静状态下，成人脑血流量为 50～60ml/100g 脑组织·min；整个脑的血流量约为 750ml/min。脑重量为体重的 2％，但其血流量却占心输出量的 15％左右。脑组织耗氧量为 3～3.5ml/100g·min，占全身耗氧量的 20％。由此可见，脑的血流量大、耗氧量又多，而脑的能量储存又是十分有限的。所以，脑对缺氧的耐受力极差，脑功能活动的维持主要依赖于循环血量。若脑血流中断 10s 左右，通常导致意识丧失；血流中断超过 3～4min，脑细胞将引起不可恢复的损伤。

脑位于颅腔内，颅腔的容积是固定的。颅腔被脑实质、脑血管和脑脊液所充满，三者容积的总和较恒定。因脑组织不可压缩，所以脑血管的舒缩活动范围较小，脑血流量的变动范围也就小。中枢强烈兴奋时脑血流量仅能增加50％。深度抑制时可减少 30％～40％。与其他器官相比，脑血流量的变动范围是小的，如心脏活动增强时，冠脉血流量可增加 4～5 倍。

（二）脑血流量的调节　调节脑血流量的主要因素有体液因素和自身调节因素。在神经因素方面，现已知脑血管上有肾上腺素能纤维、胆碱能纤维以及血管活性肠肽等神经肽纤维末梢的分布，但它们对脑血流量影响不大，在多种心血管反射中，脑血流量一般变化都很小。

1. 自身调节因素 脑血流量取决于脑的动脉和静脉之间的压力差和脑血管对血流的阻力。正常状态下，颈内静脉压接近于零，较稳定。故脑血流量主要取决于颈动脉压。正常情况下脑循环的灌注压为 10.6 ~ 13.3kPa（80 ~ 100mmHg）。平均动脉压降低或颅内压升高均可使脑循环的灌注压降低，脑血流量减少。但当平均动脉压变动在 8.0 ~ 18.6kPa（60 ~ 140mmHg）范围内时，通过脑血管的自身调节机制使脑血流量保持相对恒定。若平均动脉压超过上述范围，则对脑功能不利。如平均动脉压低于 8kPa（60mmHg）时，脑血流量将减少，导致脑功能障碍。反之当平均动脉压超过 18.6kPa（140mmHg）时，脑血流量显著增加，若平均动脉压过高，使毛细血管血压过高，有效滤过压增大，易发生脑水肿，甚至脑血管破裂引起脑出血。

2. 体液因素 影响脑血管阻力的体液因素有 PCO₂、H⁺、PO₂、K⁺、腺苷等。当血液中 PCO₂ 升高时，可引起脑血管舒张，血流阻力降低，脑血流量增加；PCO₂ 降低则有相反的作用，严重的 PCO₂ 降低，甚至可引起脑缺血。如人工呼吸含 7% CO₂ 的空气，脑血流量可增加一倍。反之过度通气使血中 PCO₂ 降低，脑血流量减少可引起头晕。CO₂ 过多时是通过提高细胞外液 H⁺ 浓度而使脑血管舒张的。反之 PO₂ 过高则引起脑血管收缩。低氧也可使脑血管舒张，但是低氧不是脑血流的重要调节因素。通常要在动脉血 PO₂ 低于 6.65kPa（50mmHg）时，脑血流量才会增加。

脑的血流量与脑的代谢率密切相关。当脑的某一部分活动加强时，该部分的血流量就增加。如在握拳时，对侧大脑皮质运动区的血流量增加；读书时，大脑皮质枕叶和颞叶与语言功能有关的部分血流量明显增加。代谢活动增强引起血流量的改变也与局部的代谢产物 CO₂、H⁺、K⁺、腺苷增多以及氧分压降低引起脑血管舒张有关。

（三）血－脑脊液屏障和血－脑屏障 **血－脑脊液屏障**（blood-cerebrospinal fluid barrier）是指血液与脑脊液之间存在的一种特殊屏障。这个屏障就是存在于第Ⅲ、Ⅳ脑室顶和部分侧脑室壁上的脉络丛，它是由脉络丛上皮细胞、基膜和毛细血管内皮细胞共同组合而成的，脑脊液主要是由脉络丛上皮细胞分泌的。脑脊液中蛋白质含量极微（20 ~ 30mg/100ml）。葡萄糖含量只有血糖的 60% 左右。Na⁺、Mg²⁺、Cl⁻ 高于血浆，而 K⁺、HCO₃⁻、Ca²⁺、尿素和磷酸根则比血浆低。血浆中脂溶性高的物质（包括药物）较易进入脑脊液，脂溶性低的不易进入，O₂ 和 CO₂ 可通过脉络丛与脑脊液自由交换，而 H⁺ 及 HCO₃⁻ 通过困难。脑脊液的压力在侧卧位时为 0.7 ~ 1.8kPa（70 ~ 180mmH₂O），比静脉窦中压力高，故脑脊液不断分泌出来，又不断通过蛛网膜绒毛进入静脉窦。脑脊液每分钟约更新 0.2% ~ 0.4%。

血－脑屏障（blood-brain barrier）是指血液与脑组织之间的物质通透屏障。这个屏障的组织结构是由毛细血管内皮细胞、基膜和星状胶质细胞的足突构成。血－脑屏障对各种物质有特殊的通透性。脂溶性物质如 O₂、CO₂、某些麻醉剂和乙醇等容易通过。不同的水溶性物质通透性有较大的差别。例如葡萄糖和氨基酸的通透性较高，而甘露醇、蔗糖和许多离子通透性则很低，甚至不通透；水分子也可以通过跨膜扩散而自由出入脑组织；一些小分子的蛋白质可以通过细胞间结合处而透过脑毛细血管；较大分子的蛋白质则不能通过血－脑屏障；儿茶酚胺、四环素等物质均不易进入脑组织，而磺胺嘧啶则容易进入脑组织。

细胞、基膜和星状胶质细胞的足突构成的。

血－脑脊液屏障和血－脑屏障的主要功能在于保持神经元周围稳定的内环境，防止血液中的有害物质侵入脑内。例如，实验中使血浆 K^+ 浓度加倍，而脑脊液中的 K^+ 浓度不会随之而升高，而是维持在低浓度的正常范围内。因此脑内神经元的兴奋性不会因血浆 K^+ 浓度的变化而发生明显的变化。循环血液中的乙酰胆碱、去甲肾上腺素、多巴胺和甘氨酸等物质不易通过血－脑屏障，因此，它们在血浆中浓度改变不会轻易地影响到脑内神经元的正常功能活动。毛细血管壁的通透性在一些情况下会出现异常，例如，脑组织发生缺氧、损伤等情况以及在脑肿瘤部位，毛细血管壁的通透性增加，一些平时不容易透过血－脑屏障的物质此时较容易进入受损部位的脑组织。因此，临床上采用放射性核素标记的白蛋白注入体内，白蛋白进入正常脑组织的速度很慢，但比较容易地进入脑肿瘤组织，所以可用这种方法对脑肿瘤进行定位诊断。另外在治疗神经系统疾病时，选择药物必须选用容易通过血－脑脊液屏障和血－脑屏障的药物，否则达不到治疗目的。

三、肺循环

肺循环的功能主要是使流经肺泡的血液与肺泡气之间进行气体交换。呼吸性小支气管以上的呼吸道组织的营养物质是由体循环的支气管动脉供应。这两套血管系统的末梢之间有吻合支沟通。因此，有一部分支气管静脉血液可经过这些吻合支进入肺静脉和左心房，使动脉血中掺有 1% ~ 2% 的未与肺泡进行气体交换的静脉血。

（一）肺循环的生理特点　右心室的心输出量与左心室的基本相同。肺动、静脉较粗短，腔大壁薄，肺循环全部血管都在胸腔内，而胸膜腔内压力低于大气压。故肺循环具有与体循环不同的特点：

1. 阻力小、血压低　由于肺动脉及其分支短而管径较大，管壁薄而扩张性较好，故肺循环的血流阻力小，血压低，是一低阻抗、低压力系统，极易受心功能的影响，当左心功能不全时，容易导致肺瘀血和肺水肿，并影响到呼吸功能。

●肺循环是一低阻抗、低压力系统。

表 4 - 6　肺循环与体循环压力比较

肺循环内压力	正常值（mmHg）	体循环内压力	正常值（mmHg）
右心室收缩压	22	左心室收缩压	120
舒张压	0 ~ 1	舒张压	0 ~ 7
肺动脉收缩压	22	主动脉收缩压	100 ~ 120
舒张压	8	舒张压	60 ~ 80
平均动脉压	13	平均动脉压	100
肺毛细血管血压	7	毛细血管血压	30
肺静脉和左心房内压力	1 ~ 4	腔静脉和右心房内压力	2 ~ 9

2. 血容量变化大 肺的血容量约为450ml，约占全身血量的9%。由于肺组织和肺血管可扩张性大，故肺部的血容量变动范围较大。在深吸气时可增至1000ml左右；而在用力呼气时可减至200ml左右。因此，肺循环血管起着贮血库的作用。当机体失血时，肺血管收缩，血管容积减小，将肺循环的一部分血液输送到体循环以补充循环血量，起着重要的代偿作用。肺的血容量也随呼吸周期而发生变化，并对左心室输出量和动脉血压产生影响。吸气时，腔静脉回流入右心房的血量增多，右心室射血量增多。由于肺扩张时，可使肺循环血容量增大，肺静脉回流入左心房的血液则减少，但在几次心搏后，扩张的肺循环血管已被充盈，因此，肺静脉回流入左心房的血量逐渐增多。在呼气时，则发生相反的过程。故吸气开始时血压下降，到吸气相的后半期降至最低点；而在呼气开始时血压回升，到呼气相的后半期升至最高点。在呼吸周期中出现的这种血压波动，称为动脉血压的呼吸波。

3. 肺循环毛细血管处的液体交换方向是朝向血液 由于肺循环毛细血管血压约为7mmHg，远远低于血浆胶体渗透压（25mmHg），因此，肺泡内无液体积聚。又因肺部组织液的压力为负压，这一负压使肺泡膜和毛细血管互相紧密相贴，既有利于肺泡和血液之间的气体交换，又有利于吸收肺泡内的液体，故正常时，肺泡内无液体存在。

（二）肺循环血流量的调节

1. 肺泡气的 PO_2 肺泡气的 PO_2 对肺部血管的舒缩活动有显著的影响。肺血管平滑肌对肺泡气低氧很敏感，当局部肺通气不足而氧含量降低时，这些肺泡周围的微动脉收缩，血流量减少，使更多的血液流经通气充足的肺泡，有利于进行有效的气体交换，避免因血液氧合不足，而造成体循环血中氧含量降低。长期生活在低氧环境中，例如高海拔地区生活的人，常因低氧肺循环微动脉广泛收缩，血流阻力增大，肺动脉压显著升高，使右心室负荷长期加重，导致右心室肥厚。

2. 神经调节 肺循环血管受交感神经和迷走神经的支配。交感神经兴奋对肺血管的直接作用是引起收缩和血流阻力增大。但在整体情况下，交感神经兴奋使体循环血管收缩，将一部分血液挤入肺循环，使肺循环内血容量增加。循环血液中的儿茶酚胺也有同样效应。而迷走神经兴奋是使肺血管舒张的。

3. 体液调节 肾上腺素、去甲肾上腺素、血管紧张素Ⅱ、前列腺素 $F_{2\alpha}$ 和血栓素 A_2 等体液因素可使肺循环的微动脉收缩。组织胺、5-羟色胺可使肺循环的微静脉收缩，但它们在流经肺循环后即分解失活。

（王黎光）

第五章 呼 吸

第一节 概 述

一、呼吸的概念、过程及意义

机体为维持生命活动，需要不断地从外环境中摄取氧气，并把自身产生的二氧化碳排出体外。机体与外环境之间进行气体交换的过程，称为**呼吸**（respiration）。呼吸是保证机体新陈代谢正常进行和内环境稳态所必需的基本生理活动之一。

人体的呼吸过程由四个相互联系的环节组成（图5-1）：①**肺通气**，即肺泡与外环境之间的气体交换；②**肺换气**，即肺泡与肺毛细血管血液之间的气体交换；③**气体运输**，即以血液作为媒介，通过血液循环把氧由肺运送到组织，同时将二氧化碳由组织运送到肺的过程；④**组织换气**：即组织细胞与组织毛细血管血液之间的气体交换。组织换气又称为内呼吸，肺通气与肺换气又合称为外呼吸。

●呼吸过程分为肺通气、肺换气、气体运输和组织换气四个环节；也可分为外呼吸、气体运输和内呼吸三个环节。

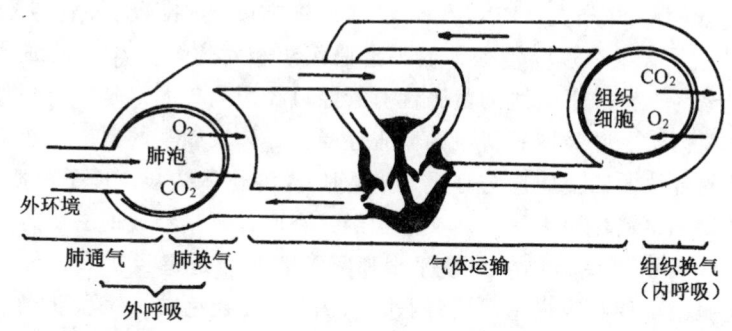

图5-1 呼吸全过程示意图

呼吸是通过呼吸系统和循环系统协同完成的。循环系统利用一种血泵，以推动心脏的全部输出量，携带大量的 O_2 或 CO_2，往返于肺和组织之间。呼吸系统是一个气体交换器，利用一种空气泵，吸入新鲜空气，将 O_2 供给血液，而把血液中多余的 CO_2 带走，排出体外。这两个系统相互合作，最终作用是完成外环境同机体所有组织细胞之间的气体交换。呼吸过程的任一环节发生障碍，均可引起组织缺氧和二氧化碳堆积。呼吸的意义在于维持内环境中 O_2 和 CO_2 含量的相对稳定，确保新陈代谢正常进行。

●呼吸是由呼吸系统和循环系统协同完成的。
●呼吸的意义在于维持机体内环境中 O_2 和 CO_2 含量的相对稳定，确保新陈代谢正常进行。

二、呼吸器官的结构特点及其功能

为实现外环境与血液之间的气体交换而进行活动的器官，称为呼吸器官。狭义的呼吸器官仅指肺和呼吸道，广义的呼吸器官还包括容纳肺和呼吸道的胸廓和使胸廓运动的骨骼肌（呼吸肌）。

（一）呼吸道　呼吸道包括鼻、咽、喉、气管、支气管，一直到终末呼吸性细支气管的整个通道。临床上常将鼻、咽、喉称为上呼吸道，气管至终末呼吸性细支气管末端为下呼吸道。

呼吸道除有传送气体的功能外，还有调节空气的功能，即对入肺空气的调温、调湿、过滤和清洁作用，以及一些对机体有保护作用的防御反射。

●呼吸道的主要功能：①传送气体。②对吸入气有调温、调湿、过滤和清洁作用。③对机体有保护功能。

上呼吸道粘膜有较大的表面积，有丰富的血液供给，并有粘液腺分泌粘液。在干燥、寒冷的气候中吸气时，热与水从呼吸道粘膜转移到吸入的空气中，使吸入气体在到达气管时已被水蒸气所饱和，并调节到接近体温水平，变为温暖而湿润的气体。如果吸入气的温度高于体温，通过呼吸道血流的作用，可使其温度下降到体温水平。空气中的尘埃微粒在经过呼吸道时，可被阻挡、清除。较大的颗粒在通过鼻腔时几乎全部被清除。鼻毛有部分阻挡作用，鼻甲沟的形状使得通过的尘埃沉积在粘膜上。较小的颗粒虽可进入下呼吸道，但气管、支气管壁粘膜表面有一层粘液覆盖在纤毛上，随着纤毛有节奏地摆动，粘液和附着其上的颗粒向咽方向移动，或被咳出，或被吞咽。巨噬细胞能吞噬吸入的细菌和颗粒等。呼吸道的过滤和清洁作用，使肺泡气几乎保持无菌。若呼吸道粘膜过于干燥或受到有害气体（如吸烟）及病原体的伤害，纤毛运动被抑制，这种作用将丧失。此外，鼻腔粘膜受到刺激引起的喷嚏反射以及喉、气管、支气管粘膜受到刺激引起的咳嗽反射等，均属于防御性反射，对机体有保护作用。

●交感神经兴奋及肾上腺素可使呼吸道口径增大。迷走神经兴奋、组织胺、5-羟色胺、缓激肽及慢反应物质等可使呼吸道口径减小。

随着气管树一再分支，口径越分越细，终末呼吸性细支气管口径约为0.45mm；管壁软骨组织逐渐消失，而平滑肌组织相对增多，其中以细支气管的平滑肌层最为丰富。平滑肌的紧张性对管腔口径影响较大，是决定呼吸道气流阻力的重要因素。呼吸道平滑肌的紧张性受神经体液因素的调节。迷走神经兴奋时，末梢释放的乙酰胆碱与呼吸道平滑肌 M 型受体结合，使平滑肌收缩、呼吸道口径缩小、气流阻力增大。交感神经兴奋时，末梢释放的去甲肾上腺素与呼吸道平滑肌 β_2 型受体结合，使平滑肌舒张、呼吸道口径扩大、气流阻力减小。肾上腺素可使呼吸道平滑肌舒张。组织胺、5-羟色胺、缓激肽以及由抗原抗体反应所产生的某种"慢反应物质"，对呼吸道平滑肌有强烈的收缩作用。另外，在呼吸周期中呼吸道的口径，吸气时较大，呼气时较小。

（二）肺泡

1. 肺泡的结构与呼吸膜　肺泡是由上皮细胞构成的半球状含气小囊泡。肺泡的上皮细胞主要分为两型：Ⅰ型细胞为扁平上皮细胞，覆盖约 95% 肺泡表层；Ⅱ型细胞为分泌上皮细胞，覆盖不足 5% 的肺泡表层，能分泌一种磷脂类物质衬于肺泡内表面，即肺泡表面活性物质。

●肺泡表面活性物质是由肺泡Ⅱ型上皮细胞分泌的。其主要成分是二棕榈酰卵磷脂。

人体两肺约有三亿多个肺泡，每个肺泡外面约有数百条短而壁薄的毛细血管包绕，为肺提供了约 $70m^2$ 的气体交换面积。在肺部，气体交换所经历的组织结构（肺泡—毛细血管膜）称为呼吸膜。在电镜下可见，呼吸膜有六层结构（图 5-2）：①含表面活性物质的液体层；②肺泡上皮细胞层；③肺泡上皮基膜层；④肺泡与毛细血管之间由胶原纤维和弹性纤维交织成网的间隙；⑤毛细血管基膜层；⑥毛细血管内皮细胞层。这六层结构总平均厚度不到 $1\mu m$，有的

●呼吸膜的组织结构有六层，但总厚度不到 $1\mu m$，对气体通透性很大。

地方仅有 $0.2\mu m$，因而有很大的通透性，气体分子很容易扩散通过。

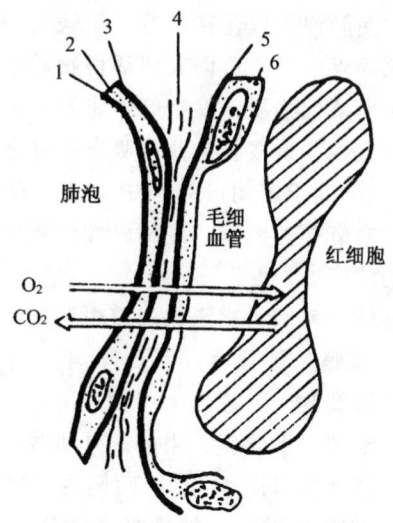

图 5-2　呼吸膜结构示意图

1.含表面活性物质的液体层；2.肺泡上皮细胞；3.肺泡上皮基膜；4.间隙；

5.毛细血管基膜；6.毛细血管内皮细胞

2.肺泡表面张力与表面活性物质　在肺泡壁内侧衬有一薄层液体，它与肺泡气之间形成液－气界面，产生了表面张力，通常称为肺泡表面张力。肺泡表面张力的作用是使肺泡趋于缩小，构成肺的回缩力，约占肺总回缩力的2/3，而肺组织的弹性纤维产生的回缩力仅占1/3。

如果大、小肺泡的表面张力相等，那么，根据物理学 Laplace 定律（压力＝2×张力/半径），肺泡内压力与肺泡半径呈反比。小肺泡内压力大，大肺泡内压力小。如果这些肺泡彼此连通，小肺泡内的气体将流入大肺泡，造成小肺泡萎陷，大肺泡膨胀，使肺泡失去稳定性。另外，肺泡表面张力还可增大吸气阻力，并有利于肺水肿的发生。但是由于肺泡上存在着肺泡表面活性物质，它能降低肺泡表面张力，消除肺泡表面张力的不利影响。

肺泡表面活性物质（pulmonary surfactant）是复杂的脂蛋白混合物，主要成分是二棕榈酰卵磷脂。分子的一端是非极性疏水的脂肪酸，不溶于水；另一端是极性的，易溶于水。因此，该分子垂直排列于液－气界面，极性端连于肺泡内表面液体层，非极性端伸入肺泡气中，形成单分子层分布在液－气界面上。其密度可随肺泡的张缩而改变，即肺泡表面活性物质的密度随肺泡半径的变小而增大，随肺泡半径的增大而减小。肺泡表面活性物质的作用是降低肺泡表面张力，并且密度越大降低表面张力的作用越强。

肺泡表面活性物质的生理意义是：①小肺泡的表面活性物质密度较大，降低表面张力作用强，小肺泡回缩力小；大肺泡的表面活性物质密度较小，降低表面张力作用弱，大肺泡回缩力大。因此，大小肺泡内压力没有明显差异，保持了肺泡容积的相对稳定。②呼气末肺泡缩小，表面活性物质密度增大，降低表面张力作用增强，使肺回缩力降低，防止肺泡萎陷；使吸气肌收缩引起胸廓扩大的力较易带动肺扩张，降低了吸气阻力。吸气末作用相反，防止肺泡过度

●肺泡表面张力产生于肺泡壁内侧液体与肺泡气之间形成的液－气界面，能使肺泡表面积趋于缩小，是构成肺回缩力的主要成分。

●肺泡表面活性物质的生理作用是降低肺泡表面张力。

●肺泡表面活性物质的生理意义：①维持大小肺泡容积的稳定性。②防止肺泡萎陷，有利于肺扩张。③防止肺泡内形成组织液，

107

以利于气体交换。

膨胀，有利于完成呼气过程。③减弱表面张力对肺毛细血管中液体的吸引作用，防止液体滤入肺泡，使肺泡得以保持相对"干燥"，并防止肺水肿的发生。当成年人患肺炎、肺梗死等疾病时，可因表面活性物质减少而发生肺不张和肺水肿。早产儿可因缺乏表面活性物质，发生肺不张及液体滤入肺泡内形成一层"透明膜"，严重阻碍气体交换，造成新生儿呼吸窘迫综合征。

（三）胸廓和呼吸肌　肺处于密闭的胸廓中，肺本身不含肌肉组织，不能主动地扩张或缩小。但它富有弹性组织，经胸膜腔的耦联作用，使肺随着胸廓容积的改变而发生相应的改变。

●吸气肌收缩使胸廓容积扩大；吸气肌舒张及呼气肌收缩使胸廓容积缩小。

胸廓类似中空的圆锥体，底部为横膈，四壁由两端附着在胸椎与胸骨上的肋骨及肋间肌环抱而成。横膈呈圆顶状，其凸隆向上朝向胸腔。当膈肌收缩时，其圆顶向下移动，使胸廓的上下径增大（图5-3）。肋骨由上到下逐渐加长，并且由脊柱到胸骨逐渐地向下倾斜，当肋间外肌收缩时，可使肋骨和胸骨上举，胸廓的前后、左右径增大（图5-4）。肋间内肌收缩时，作用相反。当胸廓三度空间增大时，肺的容积扩大，构成吸气动作。当胸廓三度空间减小时，肺的容积缩小，构成呼气动作。通常将通过其收缩参与吸气动作的骨骼肌，称为吸气肌。除肋间外肌和膈肌外，还有胸锁乳突肌、斜角肌等；将通过其收缩参与呼气动作的骨骼肌称为呼气肌，除肋间内肌外，还有腹壁等肌肉。

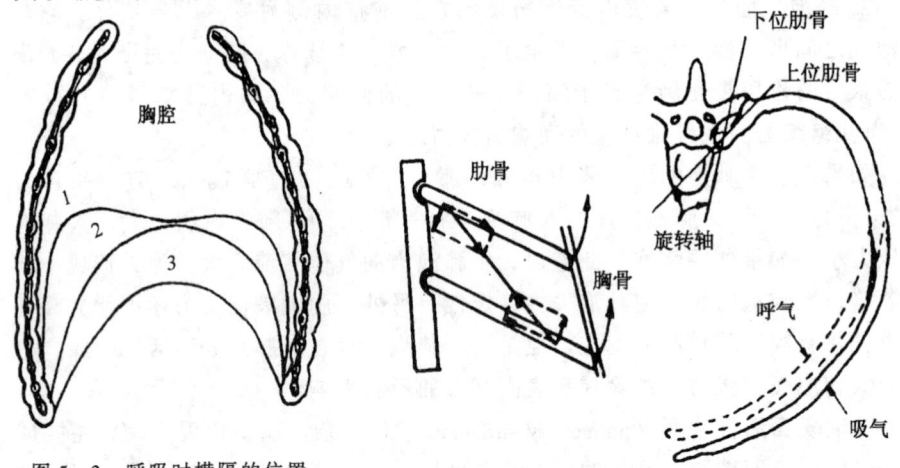

图5-3　呼吸时横膈的位置
1.呼气　2.平静吸气　3.用力吸气　　图5-4　肋间外肌收缩时胸骨和肋骨位置的变化示意图

（四）胸膜腔和胸内压　胸膜腔是由脏层胸膜和壁层胸膜所围成的密闭潜在腔隙。脏层胸膜覆盖于肺的表面，壁层胸膜衬于胸廓里面和纵隔两侧表面。脏层胸膜在肺门处与纵隔表面的壁层胸膜相连续，在胸腔两侧各形成一个完全密闭的腔隙，即胸膜腔。正常胸膜腔内仅有少量浆液，它使两层胸膜紧密相贴，不易分开。在呼吸过程中，使肺跟随着胸廓被动地运动。

胸内压（intrapleural prassure），是指胸膜腔内的压力。将连有检压计的针头插入胸膜腔内（图5-5），可测得在平静呼吸过程中低于大气压的胸内压，习惯上称为胸内负压。

●胸内负压，主要由肺回缩力造成。

胸内负压是出生后形成和发展起来的。出生前，胎儿的胸廓和肺的容积都很小，肺泡内仅有少量液体，不含空气。胎儿一旦降生，体态伸展，吸气肌有

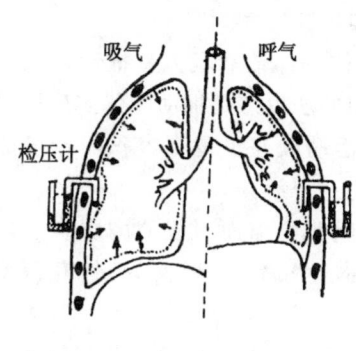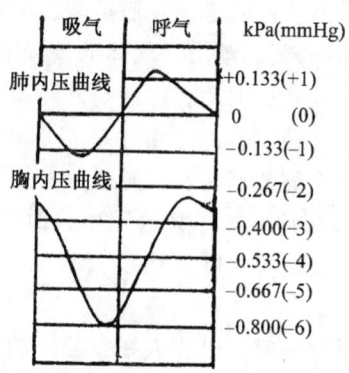

图 5-5 胸内压及其测量

力收缩，使胸廓突然展开，肺被动扩张，空气经呼吸道进入肺内，肺组织便产生了离开胸廓倾向的回缩力。以后，由于胸廓比肺的生长速度快，使肺被动扩张的程度增大，肺的回缩力也增大。壁胸膜因受胸廓的骨骼和肌肉的支持和保护，外界大气压不能通过胸壁作用于胸膜腔。肺泡内气体通过呼吸道与体外空气相连通，大气压可通过极薄的肺泡壁压迫脏胸膜。因此，胸膜腔受到两种方向相反力的作用，即大气压和肺回缩力。用公式表示如下：

胸内压 = 大气压 - 肺回缩力

若将大气压作为 0 位标准，则：

胸内压 = - 肺回缩力

可见，胸内压实际上是由肺回缩力所决定的，并随呼吸运动发生着周期性的变化。吸气时，肺扩大，肺回缩力增大，胸内负压也增大；呼气时，肺缩小，肺回缩力减小，胸内负压也减小。呼吸运动越强，胸内压变化也越大。平静呼吸时，吸气末胸内压为 - 0.7 ~ - 1.3kPa（- 5 ~ - 10mmHg），呼气末胸内压为 - 0.3 ~ - 0.7kPa（- 2 ~ - 5mmHg）。关闭声门，最深吸气时可达 - 11.7kPa（- 90mmHg）；最大呼气时可呈正压，高达 14.3kPa（110mmHg）。吸气时，胸内负压增大，有利于肺的扩张。呼气时，胸内负压减小，有利于肺的回缩。

●安静状态下，无论吸气或呼气时，胸内压均低于大气压，即为负压。

胸内负压的生理意义：①使肺保持一定的扩张状态，不致因回缩力的作用而萎缩。②降低心房、腔静脉和胸导管内压力，促进静脉血及淋巴液回流。如果胸膜腔内进入气体（胸壁贯通伤或肺损伤时），称为气胸。气胸将使相应部位的胸内负压消失，导致肺萎陷，不仅影响呼吸功能，也影响循环功能，严重者可危及生命。

●胸内负压的生理意义：①维持肺组织处于扩张状态，有利于肺通气和肺换气。②有利于静脉血和淋巴的回流。

第二节 肺 通 气

肺通气（pulmonary ventilation）的功能是维持肺泡高浓度的 O_2 和低浓度的 CO_2 环境。

一、肺通气的原理

气体进出肺取决于两方面因素的相互作用，即推动气体流动的动力和阻止其流动的阻力。前者必须克服后者，方能实现肺通气。

●呼吸肌舒缩活动是肺通气的原动力。肺内压与大气压之间的压力差是肺通气的直接动力。

（一）肺通气的动力　气体的流动和液体一样依靠压力差推动，从压力高处流向压力低处。因此，肺泡与外环境之间的压力差是推动气体实现肺通气的直接动力。这种压力差是由于呼吸肌舒缩活动改变了胸廓容积而造成的。因此，呼吸肌舒缩活动是实现肺通气的原动力。

1. 呼吸运动　在呼吸过程中，由于呼吸肌舒缩而引起的胸廓有节律地扩大和缩小活动，称为**呼吸运动**（respiratory movement）。呼吸运动按其深度不同分为平静呼吸和用力呼吸两种。

●平静呼吸时，吸气是主动过程，呼气是被动过程。

（1）**平静呼吸**：是指人在安静时的呼吸运动，是由膈肌和肋间外肌舒缩引起的。膈肌和肋间外肌收缩，胸廓扩大，胸内负压增大，肺容积增大，肺内压下降，当肺内压低于大气压时产生吸气。膈肌和肋间外肌舒张，膈顶和胸、肋骨回位，使胸廓和肺容积相继缩小，肺内压升高，当肺内压高于大气压时产生呼气。因此，平静呼吸的特点是：吸气动作是吸气肌收缩产生，属于主动过程；呼气动作是吸气肌舒张产生，属于被动过程。

当膈肌收缩时，腹腔脏器下移，腹内压升高，腹壁向外凸出；膈肌舒张时，腹腔脏器上移回位，腹壁回收。故膈肌舒缩活动总伴随着腹壁起伏。而肋间外肌的舒缩活动总是伴随着胸壁的起落。通常将主要由膈肌参与的呼吸运动，称为**腹式呼吸**；主要由肋间外肌参与的呼吸运动，称为**胸式呼吸**。正常呼吸运动是腹式和胸式的混合型。

●用力呼吸时，吸气和呼气都是主动过程。

（2）**用力呼吸**：是指人在劳动或运动时用力而加深的呼吸。用力吸气时，除肋间外肌和膈肌收缩加强外，还有胸锁乳突肌、斜角肌等辅助吸气肌参加收缩，使胸廓和肺容积更加扩大，吸气量增加；用力呼气时，除吸气肌舒张外，肋间内肌、腹肌等呼气肌参加收缩，使胸廓和肺容积更加缩小，呼气量增加。因而，用力呼吸的特点是：吸气和呼气都是主动过程。

2. 肺内压的变化　**肺内压**（intrapulmonary pressure）是指肺泡内的压力。在平静呼吸过程中，吸气肌收缩，使胸廓扩张，经胸膜腔耦联，肺被向外牵拉而随之扩张，使肺容积增大，肺内压下降，约低于大气压 $0.13 \sim 0.27$kPa（$1 \sim 2$mmHg），大气与肺内压之间的压力差驱使气体经呼吸道入肺。随着肺泡的逐渐充气，肺内压逐渐上升到与大气压持平，肺泡停止充气（即吸气终止）。吸气肌舒张，使胸廓保持扩张的力消失，于是肺充气时储存起来的势能以弹性回缩力的形式释放出来，胸廓和肺容积缩小，肺内压升高，约高于大气压 $0.13 \sim 0.27$kPa（$1 \sim 2$mmHg），肺内压与大气之间的压力差驱使肺泡气排出体外，使肺内压逐渐下降至与大气压持平，呼气终止。用力呼吸时，吸气肌和呼气肌收缩越强，肺内压与大气之间的压差就越大，进出肺的气量就越多。

●肺通气阻力包括弹性阻力和非弹性阻力，以前者为主。

（二）肺通气的阻力　由呼吸肌活动产生的动力，必须克服两类阻力之后方能使胸廓及肺的容积发生相应改变。这就是胸廓和肺组织的弹性阻力及呼吸道内以气流阻力为主的非弹性阻力。平静吸气时弹性阻力是主要因素，约占总阻力的70%，非弹性阻力约占30%。在呼吸深度、频率改变或生病时，此比例将发生变化。

1. 弹性阻力与顺应性

（1）**弹性阻力**：呼吸器官的弹性阻力是胸廓和肺抵抗其自身发生形变（或容积变化）的回位力。

肺弹性阻力包括肺泡表面张力和肺弹性纤维的回缩力，其中，肺泡表面张力约占肺总弹性阻力的 2/3。肺弹性阻力是一种吸气阻力，对呼气来说却是动力因素之一。当肺泡表面活性物质缺乏时，肺泡表面张力增大，肺弹性阻力增大，增加了吸气阻力，不利于肺充气。当肺弹性组织被破坏时（如肺气肿），肺弹性阻力减小，肺泡气不易呼出。因此，不论肺弹性阻力增大还是减小，都不利于肺通气。

●肺弹性阻力即指肺回缩力，由肺泡表面张力和肺组织弹性纤维的回缩力共同组成。

胸廓的弹性阻力，即胸廓的弹性回位力，其方向随胸廓的位置而改变。当胸廓处于自然位置（肺容量约占肺总容量的 67%）时，其弹性阻力为零。当胸廓小于自然位置时，其弹性阻力向外。当胸廓超出自然位置时，其弹性阻力向内。在平静呼气时，由于向内的肺回缩力大于向外的胸廓回位力，故呼气过程只需吸气肌舒张就可实现。当用力呼气时，使胸廓进一步缩小，当肺容量小于肺总容量的 40% 以下时，胸廓向外的回位力大于肺回缩力，就必须依赖呼气肌的收缩，以克服胸廓弹性阻力实现呼气。平静吸气初，胸廓小于自然位置，吸气肌的收缩主要克服肺的弹性阻力。吸气过程中，当胸廓超出自然位置时，胸廓回位力向内，成为吸气的阻力。由此可见，用力吸气会导致肺和胸廓弹性阻力的同步增大，使吸气动作的继续增强受到限制。

（2）**顺应性**：顺应性（compliance）是指在外力作用下弹性组织的可扩张性。容易扩张者顺应性大，不容易扩张者顺应性小。可见，顺应性与弹性阻力呈反变关系。即：

●顺应性是指弹性组织的可扩张性，它与弹性阻力呈反变关系。

$$顺应性 = \frac{1}{弹性阻力}$$

呼吸系统顺应性的测定是呼吸力学研究的重要方面之一。通常用单位压力所引起的容积变化（L/kPa）衡量。包括肺顺应性、胸廓顺应性和总顺应性的测定。三部分顺应性的定义和相互关系，可用下列公式表示：

$$肺顺应性 = \frac{肺容积改变}{肺内压 - 胸内压}$$

$$胸廓顺应性 = \frac{肺容积改变}{胸内压 - 体表压}$$

$$总顺应性 = \frac{肺容积改变}{肺内压 - 体表压}$$

$$\frac{1}{总顺应性} = \frac{1}{肺顺应性} + \frac{1}{胸廓顺应性}$$

正常人，肺顺应性约为 2.0L/kPa，胸廓顺应性约为 2.0L/kPa，总顺应性约为 1.0L/kPa。在某些病理情况下，如肺充血、肺水肿、肺纤维化等，弹性阻力增大，肺顺应性减小，可致吸气困难；肺气肿时，因弹性组织破坏，肺顺应性增大，容易充气而不容易回缩，多伴有呼气困难。胸廓顺应性减小，可见于胸廓畸型、胸膜肥厚、肥胖等患者。总顺应性是一项综合反映肺和胸廓弹性阻力的指标。在肺实质病变时，主要反映肺顺应性。总顺应性的测定对呼吸衰竭和机械通气病人的临床监护具有重要作用。

●非弹性阻力主要指呼吸道阻力。

2. 非弹性阻力 非弹性阻力主要包括呼吸道阻力和组织粘滞阻力，前者指气流通过呼吸道时气体分子间及气体分子与呼吸道管壁的摩擦力，约占非弹性阻力的 80% ~ 90%；后者指呼吸运动使有关器官组织移动变形遇到的粘滞阻力，约占 10% ~ 20%，可以忽略不计。

●呼吸道口径变小或其内气流速度加快均可使呼吸道阻力增大。

呼吸道阻力的大小，主要与气流的速度呈正比，而与呼吸道半径的 4 次方呈反比。如果细支气管的半径缩小 1/3，呼吸道阻力就增大 81 倍。故支气管哮喘病人，由于支气管平滑肌痉挛，管径变小，使呼吸道阻力明显增加，造成呼吸困难。

●呼气时呼吸道阻力略大于吸气时。

健康人呼吸道阻力在呼气时略大于吸气时。吸气时，在胸内负压的作用下，随肺脏的扩张呼吸道口径增大，阻力减小。呼气时，吸气肌张力消失，依靠肺组织的弹性回缩将肺泡气压入呼吸道，从而保持了呼吸道内的一定压力，免于陷闭。如果肺弹性减弱，回缩力减小，呼吸道阻力增加，被动呼气发生问题，就得使用呼气肌活动进行主动呼气。其结果是胸内压更加减小，当呼吸道外压力超过呼吸道内压力时，气道被挤压，呼气更困难，导致肺泡内气体滞留。所以临床上对肺气肿病人，常要求他们在呼气时收拢口唇，目的就是增加呼气阻力，保持呼吸道内一定的压力，防止呼吸道过早被挤压陷闭，以帮助呼气。

3. 呼吸功 在呼吸过程中，呼吸肌为克服弹性阻力和非弹性阻力而实现肺通气所做的功（能量消耗），称为**呼吸功**。呼吸功有 2/3 用来克服弹性阻力，1/3 用来克服非弹性阻力。

正常人呼吸时，呼吸耗能仅占全身总耗能的 3%。平静呼吸时，呼吸功约为 0.3 ~ 0.6kg·m/min。劳动或运动时，呼吸频率、深度增加，呼吸功可增至 10kg·m/min。

病理情况下，弹性或非弹性阻力增大时，也可使呼吸功增大。但在神经系统调节下，机体倾向于选择不同呼吸形式，以最小的呼吸功完成最佳的通气效率。如哮喘患者，呼吸道阻力增加，选择深而慢的呼吸，使气流速度减慢，以减少克服非弹性阻力的呼吸功。肺纤维化患者弹性阻力增加时，即不自觉地选择浅而快的呼吸，以减少用于克服弹性阻力的呼吸功。

二、肺容量与肺通气量

（一）肺容量 **肺容量**（lung volume）是指肺容纳的气体量。在肺通气过程中，肺容量随着进出肺的气体量而变化。其变化幅度主要与呼吸深度有关，可用肺量计测量（图 5 - 6）。

●潮气量是指每次呼吸时吸入或呼出的气量。

1. 潮气量 每次呼吸时吸入或呼出的气体量，称为**潮气量**（tidal volume）。正常成人平静呼吸时约为 400 ~ 500ml，运动时则增大。

2. 补吸气量和深吸气量 平静吸气末，再用力吸入的最大气体量，称为**补吸气量**（inspiratory reserve volume）。正常成人约为 1500 ~ 2000ml。补吸气量和潮气量之和，称为**深吸气量**（inspiratory capacity）。

3. 补呼气量 平静呼气末，再用力呼出的最大气体量，称为**补呼气量**（expiratory reserve volume）。正常成人约为 900 ~ 1200ml。

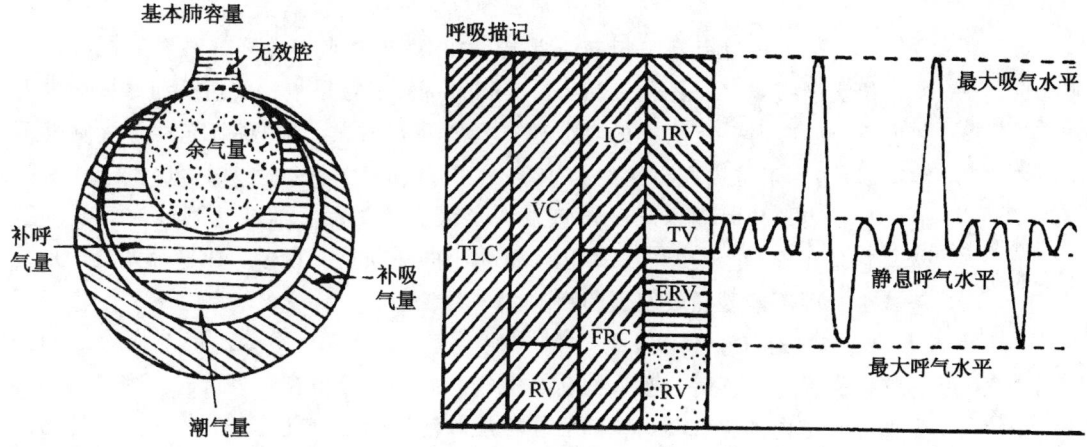

图 5-6 肺容量示意图

TLC：肺总容量　VC：肺活量　RV：余气量　IC：深吸气量　FRC：功能余气量　IRV：补吸气量　TV：潮气量
ERV：补呼气量

4.余气量和功能余气量　最大呼气后，肺内仍保留的气体量，称为**余气量**（residual volume）。正常成人男性约为 1500ml，女性约为 1000ml。余气量和补呼气量之和，称为**功能余气量**（functional residual volume）。

5.肺总容量　肺所能容纳的最大气体量，称为**肺总容量**（total lung capacity）。即余气量、补呼气量、潮气量和补吸气量四者之和。正常成人男性约为5000ml，女性约为 3500ml。

6.肺活量和用力肺活量　最大吸气后再做最大呼气，所能呼出的气体量，称为**肺活量**（vital capacity）。即补吸气量、潮气量和补呼气量三者之和。正常成人男性约为 3500ml，女性约为 2500ml。

● 肺活量：最大吸气后做最大呼气所能呼出的气量，为补吸气量、潮气量和补呼气量之和。

肺活量的大小，反映了一次呼吸时肺所能达到的最大通气量。它的测量方法简单，重复性好，是最常用的肺通气功能的指标之一。但尚有缺点，例如当病人肺弹性降低或呼吸道狭窄时，肺通气功能已受到明显影响，而肺活量在任意延长呼气时间的条件下，仍可在正常范围内。因此，又提出了用力肺活量的测量。

用力肺活量（forced vital capacity）也称**时间肺活量**（timed vital capacity），是指最大吸气后，尽力尽快呼气，在头三秒钟内所能呼出的气体量分别占其肺活量的百分数，分别称为第1、2、3秒的用力肺活量。正常人分别为83%、96%和99%左右。用力肺活量是一种动态指标，不仅反映肺容量的大小，而且反映了呼吸所遇阻力的变化，所以是评价肺通气功能的较好指标。正常人在 3 秒钟内基本上可呼出全部肺活量气体。但阻塞性肺疾病患者往往需要5～6秒或更长的时间才能呼出全部肺活量。特别是第一秒用力肺活量，低于60%为不正常。

● 用力肺活量是评价肺通气功能的较好动态指标。

（二）肺通气量

1.每分通气量和最大通气量　**每分通气量**（minute ventilation volume）是指每分钟吸入或呼出的气体总量。其计算公式为：

● 每分通气量等于潮气量和呼吸频率的乘积。

113

$$每分通气量 = 潮气量 × 呼吸频率$$

正常成人安静时呼吸频率约为 12~18 次/分，其每分通气量约为 6~8L。

最大通气量（maximal voluntary ventilation）是指以最快的速度和尽可能深的幅度进行呼吸时，所测得的每分通气量（测定时，一般只测 15 秒，将测得值乘 4 即可）。正常成人男性约为 100~120L/min；女性约为 70~80L/min。最大通气量代表单位时间内呼吸器官发挥了最大潜力后，所能达到的通气量。显然，它是评价一个人所能从事运动量大小的一项重要指标。如果最大通气量显著减少，则不能胜任较剧烈的活动。

2.**肺泡通气量** 由于鼻、咽、喉、气管、支气管等处不能与血液之间进行气体交换，吸气时，吸入的新鲜空气的后一部分留在呼吸道内；呼气时，首先把呼吸道内的空气驱出，随后才呼出肺泡中的部分气体，故将呼吸道称为**解剖无效腔**。正常成人其容积约为 150ml。此外，进入肺泡的气体还可因血液在肺内分布不均匀等原因，不能都与血液进行气体交换。这部分不能与血液进行气体交换的肺泡腔，称为**肺泡无效腔**。解剖无效腔与肺泡无效腔合称为**生理无效腔**。正常人的肺泡无效腔接近于零，因此，正常人的生理无效腔与解剖无效腔基本相等（150ml）。但在病理情况下，如支气管扩张患者的解剖无效腔增大；肺动脉部分梗塞患者的肺泡无效腔增大，都可降低肺换气效率。因此，**肺泡通气量**（alveolar ventilation）是指每分钟吸入肺泡能与血液进行气体交换的新鲜空气量。其计算公式为：

$$肺泡通气量 = （潮气量 - 无效腔气量） × 呼吸频率$$

例如，某人无效腔气量为 150ml，潮气量为 500ml，呼吸频率为 12 次/分，则每分通气量为 6000ml，肺泡通气量为 4200ml。如果让其改变呼吸形式，当潮气量加倍时呼吸频率减半或呼吸频率加倍时潮气量减半，每分通气量皆不变，而肺泡通气量却发生了很大变化，分别为 5100ml 或 2400ml。因此，从气体交换的角度考虑，在一定范围内，深而慢的呼吸比浅而快的呼吸效率高。

第三节　肺换气与组织换气

空气经肺通气进入肺泡后，立即进行肺换气，即肺泡气中 O_2 扩散入血液，血液中 CO_2 扩散入肺泡。当血液流经身体其他各部组织时，又进行一次组织换气，即血液中 O_2 扩散入组织细胞，组织细胞代谢产生的 CO_2 扩散入血液。这两种换气的地点虽然不同，但换气的原理基本相同。

一、气体交换的原理

O_2 和 CO_2 的交换都是以扩散的方式通过生物膜实现的。虽然气体分子不停地进行无定向的运动，但总效应是从分压高处向低处扩散。因此，气体交换的动力是该气体的分压差。分压差越大，气体扩散速率越快。

（一）**气体分压** 混合气体中，某种气体所占有的压力称为该气体的**分压**。可用混合气体的总压力乘以该气体在混合气体中所占有的容积百分比来求得。例如，空气的总压力为 101.3 kPa（760 mmHg），其中 O_2 的容积百分比约为

左栏注释：

● 最大通气量，是指尽力做深快呼吸时，每分钟吸入或呼出肺的气体量，它可以反映肺通气功能的储备能力。

● 无效腔的存在使吸入的空气并不能都与血液进行气体交换。

● 肺泡通气量，是指每分钟吸入肺泡的新鲜空气量，它等于（潮气量 - 无效腔气量）× 呼吸频率。

● 在一定范围内，深慢呼吸时的肺泡通气量大于浅快呼吸时的肺泡通气量。

● 气体交换的动力是分压差。它决定气体扩散方向并影响气体扩散的速率。

21%，则 O_2 的分压（PO_2）为 $101.3 \times 21\% = 21.2kPa$（159mmHg）；$CO_2$ 的容积百分比约为 0.04%，则 CO_2 的分压（PCO_2）为 $101.3 \times 0.04\% = 0.04kPa$（0.3mmHg）。分析安静状态下肺泡气、血液及组织中的气体，各气体的分压如表 5-1 所示。

表 5-1　肺泡、血液及组织中各种气体的分压 kPa（mmHg）

	肺泡气	动脉血	静脉血	组织
PO_2	13.9（104）	13.3（100）	5.3（40）	4.0（30）
PCO_2	5.3（40）	5.3（40）	6.1（46）	6.7（50）
PN_2	75.8（569）	76.4（573）	76.4（573）	76.4（573）
PH_2O	6.3（47）	6.3（47）	6.3（47）	6.3（47）
合计	101.3（760）	101.3（760）	94.1（706）	93.4（700）

（二）气体扩散速率　Graham 定律指出，在相同条件下，各种气体扩散的相对速率与各该种气体分子量的平方根呈反比。Henry 定律认为气体在气相与液相（肺泡与血液）之间，或在液相与液相（血液与组织液及细胞内液）之间，气体扩散相对速率与各该种气体的溶解度呈正比。如将这两个定律合并应用，则 CO_2 和 O_2 的相对扩散速率是：

$$\frac{CO_2\text{扩散速率}}{O_2\text{扩散速率}} = \frac{\sqrt{O_2\text{分子量}}}{\sqrt{CO_2\text{分子量}}} \times \frac{CO_2\text{溶解度}}{O_2\text{溶解度}}$$

$$= \frac{\sqrt{32}}{\sqrt{44}} \times \frac{0.592}{0.0244}$$

$$= \frac{20.6}{1}$$

由上可知，在同样的气体分压下，CO_2 的扩散速率约为 O_2 的 20.6 倍。但是，气体扩散的动力是分压差。从表 5-1 中可知，在肺 O_2 分压差约为 8.6kPa（64mmHg），CO_2 分压差约为 0.8kPa（6mmHg）；在组织 O_2 分压差约为 9.3kPa（70mmHg），CO_2 分压差约为 1.3kPa（10mmHg）。O_2 分压差明显大于 CO_2 分压差。另外，气体扩散速率还与温度、扩散面积呈正比，与扩散距离呈反比。综合分析，CO_2 的扩散速率约为 O_2 的 2 倍。这就是在气体交换不足时，往往缺 O_2 显著，而 CO_2 潴留却不明显的原因之一。

●CO_2 比 O_2 扩散快，故一般情况下 CO_2 不易在体内蓄积。

二、肺换气

（一）肺换气的过程　由于肺通气使肺泡气的成分相对稳定，肺泡气的 PO_2 总是高于静脉血的 PO_2，PCO_2 总是低于静脉血中 PCO_2。因此，当静脉血流经肺时，O_2 顺其分压差由肺泡扩散入血液；同时 CO_2 顺其分压差由静脉血扩散到肺泡。肺换气的结果，使静脉血变为动脉血（图 5-7A）。

通常将气体在分压差为 1kPa 时每分钟所能扩散的气体量称为**扩散容量**（diffusion capacity）。O_2 在肺部的扩散容量为 115～269ml/kPa·min。安静状态下，O_2 仅扩散 250ml/min 左右便可满足机体代谢的需要。CO_2 的扩散容量比 O_2 的扩散容量约大 25 倍，如果每分钟呼出 230ml 的 CO_2，有 0.05kPa（0.4mmHg）

●流入肺组织的静脉血经肺换气变成了动脉血。

●肺的换气功能有很大的潜力。

的分压差就很充分。血液通过肺毛细血管的时间为 0.7~0.8s。在一般情况下，血液与气体之间有 0.3~0.5s 的接触时间，便可达到平衡。所以从时间要求上，上述程度的扩散也是能充分进行的。因此，肺的换气功能有着很大的潜力，当静脉血流经肺毛细血管全长的 1/2 时，已基本完成气体交换变成动脉血。

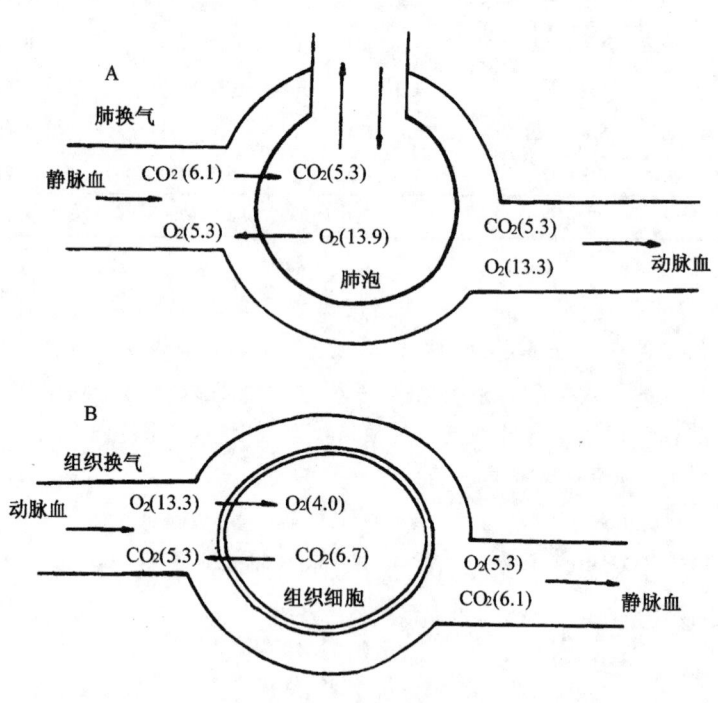

图 5-7　气体交换示意图
(括号内数字为气体分压，单位为 kPa)

（二）影响肺换气的因素　肺换气除主要受气体分压差影响外，还受呼吸膜的厚度和面积以及通气/血流比值的影响。

1. 呼吸膜的厚度和面积　正常呼吸膜的总厚度不到 $1\mu m$，对气体通透性很大，气体易于扩散。在病理情况下，如肺纤维化、肺水肿等，呼吸膜增厚，气体扩散速率减慢，气体交换量减少。

成人呼吸膜面积约有 $70m^2$。安静状态下，肺毛细血管并不全部开放，呼吸膜的有效面积约为 $40m^2$。劳动或运动时，肺毛细血管开放的数目增多，呼吸膜的有效面积可增到 $70m^2$。但肺气肿患者，由于肺泡融合，使呼吸膜面积减小，肺换气量减少。

2. 通气/血流比值　**通气/血流比值**（ventilation/perfusion ratio）是指肺泡通气量（$\dot{V}_A$）与每分钟肺毛细血管血流量（$\dot{Q}_C$）的比值。正常成人在安静时，$\dot{V}_A$ 约为 4.2L，$\dot{Q}_C$ 约为 5L，$\dot{V}_A/\dot{Q}_C$ 为 0.84。肺泡通气量与肺毛细血管血流量之间是否配合恰当将直接影响肺换气效率（图 5-8）。

在理想的肺中，吸气时，吸入相同成分的空气，均匀地分布到每个肺泡；右心室把相同成分的血液均匀地分布到每一个肺泡周围的毛细血管中。这样，

●影响肺换气的因素：气体跨呼吸膜分压差减小、呼吸膜增厚或面积减小、通气/血流比值偏离 0.84 时，均可使肺换气量减少

● $\dot{V}_A/\dot{Q}_C < 0.84$，提示通气不足或血流过剩，部分静脉血流经通气不良的肺泡，气体未能充分交换，静脉血尚未成为动脉血就返回

每个肺泡所分到的血流量同它的通气量是比较相当的。再加上呼吸膜功能也相同，那么离开每一肺泡毛细血管的血液 PO_2 和 PCO_2 也是相同的。但是，在实际的肺、甚至健康人的肺内，肺泡通气和肺泡毛细血管血流都不是分布很均匀。例如，人在直立时，肺尖部的通气和血流都较肺下部的少，血流量的减少更为显著，所以肺尖部的 $\dot{V}_A/\dot{Q}_C$ 比值增大，可达 3 以上；而肺下部的比值减小，约为 0.6。但从总体上来看，由于呼吸膜面积远远超过气体交换的实际需要，所以并未影响 O_2 的摄取和 CO_2 的排出。而且，正常人肺通气与肺血流存在着自身调节（图 5-8，上右），当某一区域肺泡通气量减少时，该区肺血管收缩；当某一区域血流量不足时，该区支气管收缩。因而可使肺通气与肺血流匹配得较好，比值相对稳定，使肺换气能有效地进行。在病理情况下，如支气管痉挛时，肺通气量减少，而肺血流量不变，则 $\dot{V}_A/\dot{Q}_C$ 比值下降（图 5-8，中），将使一部分静脉血得不到气体交换，即形成功能性动－静脉短路。又如右心衰竭或肺梗死时，肺泡通气量正常，而肺血流量减少，则 $\dot{V}_A/\dot{Q}_C$ 比值增大（图 5-8，下），这时一部分肺泡气不能与血液进行气体交换，形成了肺泡无效腔。所以，$\dot{V}_A/\dot{Q}_C$ 比值无论增大或减小，都将导致肺换气效率降低。

心脏，发生功能性动－静脉短路。
● $\dot{V}_A/\dot{Q}_C > 0.84$，提示通气过剩或血流不足，部分肺泡不能与血液充分进行气体交换，致使肺泡无效腔增大。

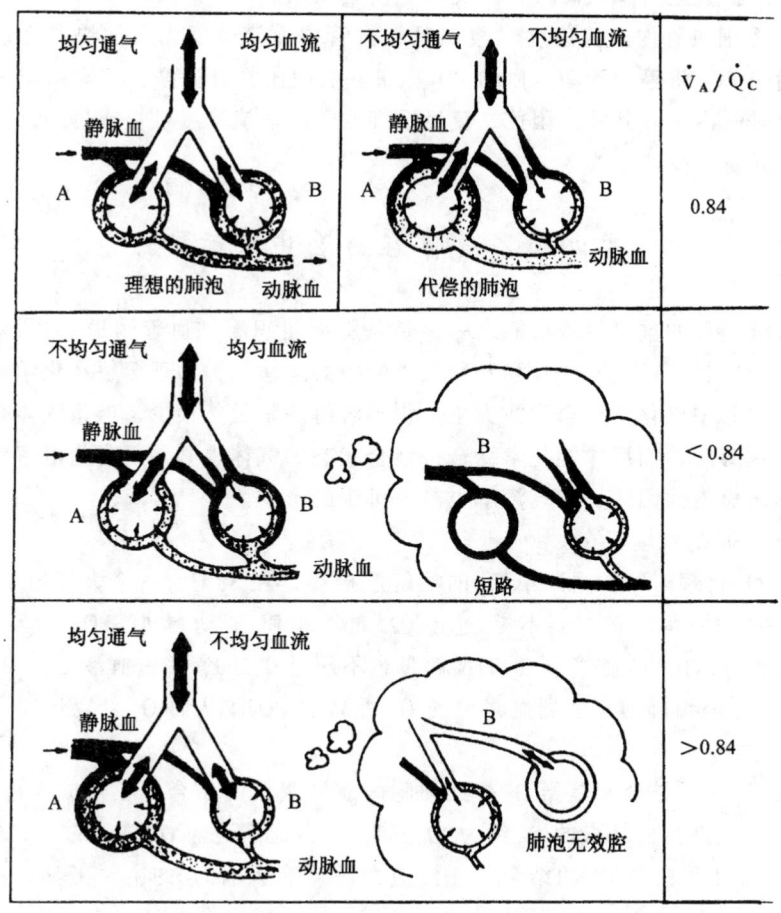

图 5-8　正常和异常通气/血流比值示意图

三、组织换气

（一）组织换气的过程　流入组织的动脉血经毛细血管壁、组织液和细胞膜与组织细胞之间进行气体交换。组织换气所经过的组织结构对 O_2 和 CO_2 的通透性也很大，有利于气体交换。组织细胞代谢中不断地消耗 O_2，产生 CO_2，使组织内的 PO_2 低于动脉血的 PO_2，而 PCO_2 高于动脉血的 PCO_2。当动脉血流经组织时，O_2 由血液向组织细胞扩散，CO_2 则由组织细胞向血液内扩散，结果使动脉血变为静脉血（图 5 - 7B）。

（二）影响组织换气的因素

1. 组织代谢　组织代谢水平与组织换气量呈正相关。越是活动的组织，其 O_2 的利用和 CO_2 产生的越多，局部 PO_2 就越低，PCO_2 就越高。不但气体扩散所需要的分压梯度变陡，而且局部毛细血管开放数量增多，致使气体交换量增加。

2. 细胞与毛细血管之间的距离　细胞与离它最近的毛细血管之间的距离越小，换气就越充分；距离增大则影响换气。如组织水肿时，将使气体扩散的距离增大，换气量减少。如果水肿使组织的压力增加得很高，足以压迫一些毛细血管，就会进一步阻碍气体的交换，使组织缺氧。

3. 毛细血管内血流速度　假如毛细血管内血流速度无限加快，毛细血管静脉端的 PO_2 将等同于动脉血的 PO_2。如果毛细血管血流停止，则组织 PO_2 会在很短时间内下降到零。因此，流经毛细血管的血流速度过快或过慢，都将使组织换气量减少。

第四节　气体在血液中的运输

血液循环的重要生理功能之一，是从肺向组织毛细血管输送 O_2 和从组织向肺毛细血管输送 CO_2。O_2 和 CO_2 在血液中的运输分为物理溶解和化学结合两种形式，其中以化学结合形式为主。物理溶解的量虽然很少，但是气体必须先通过物理溶解，而后才能化学结合；结合状态的气体也必须解离为溶解状态后才能逸出血液。因而，物理溶解也是不可少的形式。

一、O_2 的运输

（一）物理溶解　血浆中 O_2 的溶解度极小，在 38℃、一个大气压下，1ml 血浆中所能溶解的 O_2 不超过 0.023ml。即使在动脉血 PO_2 为 13.3kPa（100mmHg），100ml 血浆中 O_2 的溶解量也不超过 0.3ml，约占血液运输 O_2 总量的 1.5%。但由肺泡扩散到血浆中的 O_2 提高了 PO_2，从而 O_2 可以迅速向红细胞内扩散。

（二）化学结合　是指 O_2 与红细胞内血红蛋白的结合。正常成人每 100ml 动脉血中血红蛋白结合的 O_2 约为 19.5ml，约占血液运输 O_2 总量的 98.5%。

1. 血红蛋白与 O_2 的结合　血红蛋白是血液运输 O_2 的主要工具，它能同 O_2 进行可逆性结合。血红蛋白与 O_2 结合后，形成氧合血红蛋白（HbO_2）。其中 Fe^{2+} 仍然是亚铁状态，没有电荷的转移，故不称氧化而称氧合（oxygenation）。

血红蛋白与 O_2 的结合或解离都不需酶催化，主要取决于血液中 O_2 分压的高低，可表示为：

$$Hb + O_2 \xrightleftharpoons[\text{PO}_2 \text{低（组织）}]{\text{PO}_2 \text{高（肺部）}} HbO_2$$

当血液流经肺时，因肺泡内 PO_2 高于血液中 PO_2，O_2 从肺泡扩散入血液，使血液 PO_2 升高，促进血红蛋白与 O_2 结合成 HbO_2。当血液流经组织时，因组织 PO_2 低，HbO_2 迅速解离，释放 O_2，成为去氧血红蛋白（Hb）。组织内，血中 PCO_2 升高、H^+ 浓度增加、温度升高等情况下，都能促进 HbO_2 的解离。

氧合血红蛋白呈鲜红色，去氧血红蛋白呈暗红色。动脉血含氧合血红蛋白较多，故呈鲜红色。静脉血含去氧血红蛋白较多，故呈暗红色。当毛细血管床血液中含去氧血红蛋白达 50g/L 时，皮肤、甲床及粘膜呈紫蓝色，称为紫绀（cyanosis）。紫绀是机体缺 O_2 的指征之一。值得注意的是，有些严重贫血的病人，虽然存在缺 O_2，但由于血红蛋白总量太少，以致毛细血管床血液中去氧血红蛋白达不到 50g/L，故不出现紫绀。相反，有些患高原性红细胞增多症的人，虽然不存在缺 O_2，但由于血红蛋白总量很多，以致毛细血管床血液中去氧血红蛋白可达 50g/L 以上，而出现紫绀。此外，在 CO 中毒时，CO 与 Hb 结合成一氧化碳血红蛋白（HbCO），呈樱桃红色。由于 CO 与 Hb 结合的能力比 O_2 与 Hb 结合的能力约大 210 倍，故 O_2 很难与 Hb 结合，造成缺 O_2。但此时去氧血红蛋白并未增多，因此不出现紫绀，而呈现樱桃红色。

一分子 Hb 可以结合 4 分子 O_2，1gHb 可以结合 $1.34ml O_2$。健康成人，如血红蛋白含量为 150g/L，则 1L 血液能结合 O_2 的最大量约为 201ml。1L 血液中血红蛋白能结合 O_2 的最大量称为血红蛋白氧容量。1L 血液中血红蛋白实际结合 O_2 的量称为血红蛋白氧含量。通常情况下，血中溶解的 O_2 甚少，比起结合的 O_2 可忽略不计。因此，常把血红蛋白氧容量称做**血氧容量**（oxygen capacity），把血红蛋白氧含量称做**血氧含量**（oxygen content）。血氧含量占血氧容量的百分数，称为**血氧饱和度**（oxygen saturation）。

2．氧离曲线及其影响因素

（1）氧离曲线：**氧离曲线**（oxygen dissociation curve）是表示 PO_2 与血氧饱和度之间关系的曲线（图 5 – 9），即表示不同 PO_2 下 Hb 和 O_2 结合情况或者是 HbO_2 的解离情况。氧离曲线呈特殊的"S"形，可以分为三段：

①氧离曲线上段：相当于 PO_2 在 8 ～ 13.3kPa（60 ～ 100mmHg）之间，即 PO_2 较高，是 Hb 和 O_2 结合的部分。这段曲线的特点是比较平坦，表明在这段范围内 PO_2 的变化对血氧饱和度影响不大。即使吸入气或肺泡气的 PO_2 有所下降，如在高原环境中或患某些呼吸疾病时，只要 PO_2 不低于 8kPa（60mmHg），血氧饱和度仍能保持在 90% 以上，血液能为机体携带足够的 O_2，很少发生缺氧。

②氧离曲线中段：相当于 PO_2 在 8 ～ 5.3kPa（60 ~ 40mmHg）之间，是 HbO_2 释放 O_2 的部分。这段曲线的特点是较陡。PO_2 在 5.3kPa（40mmHg）时相当于

氧离曲线	生理意义
上段（坡度小）	动脉血 PO_2 不低于 8kPa 就可结合足够 O_2 供机体需要。
中段（坡度大）	血液流经 PO_2 较低的组织时释放大量 O_2 供组织利用。
下段（坡度最大）	组织耗 O_2 量增加时，血液可释放更多的 O_2 供组织需要。

静脉血的 PO_2，此时血氧饱和度为 75%，血氧含量约为 144ml/L。表明当血液流经组织时，每 1L 血液可释放 50ml O_2。以心输出量 5L 计算，即可释放 250ml O_2，恰好能满足机体安静状态时的每分钟耗 O_2 量。

③氧离曲线下段：相当于 PO_2 在 5.3～2kPa（40～15mmHg）之间，是氧离曲线最陡的部分，提示在这段范围内，PO_2 稍有下降血氧饱和度就有较大的下降。当组织活动加强时，O_2 的利用增加，PO_2 可以降至 2kPa（15mmHg）。血液流经这样的组织，血氧饱和度可以降到 20% 以下，血氧含量仅约 44ml/L，也就是每 1L 血液可释放 150ml O_2，为安静时的 3 倍。可见该段曲线代表 O_2 储备。

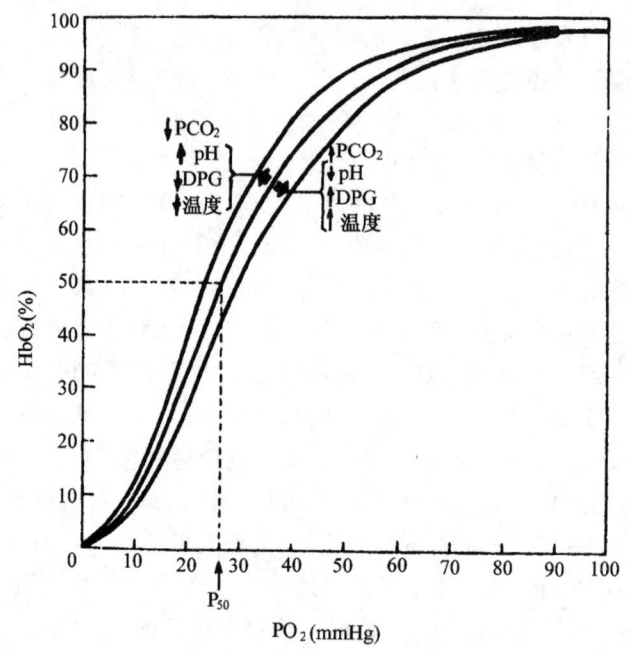

图 5-9 氧离曲线及影响其位置的主要因素

●曲线右移，反映 Hb 与 O_2 的亲合力降低，利于 O_2 的解离，不利于结合。曲线左移，反映 Hb 与 O_2 的亲合力增强，利于 O_2 的结合，不利于解离。

●波尔效应：是指血液酸碱度的改变对血红蛋白 O_2 亲合力的影响。

（2）影响氧离曲线的因素：多种因素可以影响 Hb 与 O_2 的结合及 HbO_2 的解离，使氧离曲线的位置发生偏移。通常用 P_{50} 表示（图 5-9），P_{50} 是血氧饱和度为 50% 时的 PO_2，正常约为 3.5kPa（26.5mmHg）。P_{50} 增大，称曲线右移；P_{50} 减小，称曲线左移。P_{50} 的大小反映了 Hb 与 O_2 的亲合力。亲合力降低时不利于 Hb 与 O_2 结合而有利于 O_2 的释放，而亲合力增强时有利于 Hb 与 O_2 的结合却不利于 O_2 的释放。影响氧离曲线的主要因素有以下几种：

①血液 pH 和 PCO_2：pH 降低或 PCO_2 升高，可使 Hb 与 O_2 的亲合力降低，氧离曲线右移；pH 升高或 PCO_2 降低，可使 Hb 与 O_2 的亲合力增强，氧离曲线左移。酸碱度（CO_2 为间接效应）对 Hb 与 O_2 的亲合力的影响，称为**波尔效应**（Bohr effect）。波尔效应具有重要的生理意义。当血液流经肺时，CO_2 从血液向肺泡扩散，血液 PCO_2 下降，H^+ 浓度也降低（见 CO_2 的运输），使 Hb 与 O_2 的亲合力增强，有利于血液对 O_2 的摄取。当血液流经组织时，CO_2 从组织扩散入血液，血液的 PCO_2 和 H^+ 浓度都升高，使 Hb 与 O_2 的亲合力下降，有利于血液向组织供给足够的 O_2。

②温度：温度升高与 pH 降低的影响相似，也使氧离曲线右移。如运动时体温升高，酸性代谢产物增多均促使曲线右移，Hb 与 O_2 的亲合力降低，有利于 HbO_2 的解离，满足组织代谢增强之所需。温度降低则氧离曲线左移，Hb 与 O_2 的亲合力增强。当血液温度降至 20℃时，仅需 8.0kPa（60mmHg）的 PO_2 血红蛋白便可达到完全氧饱和，但不利于 HbO_2 的解离。临床进行低温麻醉手术时，应考虑到这一点。

③2，3-二磷酸甘油酸（2，3-DPG）：红细胞内含有较多的 2，3-DPG，其他细胞内含量极少。2，3-DPG 是红细胞在无氧糖酵解过程中产生的，主要影响 HbO_2 的解离。红细胞内 2，3-DPG 的正常浓度大约是 $15\mu g/gHb$。高于此浓度时，氧离曲线右移，有利于更多的 O_2 解离出来供应组织；低于此浓度时，氧离曲线左移，解离与供应组织的 O_2 减少。高原居民或长时间运动产热者的红细胞内 2，3-DPG 增多，这种影响对机体具有一定的代偿作用。使用枸橼酸保存的血库贮存血液，红细胞内 2，3-DPG 含量降低，当大量输给病人时，极不利于向组织提供所需的 O_2。故急救病人最好不使用库存血输血。

以上影响氧离曲线的因素，其作用机制均与直接或间接的影响到血红蛋白的变构效应有关。目前认为血红蛋白有两种构型：Hb 为紧密型（T 型），HbO_2 为疏松型（R 型）。R 型的 O_2 亲合力为 T 型的数百倍。当血红蛋白由 R 型向 T 型转变时，O_2 亲合力下降，曲线右移。当血红蛋白由 T 型向 R 型转变时，O_2 亲合力增强，曲线左移。

●影响氧离曲线的因素：血液 pH ↓、PCO_2 ↑、温度↑ 及 2，3-DPG 浓度↑时，曲线右移，说明 Hb 与 O_2 的亲合力下降，利于 O_2 的解离，不利于结合；反之，则曲线左移，说明 Hb 与 O_2 的亲合力增强，利于 O_2 的结合，不利于解离。

二、CO_2 的运输

（一）物理溶解　CO_2 的溶解度虽然比 O_2 大，但血浆中 CO_2 的溶解量也仅占血液运输 CO_2 总量的 5%。

（二）化学结合　血液中 CO_2 的化学结合有两种形式：一种是形成碳酸氢盐（主要是血浆中 $NaHCO_3$），约占 CO_2 运输总量的 88%；另一种是形成氨基甲酸血红蛋白，约占 CO_2 运输总量的 7%。

1. 碳酸氢盐形式　从组织扩散入血液的 CO_2，可与 H_2O 结合成 H_2CO_3。碳酸酐酶能催化这一反应，使反应速度大大加快。但血浆中碳酸酐酶含量极少，红细胞内含量丰富，使这一反应的速度比在血浆中约快 13000 倍。因此，上述反应主要在红细胞内进行（图 5－10）。

●CO_2 在血液中的运输形式：①溶解于血浆；②与红细胞内 Hb 结合成 HbNHCOOH；③在血液中形成碳酸氢盐（主要是 $NaHCO_3$），这是主要运输形式。

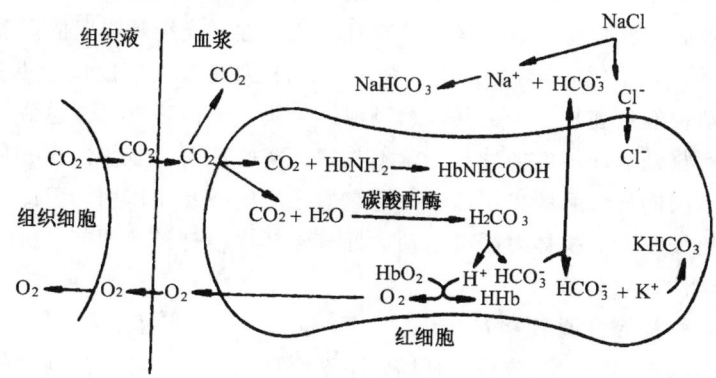

图 5－10　CO_2 在血液中的变化示意图

血液流经组织时，顺其分压差扩散入血浆的 CO_2 大部分迅速扩散入红细胞。在碳酸酐酶催化下，CO_2 迅速与 H_2O 结合成 H_2CO_3，H_2CO_3 又很快解离成 HCO_3^- 和 H^+。由于红细胞内 HCO_3^- 浓度逐渐升高，细胞膜对其通透性很大，除小部分与红细胞内的 K^+ 结合成 $KHCO_3$ 外，大部分扩散出红细胞，与血浆中的 Na^+ 结合成 $NaHCO_3$。而红细胞膜对正离子通透性很小，正离子不能随 HCO_3^- 透出，便吸引细胞外的负离子（主要是 Cl^-）内流，以达到细胞内外正负离子平衡，这一过程称为**氯转移**。另一方面，H^+ 迅速与 HbO_2 结合，促进 O_2 的释放，有利于组织供 O_2。

上述反应全部是可逆的。当血液流经肺时，由于肺泡 PCO_2 较低，反应沿相反方向进行，释放出 CO_2，继而扩散入肺泡。

● O_2 与 Hb 结合促使 CO_2 释放。（该现象称为何尔登效应）

2. 氨基甲酸血红蛋白形式　CO_2 进入红细胞后，除大部分形成 HCO_3^- 外，还有一小部分 CO_2 直接与血红蛋白的自由氨基结合，形成氨基甲酸血红蛋白（HbNHCOOH），或称为碳酸血红蛋白（$HbCO_2$）。这一反应很迅速，无需酶的参加，而且是可逆的。影响这一反应的主要因素是氧合作用，HbO_2 与 CO_2 的结合能力远比 Hb 的小。因此，这一反应是同血红蛋白对 O_2 的运输过程相伴发生。当血液流经组织时，HbO_2 释放出 O_2，迅速与 CO_2 结合形成 HbNHCOOH；当血液流经肺时，Hb 与 O_2 结合成 HbO_2，CO_2 被释放。

以氨基甲酸血红蛋白形式运输的 CO_2，虽然仅占血中 CO_2 总量的 7%，但在排出的 CO_2 总量中由氨基甲酸血红蛋白释放出来的 CO_2 却占 20%～30%。可见，以这种形式运输的效率较高。

第五节　呼吸运动的调节

在人的生命过程中，呼吸运动一般是自动的有节律的进行，并能随人体活动情况改变其频率和深度，从而使肺通气量与机体的代谢水平相适应，保持血液 O_2 和 CO_2 含量的相对恒定。但是，呼吸运动在一定限度内也受意识的控制。因此，呼吸运动可分为节律性呼吸（亦可称自动性呼吸）和随意性呼吸两种。

● 呼吸运动的调节包括中枢神经性调节、机械性反射调节和化学性反射调节。

呼吸运动是呼吸肌按照严格的顺序进行精细协调的节律性舒缩活动所产生的，而呼吸肌和其他骨骼肌一样，没有自动节律性。支配呼吸肌的运动神经元位于脊髓第 3～5 颈节（支配膈肌）和第 1～11 胸节（支配肋间肌和腹肌等）前角。运动神经从前根发出，其末梢经神经－肌接头向呼吸肌传递信息。如果呼吸肌没有收到运动神经的冲动，就不收缩。实验证明，节律性呼吸和随意性呼吸是由不同的神经系统控制的，而且它们之间能够互相作用。因此，呼吸运动的调节比较复杂。机体对呼吸运动的调节包括中枢神经性调节、机械性反射调节和化学性反射调节。

一、中枢神经性调节

上自大脑皮层、间脑、脑桥、延髓，下至脊髓均存在与呼吸运动有关的神经元。**呼吸中枢**是指中枢神经系统内产生和调节呼吸运动的神经细胞群。有关呼吸中枢的位置及节律性呼吸的产生机制,生理学家试图通过许多途径加以确定。

(一)脑干呼吸中枢 横切脑干的实验(图 5-11)表明,如果在动物脑桥与中脑之间横切脑干,呼吸运动基本正常,如同时切断双侧迷走神经,则呼吸运动变深变慢。如果切断迷走神经后,又在脑桥中部横切脑干,则动物出现长吸式呼吸。如果在动物的脑桥与延髓之间横切,则长吸式呼吸消失,呈现不规则的呼吸节律。如果在延髓与脊髓之间横切,则呼吸运动永远停止。

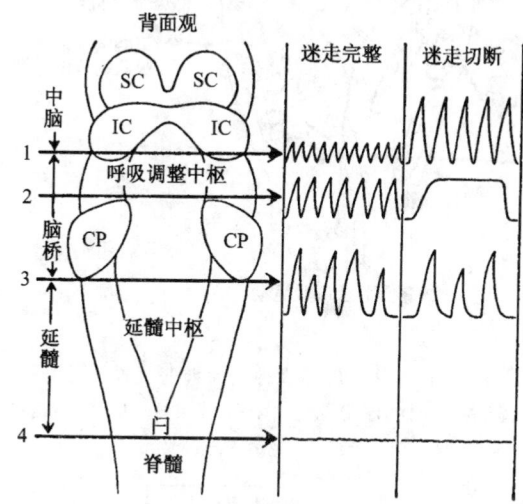

图 5-11 脑干 4 个横断后的呼吸型式
SC = 上丘   IC = 下丘   CP = 小脑脚

在哺乳动物实验中,应用电刺激脑干一些区域或引导脑干一些神经元的动作电位等技术,也都证明呼吸基本中枢在延髓,脑桥存在着能完善正常呼吸节律的呼吸调整中枢。

近代用微电极记录单个神经元放电的方法证明,下位脑干的某些部位集中有较多的与呼吸有关的神经元(图 5-12),它们在呼吸节律的形成中起着重要作用。与吸气同步放电的称**吸气神经元**;与呼气同步放电的称**呼气神经元**;吸气时放电并延续到呼气的称**吸气-呼气神经元**;呼气时放电并延续到吸气的称**呼气-吸气神经元**。

延髓有多种类型的呼吸神经元,分布较广,互相掺杂,但相对集中(图 5-12)。大体分为两组:①背侧组:集中在孤束核的腹外侧部,主要为吸气神经元,它以交叉方式支配对侧膈肌运动神经元。②腹侧组:集中在疑核、后疑核及面神经核附近,有吸气神经元,也有呼气神经元。疑核呼吸神经元支配同侧咽喉部呼吸辅助肌;后疑核呼吸神经元绝大部分支配对侧肋间外肌、肋间内肌和腹肌运动神经元,小部分支配对侧膈肌运动神经元。腹侧组神经元对背侧组吸气神经元有抑制作用。背侧组的吸气神经元,呈现与吸气节律相一致的间歇性放电活动。吸气神经元兴奋时,可抑制呼气神经元的活动。尚未发现兴奋呼气神经元可抑制吸气神经元的活动。破坏了延髓则终止呼吸。

脑桥的呼吸神经元相对集中于臂旁内侧核及其外侧,主要为吸气-呼气神

●产生节律性呼吸的基本中枢在延髓,脑桥有呼吸调整中枢。正常呼吸节律是延髓和脑桥呼吸中枢共同活动形成的。

123

经元，也有吸气神经元和呼气神经元。它们与延髓呼吸中枢之间有双向联系，其作用是限制吸气，促进吸气向呼气转换。

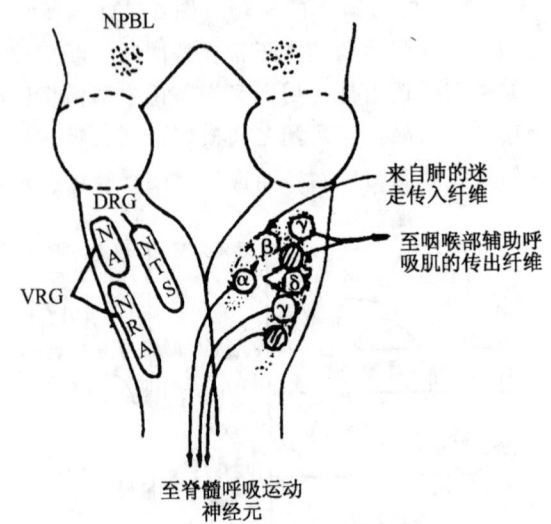

图 5 – 12　脑干内呼吸神经元群的位置示意图

NPBL：呼吸调整中枢　DRG：背侧组　NTS：孤束核　VRG：腹侧组　NA：疑核　NRA：后疑核　O：吸气神经元　◉：呼气神经元

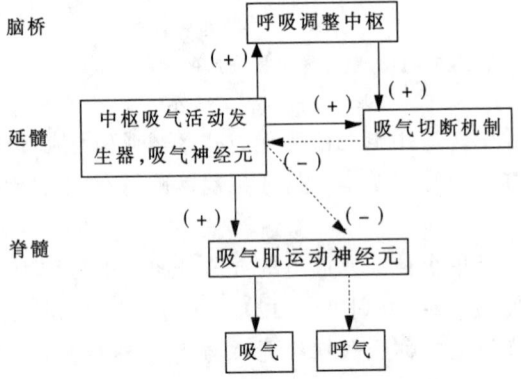

图 5 – 13　呼吸节律形成示意图

→：启动效应　┈┈▶：反馈效应　（＋）：兴奋　（－）：抑制

●在延髓内存在着一些起着中枢吸气活动发生器和吸气切断机制作用的神经元，这些神经元经短突起形成局部回路联系。

●中枢吸气活动发生器不但启动吸气过程，还兴奋吸气切断机制。而吸气

（二）呼吸节律的形成　　关于呼吸节律形成的原理，迄今尚未完全阐明。近年来比较公认的是**局部神经元回路反馈控制学说**（图 5 – 13）。此学说认为，呼吸活动的周期转换是中枢神经网络中不同神经元间相互作用的结果，即在延髓有些吸气神经元自发地产生放电活动，且放电频率逐渐增加，行使"**中枢吸气活动发生器**"作用（类似窦房结起搏细胞的节律性兴奋引起整个心脏产生节律性收缩那样）。当"中枢吸气活动发生器"的活动达到一定程度时，就被延髓另一部分神经元的活动所中断，这部分神经元被称为"**吸气切断机制**"。

"中枢吸气活动发生器"的兴奋冲动传向三个方面：①使延髓其他吸气神经元兴奋并发出神经冲动，可能经网状脊髓束兴奋脊髓前角吸气肌运动神经元，引起吸气。②传至脑桥呼吸调整中枢，加强其活动。③传至"吸气切断机制"，

使之兴奋。"吸气切断机制"接受"中枢吸气活动发生器"和脑桥呼吸调整中枢的冲动。随着吸气相的进行，来自这两方面的冲动逐渐增强。当"吸气切断机制"兴奋达到阈值时，便发出冲动到"中枢吸气活动发生器"或延髓吸气神经元，以负反馈机制抑制其活动，使吸气转入呼气。随后，"吸气切断机制"的活动逐渐减弱，当其对"中枢吸气活动发生器"的抑制作用解除时，又一次吸气活动开始。

（三）大脑皮层对呼吸运动的调节　大脑皮层对呼吸运动有自觉和不自觉的控制效应。

人在睡眠、麻醉或昏迷时，仍能进行节律性呼吸，这说明大脑皮层对节律性呼吸的形成是无关紧要的。但大脑皮层的边缘叶与岛叶及眶回相连接的部分对节律性呼吸有抑制作用；扣带回的大部分对节律性呼吸有增强作用。

随意性呼吸的调控信息来自大脑皮层的运动区和运动前区。它们的下行纤维可沿皮质脊髓束、皮质红核脊髓束直接作用于脊髓呼吸运动神经元；也可以其侧支通过网状结构，与脑桥和延髓的呼吸中枢相联系，在一定程度上"随意"地控制呼吸。如说话、唱歌、吹奏管乐器、有意屏气或做深大呼吸等，都受大脑皮层的控制。

实验证明，人在含有高浓度 CO_2 的密闭室中住过多次之后，即使室内已更换为新鲜空气，当他头几次再入此室时，仍然出现肺通气增加反应。说明呼吸也可以形成条件反射，使呼吸运动更富于适应性。

二、机械性反射调节

（一）肺牵张反射　由于肺扩张或缩小所引起的反射性呼吸变化，称为**肺牵张反射**（pulmonary stretch reflex），又称黑－伯氏反射（Hering-Breuer reflex）。分为肺扩张反射和肺缩小反射。

肺扩张反射的感受器主要分布在支气管和细支气管的平滑肌层中，一般称为肺牵张感受器。吸气时，肺扩张，当肺内气量达到一定容积时，肺牵张感受器兴奋，发放冲动增加，其冲动沿迷走神经传入纤维到达延髓，兴奋"吸气切断机制"，增强了"吸气切断机制"对"中枢吸气活动发生器"的抑制作用，终止吸气，发生呼气。肺扩张反射是一种负反馈调节机制。其生理意义是使吸气不致过长、过深，促使吸气及时转为呼气。它与脑桥呼吸调整中枢共同调节着呼吸的频率和深度。对呼吸功也有一定的调节作用。

肺扩张反射的敏感性有种属差异。正常人在平静呼吸时这种反射不明显，在深呼吸（吸入气量达到 800ml 以上）时才起作用。但在病理情况下，如肺充血、肺水肿等，肺的顺应性降低，吸气时呼吸道受到较强的机械牵拉，肺牵张感受器发放冲动增多，可反射性地出现浅而快的呼吸。

肺缩小反射，是否有其自己的感受器，目前尚不能肯定。一般认为，呼气时，肺缩小，对肺牵张感受器的刺激减弱，沿迷走神经传入冲动减少，解除了对"中枢吸入活动发生器"的抑制，进入另一个新的呼吸周期。此反射在较强的缩肺时才出现，它在平静呼吸的调节中意义不大，但对阻止呼气过深和肺不张等可能起一定作用。

（二）呼吸肌本体感受性反射　由呼吸肌本体感受器——肌梭传入冲动引

● 切断机制反馈性抑制中枢吸气活动发生器，终止吸气，转为呼气。吸气切断机制活动减弱时，吸气活动再次发生。

●随意性呼吸由大脑皮层控制。

●肺扩张反射能阻止吸气过度，加速吸气和呼气交替。但在平静呼吸时该反射不参与呼吸调节，仅在深呼吸或某病理情况下才显示其作用。

●肺缩小反射平时无作用，病理时有一定作用。

125

起的反射性呼吸变化，称为**呼吸肌本体感受性反射**。呼吸肌（主要见于肋间肌）同其他骨骼肌一样，除有大量的肌纤维（梭外肌）外，还含有肌梭（图5－14）。当肋间肌被拉长或当梭外肌不缩短而梭内肌纤维收缩时，肌梭受到刺激而兴奋，其神经冲动经后根传入脊髓，兴奋其所在肌肉的 α 运动神经元，引起该肌肉梭外肌收缩或收缩增强。这对维持正常呼吸深度和调节呼吸运动强度具有一定作用。在人体或动物实验中均可观察到，当呼吸道阻力增加时，呼吸运动立即增强。这说明呼吸肌本体感受性反射对克服呼吸道阻力具有重要的作用。

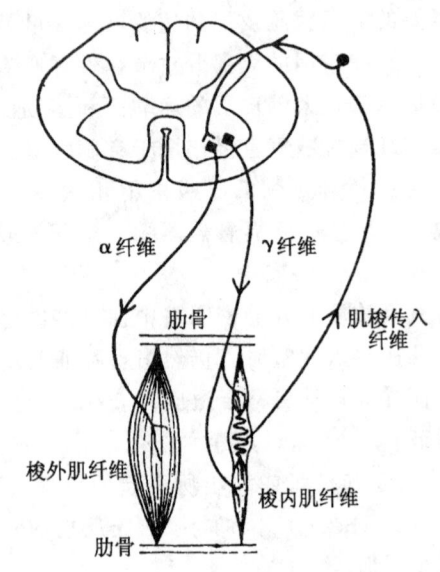

α纤维　　γ纤维

肋骨　　　　肌梭传入纤维

梭外肌纤维　　梭内肌纤维

肋骨

图5－14　肋间肌本体感受性反射弧示意图

三、化学性反射调节

血液中 PCO_2、PO_2 和 H^+ 浓度的改变，可通过化学感受器反射性地改变呼吸运动，改变肺通气量，以维持血液的 PCO_2、PO_2 和 pH 的相对恒定。

（一）**化学感受器**　根据化学感受器所存在的部位不同，将其分为外周化学感受器和中枢化学感受器两种。

1. **外周化学感受器**　是指颈动脉体（球）和主动脉体（球）化学感受器，其血液供应极为丰富，能及时和直接地感受动脉血中 CO_2、O_2 及 H^+ 的变化，其产生的冲动分别由舌咽神经和迷走神经传入延髓。当血液 PO_2 降低、PCO_2 升高或 pH 降低时，其传入冲动增多。

2. **中枢化学感受器**　是指在延髓腹外侧表层具有对血液中 CO_2 和局部 H^+ 变化敏感的对称的化学敏感区，但并非呼吸中枢神经元本身。实验表明，中枢化学感受器对游离 H^+ 比对 CO_2 更为敏感。然而，血液中 H^+ 相对不易通过血脑屏障，CO_2 则易于通过。血液 PCO_2 升高时，CO_2 从脑血管扩散进入脑脊液，与水结合成 H_2CO_3，H_2CO_3 解离出 H^+，从而 H^+ 刺激中枢化学感受器。因此，脑脊液中的 H^+ 才是中枢化学感受器的最有效刺激。但也有资料证明 CO_2 可直接刺激中枢化学感受器。中枢化学感受器兴奋，可迅速影响延髓呼吸中枢，引起呼吸变化。但中枢化学感受器不感受缺氧刺激。

（二）CO_2对呼吸运动的影响　　CO_2对呼吸中枢有很强的刺激作用，它是维持正常呼吸运动的重要生理性化学因素。人在过度通气后可发生呼吸暂停，就是因为过度通气排出了较多的CO_2，使血液PCO_2下降，以致对呼吸中枢的刺激减弱所造成。吸入气中CO_2含量适当增加，可使呼吸加深加快。如吸入气中CO_2含量增加到1%时，肺通气量即可增加；吸入气中CO_2增加到4%时，肺通气量可增加一倍，使肺泡气和动脉血PCO_2仍可接近正常水平。但这种关系有一上限，当吸入气中CO_2含量超过7%时，肺通气量不能相应增加，致使体内CO_2堆积，呼吸中枢抑制，发生呼吸困难、头痛、头昏，甚至昏迷等CO_2麻醉症状。

CO_2对呼吸的刺激作用是通过两条途径实现的：一条是刺激中枢化学感受器，继而引起延髓呼吸中枢兴奋；另一条是刺激外周化学感受器，神经冲动传入延髓，使呼吸中枢兴奋。两条途径均可使呼吸加深加快，但以前一条途径为主，约占总效应的80%。

（三）H^+对呼吸运动的影响　　动脉血H^+浓度升高，可导致呼吸加深加快，肺通气量增加；H^+浓度降低，呼吸受到抑制。如代谢性酸中毒病人呼吸加强，代谢性碱中毒病人呼吸减弱。血液中的H^+不易透过血脑屏障。因而，动脉血H^+浓度改变对呼吸运动的影响，主要是对外周化学感受器的刺激实现的。当血液H^+浓度升高时，对外周化学感受器的刺激增强，传入延髓的神经冲动增多，呼吸中枢兴奋。当血液H^+浓度下降时，对外周化学感受器的刺激减弱，传入延髓的神经冲动减少，呼吸中枢抑制。

（四）缺O_2对呼吸运动的影响　　吸入气中O_2含量降低时，呼吸加深加快，肺通气量增加。实验证明，缺O_2对呼吸的刺激作用是通过外周化学感受器产生的反射活动。缺O_2对呼吸中枢的直接作用是抑制其活动。外周化学感受器能耐受缺O_2，并能被缺O_2所兴奋。轻度缺O_2时，来自外周化学感受器的传入冲动能对抗缺O_2对中枢的抑制作用，显示呼吸中枢兴奋效应，呼吸加深加快，肺通气量增加。但在严重缺O_2（动脉血PO_2降到5kPa以下）时，来自外周化学感受器的兴奋作用已不足以抵消缺O_2对中枢的抑制作用，则呼吸中枢活动减弱，表现出呼吸抑制。

上面所述是就CO_2、H^+浓度及缺O_2三因素分别对呼吸的影响而言。实际上，三者之间存在着相互关系，在整体内往往不会只有一个因素单独改变。例如，CO_2增多时，血液中H^+浓度也增加（见CO_2的运输），从而大大增强了对呼吸的刺激作用。当血液H^+浓度升高引起呼吸加强时，会造成CO_2过多的被排出，以致血液中PCO_2降低，使呼吸加强受到一定限制。因此，血液H^+浓度升高对呼吸的刺激作用，不及血液PCO_2升高的刺激作用明显。缺O_2时，也可因肺通气量增加，排出CO_2增多，血液的PCO_2和H^+浓度均降低，使缺O_2对呼吸的刺激效应大大减弱。因此，缺O_2对呼吸的刺激作用，不及血液PCO_2和H^+浓度升高的刺激作用明显（图5-15）。

●血液PCO_2升高可通过刺激中枢化学感受器和外周化学感受器两条途径兴奋呼吸中枢，以中枢化学感受器途径为主。

●血液〔H^+〕升高主要是通过刺激外周化学感受器途径兴奋呼吸中枢来实现，对中枢化学感受器的作用极小。

●轻度缺O_2时，呼吸运动加深加快完全是通过刺激外周化学感受器途径兴奋呼吸中枢实现的。严重缺O_2，对呼吸中枢的直接抑制作用超过了外周化学感受器途径对呼吸中枢的兴奋作用，可使呼吸运动减弱，甚至停止。

此外，严重慢性呼吸机能障碍患者，既缺 O_2 又有 CO_2 潴留，由于血中长期保持高浓度的 CO_2，呼吸中枢对 CO_2 刺激的敏感性降低。此时，缺 O_2 刺激所引起的外周化学感受器反射，已成为维持呼吸中枢兴奋性的重要因素。对这种病人不宜吸入高浓度 O_2，也不可快速给 O_2。应采取低浓度持续给 O_2 或间断给 O_2，以避免突然解除缺 O_2 的刺激作用，导致呼吸抑制。

总之，血液中 PCO_2、PO_2 及 H^+ 浓度的改变，均对呼吸运动有调节作用。在自然呼吸情况下，往往一种因素的改变会引起其余一或两种因素相继改变，或几种因素同时改变。三者间相互影响，其调节作用既可发生总和而加大，也可相互抵消而减弱。对机体的影响，必须全面分析，综合考虑。

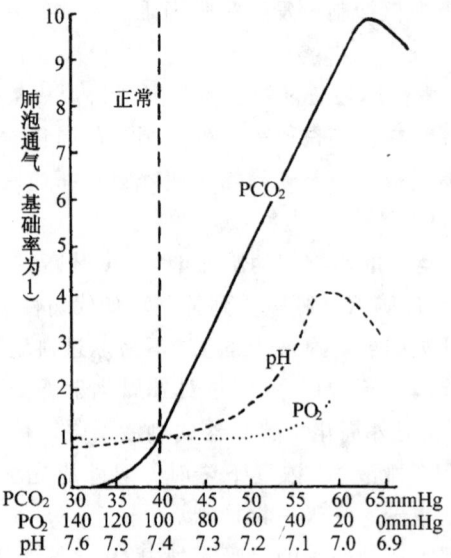

图 5-15 改变动脉血 PCO_2、PO_2、pH 三因素之一而不控制另外两个因素时的肺泡通气反应

（宋文珍）

第六章　消化和吸收

第一节　概　　述

消化系统由长约 8～10m 的消化道及与其相连的许多大、小消化腺组成。消化系统最重要的生理功能是对食物进行消化和吸收，进而为机体的新陈代谢提供必需的物质和能量来源。机体从外界环境中摄取的营养物质大多数是以大分子形式存在，如糖、蛋白质、脂类，它们不能被机体吸收，只有被转变为小分子形式后才能供机体吸收利用。食物在消化道内被分解成可吸收的小分子的过程，称为**消化**（digestion）；食物经过消化后，透过消化道的粘膜进入血液和淋巴循环的过程，称为**吸收**（absorption）。消化和吸收是两个相辅相成、紧密联系的过程。食物中不能被吸收的残渣，最终形成粪便，被推向大肠末端，经肛门排出体外。

食物的消化是通过消化道和消化腺的共同协调活动而完成的。消化道管壁肌肉的舒缩活动，可将食物团块粉碎，使之与消化液充分混合，并将食物不断地向消化道远端推送，这种消化方式称为**机械性消化**（mechanical digestion）。消化腺分泌大量的消化液，其中含有各种消化酶，能分别水解糖、脂肪、蛋白质等物质，这种消化方式称为**化学性消化**（chemical digestion）。机械性消化是一种初步的、不完全的消化，食物的完全消化必须有赖于消化液的充分作用。但是，如果没有机械性消化的充分进行，消化酶也很难有效地发挥作用。因此，在整体情况下，机械性消化和化学性消化是同时进行的，互相配合而不可分割，但为了叙述方便，常人为地分别讨论。

● 机械性消化使食物发生物理变化；化学性消化使食物发生化学变化。

一、消化道平滑肌的特性

在整个消化道中，除口腔、咽、食道上部的肌层和肛门外括约肌是骨骼肌外，其余消化管的中层，均由平滑肌组成。因此，平滑肌的舒缩活动在完成食物的消化中具有非常重要的作用，并对食物的吸收也有促进作用。

（一）消化道平滑肌的电生理特性　同神经纤维、骨骼肌细胞一样，消化道平滑肌在静息状态下，细胞膜内的电位较膜外为负，即存在着静息电位。但它的幅值较低，用微电极插入细胞内测得的值为 $-55\sim-60$mV，其形成原因主要是由于细胞内 K^+ 外流而形成 K^+ 的平衡电位。

如果将微电极插入胃和肠的纵行肌细胞内，在静息电位的基础上还能记录到下述两种电活动：

（1）基本电节律(basic electrical rhythm)，也称慢波(slow wave)。慢波表现为在静息电位的基础上，出现一种缓慢的自动去极化波,波幅为 5～15mV,持续 1～4s,具有一定的节律性,在人的胃,慢波的频率为 3 次/分,十二指肠为 11～12 次/分,回肠末端为8～9次/分。平滑肌基本电节律在去除神经体液因素后仍

● 动作电位在慢波基础上发生，平滑肌收缩继动作电位之后产生。

129

能产生，因此可能是肌源性的，目前认为它与细胞膜上生电性钠泵活动的周期性变化有关。

（2）动作电位：当慢波的幅值达到一定临界值时（即阈电位水平），在慢波的基础上可触发一个或多个动作电位。动作电位的产生与细胞膜上的 Ca^{2+} 通道开放有关，细胞外液的 Ca^{2+} 顺浓度差扩散入细胞内而产主动作电位。用阻断钙通道的药物可使快波不再发生。在动作电位之后，跟着出现平滑肌的收缩，动作电位的数目越多，收缩的幅度就越大（图 6-1）。由此可见，平滑肌的收缩是继动作电位之后产生的，而动作电位则是在慢波去极化的基础上发生的。因此，慢波是平滑肌的起步电位，是平滑肌收缩节律的控制波。

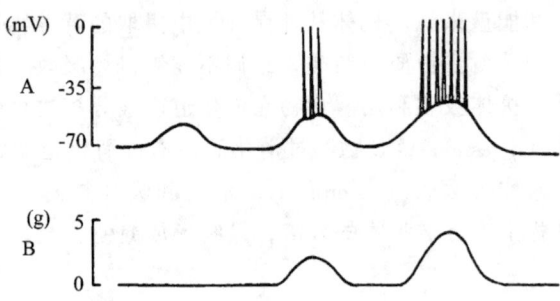

图 6-1　小肠平滑肌的电活动与肌肉收缩曲线
A：细胞内记录到的慢波和慢波上发生的动作电位
B：同步记录的肌肉收缩曲线

（二）消化道平滑肌的生理特性　同其他肌肉组织一样，消化道平滑肌也具有兴奋性、传导性和收缩性，但这些特性的表现均有自己的特点。这些特点包括：①兴奋性较低，收缩舒张过程缓慢，变异较大；②具有一定的自律性，但收缩节律远不如心肌规则，频率也较慢；③有一定的紧张性收缩，这对于保持消化管的形状和位置，使消化管腔中经常保持一定的基础压力，以及使平滑肌的各种收缩活动得以有效进行，都是非常必要的；④具有较大的伸展性，其生理意义在于使消化道能够容纳更多的食物；⑤对牵张、化学、温度刺激敏感，因此，食物的扩张、化学和温度刺激是引起消化道平滑肌活动的自然刺激因素，对电刺激不敏感。

二、胃肠道的神经支配及其作用

消化器官除口腔、咽、食管上段及肛门外括约肌受躯体运动神经支配外，其余部分均受植物性神经和消化管壁内的胃肠内在神经双重支配（图 6-2，6-3）

（一）植物性神经支配　植物性神经包括交感和副交感神经。因其来自胃肠道外，也称为外来神经。

1. 交感神经由脊髓胸腰侧角发出节前纤维，在腹腔中的交感神经节交换神经元后，节后纤维分布到胃、小肠和结肠各部，大部分交感节后纤维末梢释放的递质为去甲肾上腺素。一般情况下，交感神经兴奋可抑制胃肠的运动和分泌。

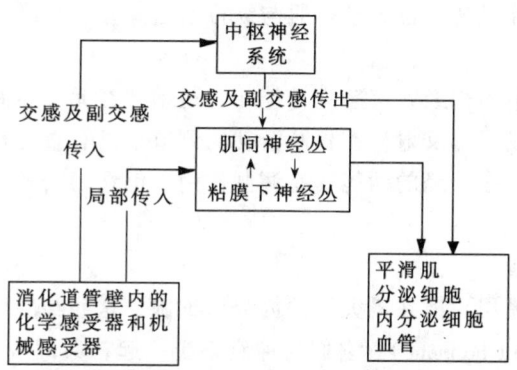

图 6-2　消化系统的局部和中枢性反射通路

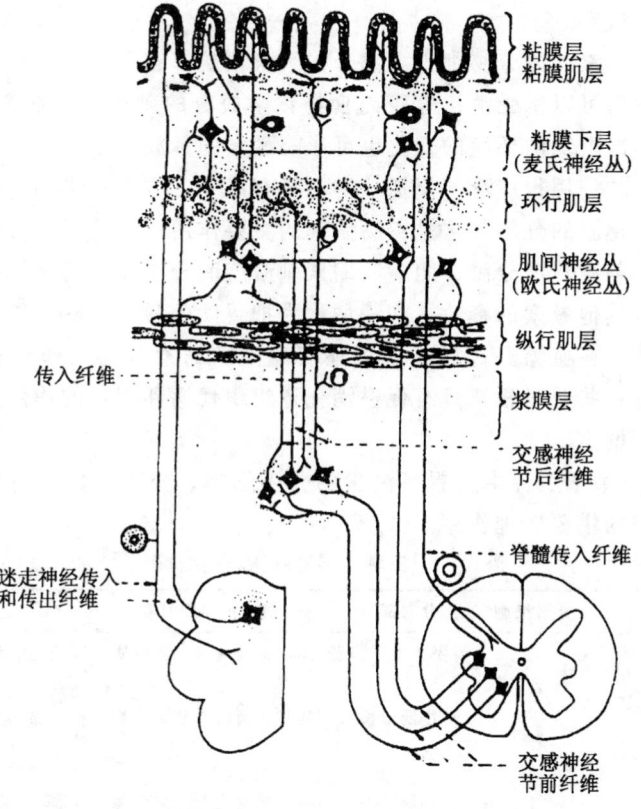

图 6-3　胃肠道的内在神经丛与外来神经

2. 支配消化器官的副交感神经主要为迷走神经和盆神经。迷走神经起自延髓的背核，支配食管下段、胃、小肠、结肠的右三分之二及肝、胆、胰；盆神经起自脊髓骶段，支配远端结肠和直肠。此外，第Ⅶ和Ⅸ对脑神经的副交感纤维支配唾液腺。副交感神经的节前纤维通常在器官旁或消化管壁内交换神经元。大部分副交感神经的节后纤维末梢释放的递质是乙酰胆碱（ACh），可引起平滑肌和腺细胞兴奋；但部分节后纤维释放的递质既非 ACh，也非肾上腺素，而是肽类或其他物质，它们的作用视具体部位而异。

（二）胃肠内在神经支配　在食管中段至肛门的大部分消化管的管壁内存在大量神经元和神经纤维，它们构成复杂的网络联系，称为壁内神经丛。壁内

●一般而言，交感神经对胃肠功能起抑制作用，副交感神经起兴奋作用，其中副交感神经影响较大。

131

● 胃肠内在神经丛
具有相对独立性，
通过局部反射调节
胃肠功能，但在整
体内常受外来神经
控制。

● 胃肠激素是胃肠
粘膜中的内分泌细
胞所分泌的激素。

神经丛分为肌间神经丛（位于环行肌与纵行肌之间）和粘膜下神经丛（分布于粘膜下层）两类。

壁内神经丛中的神经元有感觉神经元、运动神经元和中间神经元，可构成完整的反射弧完成局部反射，在胃肠活动的调节中具有重要作用。在整体情况下，外来神经对内在神经的功能具有调制作用，但在切断外来神经后，内在神经可独立起作用。

三、胃肠激素

在胃肠道粘膜层，散在着大量的内分泌细胞，这些细胞所分泌的激素，统称为胃肠激素（gut hormone）、它们与神经系统一起，共同调节消化道的运动、分泌和吸收活动，还可影响其他器官的活动。目前已发现的胃肠激素有 40 多种，均为肽类激素。

分泌胃肠激素的内分泌细胞大部分在细胞顶端都有微绒毛突起伸入胃肠腔内，因此，它们可以感受消化管腔内食物化学成分的刺激而释放激素。此外，神经递质及局部组织内环境的变化也可影响激素的释放。

胃肠激素的作用很广泛，概括地讲主要有以下三方面：①调节消化管平滑肌的舒缩和消化腺的分泌。这是胃肠激素的主要作用，也是研究资料最多的方面。如胃泌素刺激胃液分泌，胆囊收缩素刺激胰酶分泌和引起胆囊强烈收缩等作用；②调节其他激素的释放。如一种称为抑胃肽的激素，除对胃运动和分泌有抑制作用外，在血糖升高的条件下还有刺激胰岛素分泌的作用；③营养作用。这是指有一些胃肠激素具有促进消化道组织代谢和生长的作用，如胃泌素可促进胃粘膜增生。

表 6-1 例举了三种主要胃肠激素的分泌细胞、分布部位、引起释放的主要因素及它们的主要生理作用。

表 6-1　三种主要胃肠激素的概况

激素	分泌细胞	分布部位	引起释放的主要因素	主要生理作用
胃泌素 (gastrin)	G	胃窦、十二指肠	迷走神经兴奋、蛋白质分解产物	胃分泌（+）、胃运动（+）、胃粘膜生长（+）胰胆分泌（+）
促胰液素 (secretin)	S	小肠上段	盐酸、蛋白质分解产物	胰液量及 HCO_3^-（+）、胆汁（+）、小肠液（+）、胃分泌及运动（-）
胆囊收缩素 (cholecystokinin, CCK)	I	小肠上段	蛋白质及脂肪分解产物	胰酶（+）、胰腺生长（+）、胆囊收缩（+）

（+）：促进作用；（-）抑制作用

近年来的研究发现，原来认为只存在于胃肠道的某些激素也存在于神经系统内，而一些原来认为只存在于中枢神经系统中的肽类物质也存在于胃肠道内，这些双重分布的肽类被称为脑-肠肽（brain-gut pepfide）。已经确认的脑肠肽约有 20 多种，它们的生理功能正在深入地研究中。

第二节　消化道的运动

食物的机械性消化是依靠消化道各段肌肉的收缩活动而完成的。消化道运动的生理意义是①把食物不断地沿着口腔至肛门的方向推送；②磨碎食物，使其与消化液充分混合；③使胃肠腔中保持一定的压力，有利于营养物质的吸收，也便于消化液渗入食物内部进行消化。

一、咀嚼和吞咽

咀嚼是由咀嚼肌（包括咬肌、翼内肌、翼外肌和颞肌等）的顺序性收缩活动而完成的，是一种受大脑皮层支配的复杂反射性动作。咀嚼肌的收缩可使上牙列与下牙列紧密咬合并相互摩擦，结果使固体食物团块磨碎。舌肌和颊肌在完成咀嚼运动中也起重要作用，舌肌不断地翻动食物，并与颊肌配合，使食物置于上、下牙列之间，以利于咀嚼的进行。

咀嚼是食物消化的第一步，它的作用在于把食物团块磨碎，并使之与唾液充分混合，以形成食团，而便于吞咽。此外，咀嚼运动还能反射性地引起胃液、胰液、胆汁的分泌，为随后的消化过程准备了有利条件。

吞咽是指食物由口腔经咽、食管进入胃的过程，是一种复杂的神经反射性动作。根据食物通过的部位，可将吞咽过程分为三期：

第一期：食团由口腔到咽。此期的发动受大脑皮层的随意控制，通过舌肌和下颌舌骨肌的顺序收缩，把食团推向软腭而至咽部。此后发生的吞咽过程，将不再受皮层控制而随意启动或停止。

第二期：食团由咽进入食管上端。当食团刺激了软腭部的感受器后，引起一系列肌肉的反射性收缩，出现以下结果：软腭上升，咽后壁前压，封闭了鼻咽通路；声带内收，喉头上升并向前紧贴会咽，封闭了咽与气管的通路；喉头前移，食管上扩约肌舒张，使咽与食管的通路开放。结果，食团由咽被推入食管。此期约需 0.1 秒。

第三期：食物沿食管下行至胃。当食团刺激了软腭、咽及食管等处的感受器时，反射性地引起食管的蠕动（peristalsis），即食管肌肉的顺序性收缩，表现为食团上部的食管肌肉收缩，食团下方的肌肉舒张，并且收缩波与舒张波顺序地向食管下端推进，使食团沿食管向下推进。

食管与胃之间，虽然在解剖上不存在括约肌，但在此处有一段长约 4～6cm 的高压区，其内压力比胃内压高 5～10mmHg。这一高压区在正常情况下阻止胃内容物逆流进入食管，起到了类似生理性括约肌的作用，故通常将这一段食管称为**食管－胃括约肌**。当食物进入食管，刺激食管壁上的机械感受器，可反射性引起该括约肌舒张，允许食物进入胃内。食物入胃后，刺激幽门部粘膜，通过神经和体液调节机制可加强食管－胃括约肌收缩，对防止胃内食物的倒流起一定作用。

吞咽过程所需的时间与食物的性状有关，在正常人，液体食物约需 3～4 秒，糊状食物约需 5 秒，固体食物约需 8 秒，一般不超过 15 秒。

二、胃的运动

根据胃壁肌层的结构和机能特点，可将胃划分为头区和尾区两部分。头区包括胃底和胃体上 1/3，尾区包括胃体的下 2/3 及胃窦。头区的运动较弱，其主要机能是贮存食物；尾区的运动较明显，其机能是磨碎进入胃中的食团，使之与胃液充分混合，以形成食糜（chyme），并将食糜逐步地推进至十二指肠。

（一）胃的运动形式

1. 紧张性收缩　空腹时胃就有一定的紧张性收缩，进餐结束后略有加强。其作用在于使胃保持一定的形状和位置；保持一定的胃内压，以利于胃液渗入食团中。紧张性收缩是胃其他运动形式有效进行的基础。头区的紧张性收缩在进食后有所加强，可将食物缓慢地推进至胃的尾区。

2. 容受性舒张（receptive relaxation）　进食时，食物刺激口腔、咽、食管等处的感受器后，可通过迷走神经反射性地引起胃底和胃体肌肉的舒张，称之为胃的**容受性舒张**，这一运动形式使胃的容量明显增大，正常成人空腹时胃的容量仅约 50ml，进餐后可达 1.5L。容受性舒张的生理意义是使胃能够接受吞咽入胃的大量食物而胃内压无显著升高，使胃更好地完成容受和贮存食物的机能。引起胃容受性舒张反射的传出通路是迷走神经，但神经末梢释放的递质不是乙酰胆碱，而可能是一种称为血管活性肠肽的肽类物质，它可抑制胃平滑肌的收缩。

3. 蠕动（peristalsis）　胃的蠕动是一种起始于胃的中部向幽门方向推进的收缩环（图 6 - 4）。空腹时基本见不到胃的蠕动，食物进入胃腔后约 5 分钟，便引起明显的蠕动。蠕动波约需 1 分钟到达幽门，而频率约每分钟 3 次，因此前一个蠕动波还在传播途中，后一个蠕动波已经开始，所以常形容为一波未平，一波又起。蠕动波开始时较弱，在传播途中逐步加强，速度也明显加快，一直传播到幽门，并将 1～2ml 食糜送入十二指肠,常把这种作用称为幽门泵。有时蠕动波传播速度很快,可超过胃内食物的推进速度,结果它到达胃窦时,由于胃窦肌肉的有力收缩,随后到达的食物将被反向地推回。也有些蠕动波在传播途中即行消失。胃蠕动的生理意义主要在于:①磨碎进入胃内的食团,并使其与胃液充分地混合,以形成糊状的食糜;②将食糜逐步地推入十二指肠中。

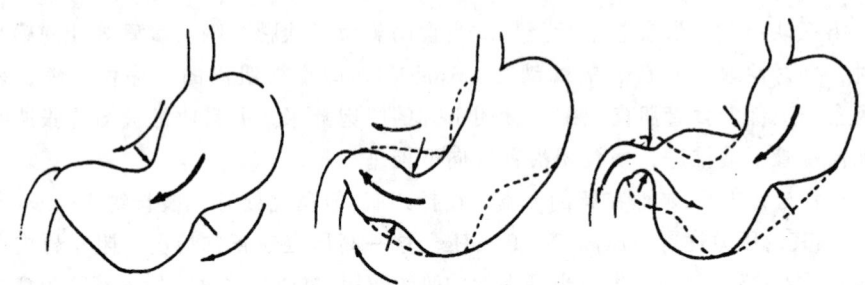

图 6 - 4　胃蠕动的模式图

（二）胃的排空及其控制

1. 胃的排空（gastric emptying）　食物由胃排入十二指肠的过程称为**胃的排空**。排空的速度与食物的物理性状有关，液体食物较快，固体较慢；食物的化学组成也影响排空速度，糖类食物排空快，蛋白质次之，脂肪最慢。通常进餐的混合性食物，约需 4～6 小时即可由胃完全排空。

2. 胃排空的控制

1）胃内的食物促进胃排空：食物对胃的扩张刺激可通过迷走-迷走神经反射和壁内局部神经反射，引起胃运动的加强，乙酰胆碱 M 受体的阻断剂阿托品可阻断这种作用。食物的化学和扩张刺激还可直接或间接地刺激胃窦粘膜中的 G 细胞释放胃泌素（见胃液分泌的调节），胃泌素对胃的运动也有中等程度的兴奋作用。

（2）食物进入十二指肠后抑制胃排空：食糜中的酸、脂肪、高渗及扩张刺激，可兴奋十二指肠壁上的相应感受器，反射性地抑制胃的运动，使胃排空减慢。此反射称为肠－胃反射（entero-gastric reflex），传出通路较复杂，可能有迷走传出神经的抑制、交感传出纤维的兴奋以及壁内神经丛的局部反射。另一方面，食糜中的酸和脂肪酸还可刺激十二指肠粘膜释放促胰液素、抑胃肽、胆囊收缩素等胃肠激素，它们经血液循环到达胃后，也可抑制胃的运动、这些激素常统称为**肠抑胃素**（enterogastrone）。

胃排空的调节过程可归纳如下：

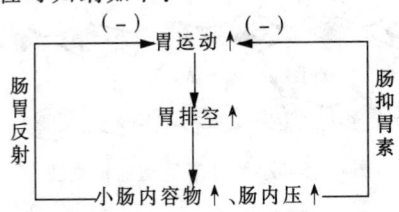

食糜进入十二指肠后，通过肠－胃反射和肠抑胃素的作用抑制了胃的运动，使胃排空暂停。随着胃酸被中和，以及食糜被推至小肠远端并被消化和吸收，食糜对胃的抑制逐渐消失，胃运动又加强，再推进少量食糜进入十二指肠。通过如此反复进行的协调活动使胃内食糜的排空很好地适应十二指肠内消化和吸收的速度，其生理意义是显然的。

三、小肠的运动

（一）小肠运动的形式

1. 紧张性收缩　是小肠其他运动形式有效进行的基础，并使小肠保持一定的形状和位置，也使小肠腔中保持一定的压力，后者对于食物的消化和吸收都是有利的。

2. 分节运动（segmentation）　是一种以环行肌为主的节律性舒缩运动。表现为，在食糜所在的肠管环行肌隔一定间距多点同时收缩，把食糜分割成许多节段；数秒后，原收缩处舒张，原舒张处收缩，使食糜原来的节段分成两半，邻近的两半合在一起，形成新的节段（图 6－5），如此反复进行。空腹时，分节运动几乎不存在，食糜进入小肠后逐步加强。由上至下，小肠的分节运动存在着一个频率梯度，即小肠上部较快，如在十二指肠每分钟约 12 次，向小肠远端频率逐步减慢，在回肠末端每分钟仅有 6~8 次。分节运动的生理意义是：①使食糜与消化液充分混合利于化学性消化；②增加食糜与小肠粘膜的接触，并不断挤压肠壁以促进血液和淋巴液的回流，这都有助于吸收；③由于分节运动存在着由上至下的频率梯度，因此对食糜有弱的推进作用。

3. 蠕动　是一种纵行肌与环行肌共同参与的运动。表现为向小肠远端传播的环状收缩波，可起始于小肠的任何部位，推进速度为 1~2cm/min，行约数厘米后消失。其作用是将食糜向小肠远端推进一段后，在新的肠段通过分节运动进一步消化和吸收。有时在小肠中还可见到一种称为**蠕动冲**的运动，其传

●分节运动为环形肌为主的舒缩运动；蠕动为纵行肌舒缩为主的运动。

速度很快（2～25cm/s），一直将食糜推送至回肠末端或结肠。

小肠的运动主要受肌间神经丛的调节，食糜对肠粘膜的刺激，可通过局部反射使运动加强。在整体情况下，外来神经也可调节小肠的运动，一般迷走神经兴奋时，肠壁的紧张性升高，蠕动加强，而交感神经的作用则相反。胃泌素、P物质、脑啡肽、5－羟色胺等体液因素也可促进小肠的运动，肾上腺素则起抑制作用。

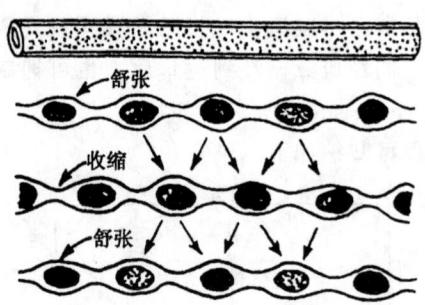

图6-5　小肠分节运动的模式图

（二）回盲括约肌的机能　回肠末端与盲肠交界处的环行肌明显加厚，具有括约肌的作用，称为**回盲括约肌**。它在平时保持轻度的收缩状态，一方面防止了小肠内容物过快地排入结肠，另一方面也阻止了结肠内的食物残渣倒流。食物进入胃后，可通过胃－回肠反射引起回肠蠕动，当蠕动波传播到近回盲括约肌数厘米时，括约肌舒张，随着蠕动波进一步向括约肌部传播，约有4ml食糜被推入结肠。食糜对盲肠的机械扩张刺激，可通过壁内神经丛的局部反射，使回盲括约肌收缩。

食糜由十二指肠推送过回盲瓣约需3～5小时，每日约有0.6L食糜被排入结肠。

四、大肠的运动

大肠的运动形式有：紧张性收缩、袋状往返运动、分节或多袋推进运动和蠕动。总的来说，大肠的运动较小肠少、弱和慢，对刺激的反应也较迟缓。这些特点都适应于大肠作为粪便暂时贮存所的机能。有时，在大肠还可见到一种进行很快、前进很远的蠕动，称为**集团蠕动**。

食糜由盲肠被推送到直肠约需10小时左右。其间，一部分食物残渣的水分被结肠粘膜吸收；同时经过大肠内细菌的发酵和腐败作用，食物残渣被转变为粪便。

五、排便

正常人的直肠中平时没有粪便。一旦结肠的蠕动将粪便推入直肠就会引起排便反射。直肠壁内的感受器受到粪便刺激时，冲动沿盆神经和腹下神经传入脊髓腰骶段，兴奋了此处的初级排便中枢，同时上传到大脑皮层引起便意。初级排便中枢的兴奋，一方面使盆神经的传出冲动增加，引起降结肠、乙状结肠和直肠的收缩，肛门内括约肌的舒张；同时，使阴部神经的传出冲动减少，引起肛门外括约肌舒张，结果将粪便排出体外（图6-6）。大脑皮层可以加强或抑制排便中枢的活动。当环境适宜排便时，大脑皮层的下行冲动可进一步兴奋排便中枢，并且还可使膈肌、腹肌等强力收缩，以增加腹内压，促进排便。而当环境不适合时，大脑皮层便抑制脊髓初级排便中枢的活动，使便意消失。如果经常发生这种抑制，就会使直肠对粪便刺激的敏感性降低，引起便秘。

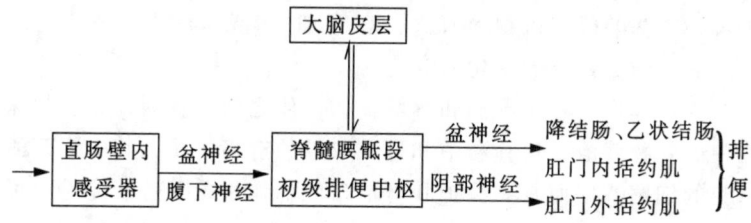

图6-6 排便反射

第三节 消化液及其分泌

食物的化学性消化是依靠消化腺分泌的消化液的作用完成的。人体的各种消化腺每天大约可分泌 6～8L 消化液（表6-2），相当于每日摄水量的 3～5 倍。消化液的主要成分有消化酶、粘液蛋白、小分子有机物、电解质和水。其主要功能为：①水解食物中的大分子物质；②改变消化腔内的 pH，以便为消化酶提供适宜的作用环境；③稀释食物，使其渗透压与血浆相等，以利于消化产物的吸收；④保护消化道粘膜，防止食物中的物理和化学刺激对粘膜的损伤。

不论是孤立存在的大分泌腺（唾液腺、胰、肝），还是散在于消化管粘膜的小分泌腺（胃腺、肠腺等）、以及粘膜表面的外分泌细胞，它们的分泌过程都是细胞主动活动的过程，需要消耗能量以供细胞从血液中摄取原料，在细胞内合成分泌物、以及将分泌物排出细胞。

表6-2 各种消化液的每日分泌量、pH 值和主要成分

部位	分泌的消化液	每日分泌量（L）	pH 值	主要成分
口腔	唾液	1.0～1.5	6.6～7.1	粘液、α-淀粉酶
胃	胃液	1.5～2.5	0.9～1.5	盐酸、胃蛋白酶原、粘液、内因子
小肠	小肠液	1.5～3.0	7.6～8.0	粘液、肠致活酶
外分泌胰	胰液	1.0～2.0	7.8～8.4	HCO_3^-、胰蛋白酶原、糜蛋白酶原、脂肪酶、淀粉酶
肝脏	胆汁	0.8～1.0	6.8～7.4	胆盐、胆色素、胆固醇
大肠	大肠液	0.06	7.5～8.0	粘液，少量淀粉酶及二肽酶
	总量	6.0～8.0		

一、唾液的分泌

唾液是由口腔内的三对大唾液腺，即腮腺、颌下腺和舌下腺、及散在于口腔粘膜的小唾液腺分泌的。为无色无味的低渗液体，pH 为 6.6～7.1。正常成人每日约分泌唾液 1～1.5L，其中水占 99%，其他有粘蛋白、唾液淀粉酶、溶菌酶、尿素、氨基酸等有机物和 Na^+、K^+、Cl^- 等无机离子。唾液的渗透压和无机离子的含量随分泌率的变化而变化。

● 唾液淀粉酶，可水解淀粉为麦芽糖。

唾液的生理作用有：①湿润和溶解食物，使之便于吞咽，并引起味觉；②清除口腔中的食物残渣，稀释和中和进入口腔的有害物质，其中溶菌酶还可杀死进入口腔的细菌，因而具有保护和清洁口腔的作用；③唾液淀粉酶可水解淀粉成为麦芽糖。该酶的最适 pH 为中性，pH 低于 4.5 时将完全失去活性，因此随食物被吞咽至胃腔后，很快便失去作用。

唾液的分泌完全是神经反射性调节（泌涎反射）。泌涎反射的基本反射弧为，位于口腔粘膜和舌上的感受器，传入纤维走在舌神经、鼓索神经、舌咽神经和迷走神经中，中枢位于延髓的上、下泌涎核，传出纤维为副交感神经，走在面神经的鼓索支和舌咽神经中，其节后纤维主要释放乙酰胆碱，引起唾液腺分泌；还有部分纤维释放血管活性肠肽，引起供应唾液腺的血管扩张，为唾液腺的分泌活动提供充足的血供。食物对口腔和舌的机械和味觉刺激是引起泌涎反射的基本刺激。此外食物的形、色、气味，甚至进食环境，都能形成条件反射，引起唾液分泌。成年人的唾液分泌，通常都包括条件反射和非条件反射两种成分。

二、胃液的分泌

胃粘膜存在三种外分泌腺：①贲门腺，位于胃与食道相接处的宽约 1～4cm 的环状区，为粘液腺；②泌酸腺，存在于胃底的大部及全部胃体，由壁细胞、主细胞和粘液颈细胞组成，为混合腺；③幽门腺，分布于幽门部，为分泌碱性粘液的腺体。

（一）胃液的成分和作用　纯净胃液为无色的强酸性液体，pH 为 0.9～1.5。正常成人每日约分泌 1.5～2.5L 胃液，成分有 HCl、胃蛋白酶原、粘蛋白、Na^+、K^+、Cl^- 等。

1. 盐酸　也称胃酸。由泌酸腺的壁细胞分泌，分泌量与壁细胞的数量呈正变关系。胃液中盐酸的量常以单位时间内所分泌的盐酸的毫摩尔数表示，即总酸排出量。正常成人空腹时的总酸排出量很少，约为 0～5mmol/h，这称为基础胃酸排出量。进食刺激，或注射胃泌素或组织胺，可使盐酸分泌大量增加。正常人的最大胃酸排出量为 20～25mmol/h。

胃液中的 H^+ 浓度最高时可达 150mmol/h，比血浆高 300～400 万倍。可见，壁细胞分泌 H^+ 是逆着巨大的浓度差进行的，要消耗大量的能量。

● 盐酸分泌为主动过程，H^+ 源于壁细胞内水的解离。质子泵是 H^+ 分泌的关键因素。

壁细胞内的 H^+ 是由细胞浆中水解离（$H_2O \rightarrow H^+ + OH^-$）而产生的，它通过细胞内分泌小管膜上的质子泵（也称氢泵）分泌至胃腔。质子泵是一种镶在膜内的转运蛋白，实质上是一种 H^+-K^+ ATP 酶，它兼有转运 H^+、K^+ 和催化 ATP 水解的功能。质子泵每水解 1 分子 ATP 所释放的能量，可驱使一个 H^+ 分泌至分泌小管中，并进入胃腔。H^+的分泌与细胞外 K^+ 进行一对一的交换（图 6-7）。质子泵已被证实是各种因素引起胃酸分泌的最后通路，其抑制剂也已发现并用于临床，它可有效地抑制胃酸分泌。

H^+ 被质子泵泵出后留在胞浆中的 OH^- 将在细胞内碳酸酐酶的催化下迅速地与 CO_2 结合，形成 HCO_3^-。HCO_3^- 在细胞的底侧膜与 Cl^- 进行交换而进入血液，Cl^- 则通过细胞顶膜上特异性的通道进入分泌小管，与 H^+ 形成 HCl。

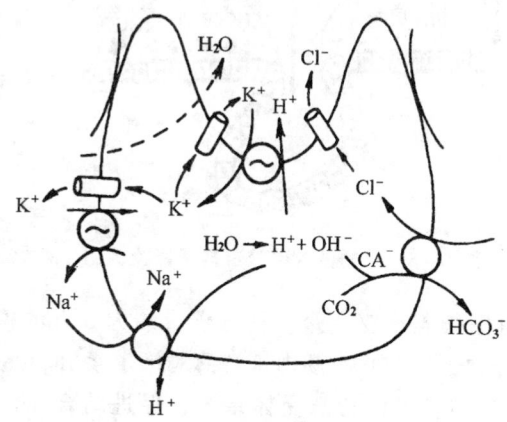

图 6-7　壁细胞分泌盐酸示意图
CA：碳酸酐酶

盐酸具有多种生理作用，包括：①激活胃蛋白酶原，并为胃蛋白酶提供适宜的作用环境，同时还可使蛋白质变性而易于水解，因此盐酸对食物中蛋白质的消化是有益的。②杀死进入胃内的细菌，对维持胃和小肠的无菌状态有重要意义。③盐酸随食糜排入小肠后，可间接地引起胰液、胆汁和小肠液的分泌。④盐酸造成的酸性环境，有助于小肠内铁和钙的吸收。但是，如果盐酸分泌过多，将会侵蚀胃与十二指肠粘膜，是溃疡病发病的重要原因之一。

2. 胃蛋白酶原　由泌酸腺的主细胞合成和分泌。胃蛋白酶原本身无生物活性，进入胃后，在盐酸的作用下，被水解掉一个小分子的肽链，转变为有活性的胃蛋白酶。

●胃蛋白酶原在 HCl 作用下转变为胃蛋白酶，可水解蛋白质为胨和胨。

胃蛋白酶的生物学活性是，主要水解苯丙氨酸和酪氨酸所形成的肽键，使蛋白质水解成胨和胨。胃蛋白酶作用的最适值 pH 为 2，随着 pH 的升高，酶活性逐步降低，当 pH 超过 6 时，将发生不可逆的变性。因此，胃蛋白酶进入小肠后，将失去水解蛋白质的能力。

3. 粘液　由胃粘膜表面的上皮细胞、泌酸腺的粘液颈细胞、贲门腺和幽门腺分泌，化学成分为主要粘蛋白。泌酸腺、幽门腺和贲门腺分泌的粘液存在于胃液中，为可溶性粘液，空腹时很少分泌，食物刺激其分泌。表面上皮细胞分泌的粘液，呈胶冻状，为不溶性粘液，覆盖于胃粘膜表面。它的分泌是持续性的，但酸分泌增多时，其分泌速度也加快。

粘液的作用是保护胃粘膜。一方面，它可润滑食物，防止食物中粗糙成分对胃粘膜的机械性损伤。但更重要的是覆盖于粘膜表面的粘液凝胶层，与表面上皮细胞分泌的 HCO_3^- 一起，共同构成了"粘液 - HCO_3^- 屏障"。这一屏障不

●粘液与 HCO_3^- 构成的屏障可有效保护胃粘膜。

139

仅可延缓胃腔中的 H^+ 向胃粘膜表面的返渗速度，而且其中的 HCO_3^- 可中和反渗入粘液凝胶层中的 H^+，使胃粘膜表面处于中性或偏碱状态，有效地防止了盐酸和胃蛋白酶的侵蚀，因此在胃粘膜保护中有很重要的作用。

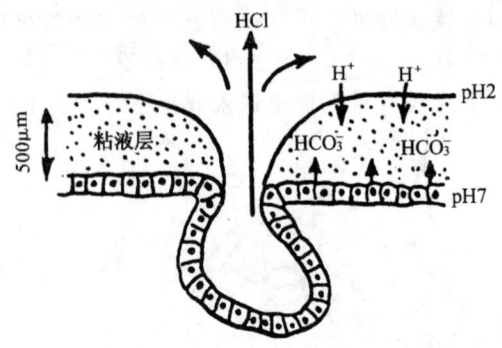

图 6-8　胃粘液-碳酸氢盐屏障模式图

4．内因子　由壁细胞分泌，是一种分子量约为 6 万的糖蛋白、它可与维生素 B_{12} 结合成复合物，以防止小肠内水解酶对维生素 B_{12} 的破坏。到达回肠末端时，内因子与粘膜细胞上的特殊受体结合，促进结合在内因子上的维生素 B_{12} 的吸收。如果内因子分泌不足，将引起 B_{12} 的吸收障碍，其结果是影响红细胞的生成而出现恶性贫血。

（二）胃液分泌的调节　人在空腹时，胃液分泌量很少、进食可刺激胃液大量分泌。空腹时的胃液分泌称为基础胃液分泌或非消化期胃液分泌，进餐后的胃液分泌称为消化期胃液分泌。

1．消化期的胃液分泌　根据感受食物刺激的部位，可将进食引起的胃液分泌人为地分成头期、胃期和肠期。实际上，这三个时相几乎是同时开始、互相重叠的。

（1）头期胃液分泌：是指食物刺激头面部的感受器，如口腔、咽、食管、眼、鼻、耳等，所引起的胃液分泌。

用假饲的方法可以证明头期的存在。如图 6-9 所示，给狗事先造成一个食道瘘和一个胃瘘，当狗进食时，摄取的食物都从食道瘘流出体外，并不能进入胃内（即假饲），但这时却有胃液的分泌，并从胃瘘流出。

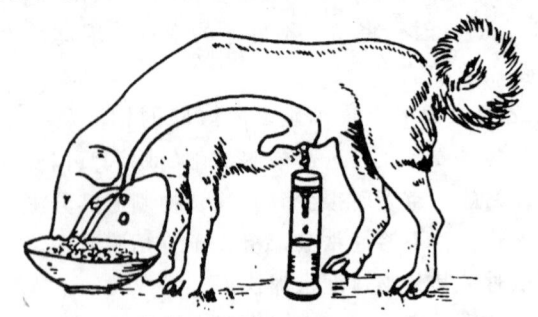

图 6-9　假饲实验
1.食物从食管切口流出　2.胃瘘　3.从胃瘘收集胃液

引起头期胃液分泌的机制包括条件反射和非条件反射。非条件刺激是食物对口腔、咽等处的机械和化学刺激，条件刺激是与食物有关的形象、声音、气味等对视、听、嗅觉器官的刺激，传入冲动可到达中枢。传出神经是迷走神经，主要支配胃腺及胃窦部的 G 细胞。故进食引起迷走神经兴奋时，一方面直接刺激胃腺分泌胃液；同时，还可刺激 G 细胞释放胃泌素，后者经血液循环到胃腺，刺激胃液分泌。近年来研究认为，支配 G 细胞的迷走神经节后纤维释放的递质不是乙酰胆碱，而可能是一种称为胃泌素释放肽的肽类物质。

头期胃液分泌的特点是分泌的量较大，酸度较高，胃蛋白酶含量丰富。分泌量的多少与食欲有很大关系，受情绪因素影响明显。

（2）胃期胃液分泌：食物进入胃后，可进一步刺激胃液分泌。此期的特点是，分泌量大，酸度很高，但胃蛋白酶的含量较头期少些。

胃期胃液分泌的机制包括神经调节和体液调节。一方面，食物的扩张刺激，可兴奋胃体和胃底部的感受器，通过迷走－迷走神经长反射和壁内神经丛的短反射，引起胃液分泌，另一方面，食物刺激可通过下述途径引起胃泌素的释放，引起胃液分泌：①迷走神经兴奋，引起胃泌素释放（见前述）；②扩张刺激胃窦部，通过壁内神经丛，兴奋 G 细胞，引起胃泌素释放；③G 细胞的顶端有微绒毛样突起伸入胃腔，可以直接感受胃腔内食物的化学刺激，主要是蛋白分解产物肽和氨基酸的刺激，引起胃泌素释放。因此，进食后血浆胃泌素水平会显著升高。

（3）肠期胃液分泌：食物的扩张和化学刺激直接作用于十二指肠和空肠上部，也可以引起胃液分泌。引起分泌的机制主要是体液因素，因为切断支配胃的迷走神经后，食物刺激小肠仍能引起胃液分泌。已知十二指肠粘膜也存在较多的 G 细胞，因此胃泌素可能是肠期胃液分泌的重要调节物之一。肠期胃液分泌量较少，约占进餐后胃液分泌总量的 1/10。

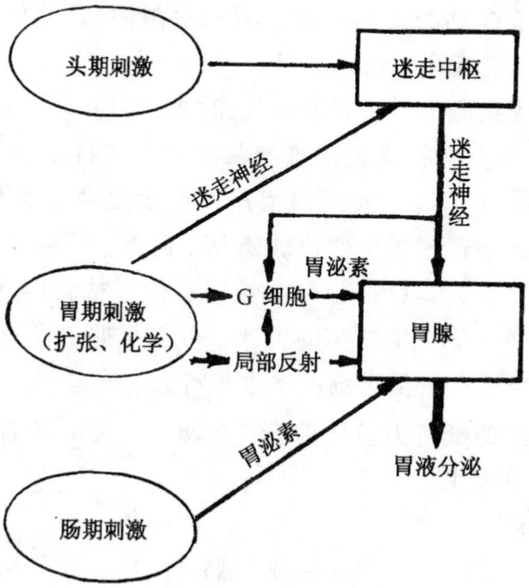

●进食可刺激头面部、胃和小肠等部位通过神经（迷走神经、壁内神经）和体液（胃泌素）刺激胃液分泌。

图 6－10　引起胃液分泌的机制

图 6－10 为消化期胃液分泌调节的模式图。

2. 胃液分泌的抑制性调节　正常消化期胃液的分泌，除受到上述各种兴奋性因素的调节外，还受到多种抑制性因素的调节。实际所表现的胃液分泌是两种因素共同作用的结果。食糜中的酸、脂肪、高渗刺激，均可抑制胃液分泌。

（1）酸的作用：当胃窦内的 pH 降到 $1.2\sim1.5$ 时，可直接抑制 G 细胞释放胃泌素，低 pH 也可以引起胃窦粘膜内的 D 细胞释放生长抑素，通过生长抑素抑制胃泌素的释放，使胃液分泌减少。这是一种典型的负反馈调节方式，对调节胃酸的水平，防止胃酸分泌过多有重要意义。盐酸随食糜进入十二指肠后（pH < 2.5 时）也抑制胃液的分泌。其机制可能与酸刺激肠道粘膜内分泌细胞分泌抑制性激素有关。

（2）脂肪的作用：脂肪进入小肠后可明显抑制胃液的分泌。我国生理学家林可胜先生，早在 30 年代就发现脂肪可刺激小肠粘膜（主要是十二指肠和空肠上部）释放抑制胃酸分泌的激素，并命名为肠抑胃素。近些年的研究表明，肠抑胃素并不是一个单独的激素，而是一类激素的总称，可能包括胆囊收缩素、抑胃肽、促胰液素、神经降压素等多种激素。它们经血液循环到胃后，或抑制胃泌素对壁细胞的刺激作用，或直接、间接地（通过生长抑素）抑制 G 细胞释放胃泌素，导致胃酸分泌的抑制。

（3）高渗的作用：食糜进入十二指肠后，它的高渗刺激也抑制胃液的分泌。作用机制可能包括肠 – 胃反射和肠抑胃素的释放。

（三）**胃粘膜的自身防御机制**　胃液中的盐酸、胃蛋白酶、随食物进入胃内的伤害性物质（如酒精）、返流入胃的胆盐，以及一些药物（如阿司匹林），经常攻击着胃粘膜，但在正常情况下，胃粘膜很少发生损伤。这主要由于胃粘膜有一套比较完善的自身防御机制。首先，覆盖于胃粘膜表面的粘液 – HCO_3^- 屏障防止了 H^+ 和胃蛋白酶的侵蚀。其次，胃粘膜上皮相邻细胞的顶膜形成紧密联接，有防止离子透过的作用（称为**胃粘膜屏障**），即使部分 H^+ 通过了粘液 – HCO_3^- 屏障，也很难穿透这一屏障进入粘膜内。第三，胃粘膜的血流十分丰富，它不仅为粘膜细胞提供了丰富的代谢原料，还可及时带走返渗入粘膜的 H^+ 和有害物质。第四，胃粘膜上皮细胞具有很强的再生能力，一旦伤害性物质造成了胃粘膜的损伤，病灶周围的上皮细胞会迅速迁移到缺损处，覆盖创面；同时一些潜能细胞迅速增生使病灶修复。此外，近年发现，胃粘膜局部还存在着自身保护性物质，具有细胞保护作用。如胃粘膜内的前列腺素类物质、生长抑素等，这些物质保护胃粘膜的机制，可能与抑制胃酸分泌、刺激粘液和 HCO_3^- 分泌、改善微循环、促进细胞增生等有关。有些还可能直接增强了胃粘膜细胞对伤害性物质的抵抗力。胃粘膜自身防御功能的减弱，可能在一些溃疡病的发病中具有重要作用。

三、胰液的分泌

胰腺由外分泌腺和胰岛内分泌细胞两部分组成。外分泌腺可分泌胰液，在食物消化中有重要意义。胰岛分泌胰岛素等多种激素，在机体的物质代谢中起重要调节作用（见内分泌章）。

（一）胰液的成分和作用　胰液无色无味，呈弱碱性，pH 为 7.8～8.4。成人每日分泌 1～2L 胰液，其中含有丰富的蛋白质（为各种消化酶），HCO_3^- 的含量也较高，还有 Na^+、K^+、Cl^- 等无机离子。

1. HCO_3^-　胰腺内的小导管管壁细胞可分泌水、HCO_3^-、Na^+、K^+、Cl^- 等。其中 HCO_3^- 的浓度随分泌速度增加而增加，最高可达 140mmol/L。HCO_3^- 的作用包括：①中和进入十二指肠的盐酸，防止盐酸对肠粘膜的侵蚀；②为小肠内的多种消化酶提供最适的 pH 环境（pH7～8）。

2. 消化酶由胰腺的腺泡细胞分泌，主要有：

（1）胰蛋白酶原和糜蛋白酶原：二者均无酶活性。随胰液排入十二指肠后，小肠液中的肠致活酶迅速激活胰蛋白酶原，使其水解掉一个小分子的肽段，转变为有活性的胰蛋白酶。胰蛋白酶可进一步活化糜蛋白酶原，使之转变为糜蛋白酶，并且也能使胰蛋白酶原活化。胰蛋白酶和糜蛋白酶分别能水解蛋白质为多肽，但二者同时作用时，可将蛋白质水解为小的肽段和氨基酸。

（2）胰淀粉酶可将淀粉水解为麦芽糖。它的作用较唾液淀粉酶强。

（3）胰脂肪酶：可将甘油三酯水解为脂肪酸、甘油和甘油一酯。此外，胰液中还有胆固醇酯酶和磷脂酶，能分别水解胆固醇酯和磷脂。

（4）核酸酶：包括 DNA 酶和 RNA 酶，分别水解 DNA 和 RNA。

●胰液是消化液中消化作用最全面，消化力最强的消化液。

胰液中含有水解三大营养物的消化酶，是所有消化液中消化力最强的和最重要的消化液。如果胰液分泌障碍。将造成食物消化不良，特别是蛋白质和脂肪的消化吸收障碍，并可影响到脂溶性维生素的吸收。

（二）胰液分泌的调节　空腹时，胰液基本不分泌、进食时，通过刺激头面部、胃、小肠的感受器，特别是小肠上端的感受器，引起神经反射和胃肠激素的释放，使胰液分泌增加（图 6－11）。

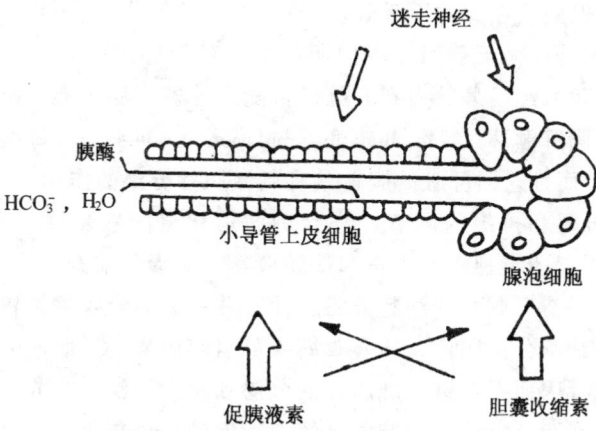

图 6－11　神经和体液因素对胰液分泌调节的示意图
（箭头粗细表示作用大小）

1. 神经调节　食物对消化道的刺激，引起迷走神经的兴奋，其支配胰腺的纤维释放乙酰胆碱，促使胰液分泌。此外，迷走神经引起的胃泌素释放，也促使胰液分泌。由于迷走神经主要支配胰腺的腺泡细胞，因此它兴奋时胰液分泌的特点是，酶含量很丰富，但分泌量较少。

2．体液调节

（1）促胰液素：酸性食糜进入小肠后，可刺激十二指肠和空肠上端粘膜中的 S 细胞释放促胰液素，肽和氨基酸也有刺激作用，但较盐酸弱，促胰液素经血液循环至胰腺后，主要作用于小导管的上皮细胞，使水和 HCO_3^- 的分泌量显著增加。因此这时胰液的量大大增多，HCO_3^- 浓度较高，而酶的含量较少。

（2）胆囊收缩素：食糜中的蛋白水解产物、脂肪酸等，可刺激十二指肠和空肠上端粘膜中的另一种内分泌细胞（Ⅰ细胞）分泌胆囊收缩素。它主要作用于胆囊平滑肌和胰腺的腺泡细胞，引起胆囊强烈收缩和胰酶的大量分泌。此外，胆囊收缩素对外分泌胰腺还有营养作用。有实验表明，胆囊收缩素与促胰液素对胰腺的促分泌作用，存在着协同作用，即一个激素可以加强另一个激素的作用。

四、胆汁的分泌

胆汁是由肝细胞分泌的。平时，肝细胞持续地分泌胆汁（肝胆汁），但在非消化期，肝胆汁并不流入十二指肠，而是经肝管、胆囊管流入胆囊贮存。进食时，胆囊胆汁排入十二指肠，同时，肝细胞分泌的肝胆汁也经肝管、胆总管排入十二指肠。

（一）胆汁的成分和作用　胆汁是一种苦味的液体，肝胆汁为金黄色，pH为 7.4；胆囊胆汁为深棕色，pH 为 6.8。成人每日分泌胆汁约 0.8～1.0L。其中除水外，还有胆盐、胆固醇、卵磷脂、胆色素和无机盐，但无消化酶。

胆汁的作用是促进脂肪的水解和吸收，以及促进脂溶性维生素的吸收。胆汁中的胆盐、胆固醇和卵磷脂作为乳化剂，使脂肪乳化成微滴，以增加脂肪酶的作用面积。胆盐还可与脂肪分解产物及脂溶性维生素一起，形成**混合微胶粒**（mixed micelle），这种微胶粒可以把脂肪分解产物和脂溶性维生素运载到肠粘膜表面而吸收，但胆盐在此并不吸收。

（二）胆盐的肠肝循环　胆汁中的胆盐进入到回肠末端后，95%左右被肠粘膜吸收入血，随后经门静脉回到肝脏，再随胆汁被分泌入十二指肠。这一过程被称为**胆盐的肠肝循环**（enterohepatic circulation of bile salt）。每次进餐后胆盐可循环 2～3 次，而且返回肝脏的胆盐具有刺激胆汁分泌的作用。

（三）胆汁分泌和排出的调节　进食刺激消化道的感受器（头面部、咽、胃、小肠），可引起迷走神经的兴奋和促胰液素、胆囊收缩素及胃泌素的释放。其中，迷走神经兴奋可刺激肝细胞分泌胆汁，并引起胆囊收缩，胃泌素和促胰液素均可刺激肝细胞分泌胆汁，胆囊收缩素可引起胆囊平滑肌的强烈收缩和奥狄括约肌的舒张。因而，促进了肝胆汁的分泌和胆囊胆汁的排放，使胆汁源源流入十二指肠。在胆汁分泌的调节中，体液因素的作用更重要。

五、小肠液的分泌

小肠液由肠腺分泌，是一种弱碱性液体，pH 为 7.6～8.0，渗透压与血浆相等。成人每日分泌量为 1.5～3.0L，其中除水外，还含有无机盐、粘蛋白和肠致活酶。小肠液中还含有脱落上皮细胞释放的肽酶、麦芽糖酶和蔗糖酶，现在认为，小肠液中的这些酶对食物在小肠内的消化无重要作用。

小肠液的生理作用主要有：①稀释消化产物，使其渗透压接近于血浆，以利于吸收的进行；②小肠液不断分泌，又不断地被肠粘膜再吸收，这种液体的交流为营养物质的吸收提供了媒介；③肠致活酶可激活胰蛋白酶原；④十二指肠腺（勃氏腺），能分泌碱性较强的液体，保护十二指肠不被胃酸侵蚀。

大肠粘膜的上皮细胞及杯状细胞能分泌少量大肠液，其中主要含粘液和 HCO_3^-，其主要作用是保护大肠粘膜和润滑粪便。

第四节　消化道的吸收功能

消化管内的吸收，是指各种营养物质、盐类和水分通过消化道粘膜的上皮细胞，进入血液和淋巴液的过程。消化腺每日约分泌 6~8L 的消化液，机体每日从外界摄取 1.5~2L 的液体，两者之和达 8~10L，它们经过消化道后几乎全部被吸收，可见消化道的吸收能力是巨大的。

一、吸收的部位

消化道不同部位的吸收能力相差很大。口腔和食道基本没有吸收功能；胃的吸收能力也很小，仅能吸收少量的水、酒精及某些药物；小肠是吸收的主要部位，每日约吸收 8 升左右的 H_2O，10~50 克盐，数百克营养物质；大肠主要吸收食物残渣中剩余的 H_2O 和盐类。图 6-12 为各类物质在消化道内吸收部位的示意图。

●小肠为营养物质吸收的主要部位。

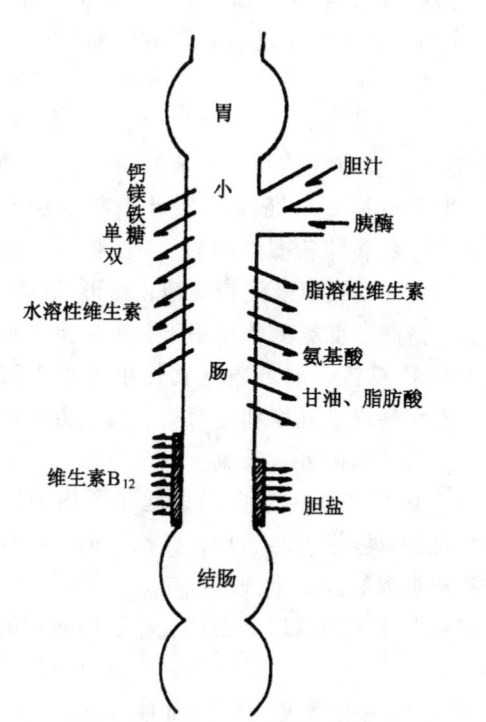

图 6-12　各种营养物质在消化道中的吸收部位

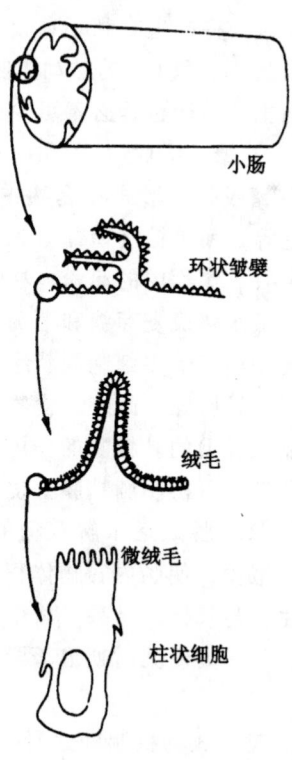

图 6-13　小肠的皱褶、绒毛和微绒毛的模式图

145

一般认为，绝大部分糖类、脂肪、蛋白质的消化产物，在经过十二指肠和空肠后，已被吸收，当食糜到达回肠时，通常已吸收完毕，因此回肠是吸收机能的贮备。但是，回肠可主动吸收维生素 B_{12} 和胆盐，在吸收中具有独特的作用。食物之所以基本上在小肠被吸收，与小肠的组织结构、食物在小肠停留时间较长、食物主要在小肠内消化密切相关。

成人的小肠长约 4～5m。它的粘膜有许多环状皱褶，伸向肠腔。皱褶上拥有大量的绒毛，绒毛的表面是一层柱状上皮细胞，这些细胞的顶端又有许多微绒毛、这样就使小肠的表面积比同样长度的简单圆筒的面积增加约 600 倍，达到200m^2 以上，为食物的吸收，提供了巨大的场所（图 6－13）。在绒毛的内部，有较丰富的毛细血管、毛细淋巴管，还有平滑肌和神经纤维。其中平滑肌的舒缩，可使绒毛发生摆动，促进毛细血管中的血液和毛细淋巴管内的淋巴回流，有利于吸收机能。

二、三大营养物质的吸收

营养物质的吸收机制，大致分为被动转运和主动转运两种方式。在肠粘膜的上皮细胞膜上，存在着能把物质逆着浓度差转运至粘膜内的泵，如 Na^+ 泵、K^+ 泵、I^- 泵等。通过这些泵的活动，不仅使 Na^+、K^+ 等主动吸收，而且还可促进其他物质的被动吸收。其中，以 Na^+ 泵的作用最为重要。如图 6－14 所示，肠粘膜上皮细胞的侧膜上存在着 Na^+ 泵，它可将顺着电化学梯度由肠腔扩散入细胞内的 Na^+ 主动地转运至细胞间隙液，随后 Na^+ 扩散入血液。在 Na^+ 吸收的同时，将产生有利于水吸收的渗透梯度和有利于 Cl^- 吸收的电化学梯度，结果引起了水和 Cl^- 的被动重吸收。此外，Na^+ 的主动吸收，对于葡萄糖和氨基酸的主动转运也是必不可少的。

（一）糖的吸收

1. 糖吸收的形式　食物中的糖类包括多糖（淀粉、糖原）、双糖（蔗糖、麦芽糖等）和单糖（葡萄糖、果糖、半乳糖等）。一般认为，小肠粘膜仅能对单糖吸收。食物中的淀粉，在唾液淀粉酶和胰淀粉酶（均为 α－淀粉酶）的作用下，被水解成麦芽糖和葡萄糖、食物中的双糖以及淀粉经消化后形成的麦芽糖，在肠粘膜上皮细胞刷状缘上的麦芽糖酶、蔗糖酶的作用下，进一步水解成葡萄糖、果糖等。此外，食物中还有一种双糖，即乳糖（乳汁中含量丰富），它在刷状缘上的乳糖酶的作用下，可被水解成半乳糖和葡萄糖。经过消化而产生的单糖，可被小肠粘膜上皮细胞以主动转运的方式吸收。

● 糖类必须分解为单糖才能被吸收；吸收途径为血液；吸收机制为继发性主动转运，与 Na^+ 耦联。

如果小肠缺乏水解双糖的酶，将会因肠腔双糖过多而引起小肠内液体吸收有所减少，使肠内容物体积增加，而且双糖进入结肠后，经细菌的发酵作用而产生大量气体。结果，将引起腹胀和腹泻等症状。许多成年人，小肠中乳糖酶的活性较婴幼儿时期显著降低，因此在饮牛奶以后，会产生腹胀和腹泻的症状。

2. 糖吸收的机制和途径　小肠吸收单糖的速度很快，而且可以逆着浓度差进行，是一种耗能的主动转运过程。一般认为，小肠粘膜上皮细胞的刷状缘上存在有转运葡萄糖的载体。它在肠腔中存在Na^+的条件下，可以与肠腔中的葡萄糖和 Na⁺ 结合，将二者转运至细胞内。随着细胞内葡萄糖浓度升高，葡萄糖顺着浓度差被动地扩散入细胞间液而被吸收；同时，进入细胞内的 Na⁺ 被细胞侧膜上的 Na⁺ 泵转运到细胞外（图 6-14）。可见，葡萄糖的吸收有赖于 Na⁺ 的主动转运，二者同时进行，相互耦联，需要消耗能量。肠腔中 Na⁺ 浓度高时，可加快葡萄糖的吸收速度，Na⁺ 浓度低时则抑制葡萄糖的吸收。

被小肠粘膜吸收的葡萄糖，扩散入绒毛内的毛细血管中，随后汇聚于门静脉，被运输到肝脏。

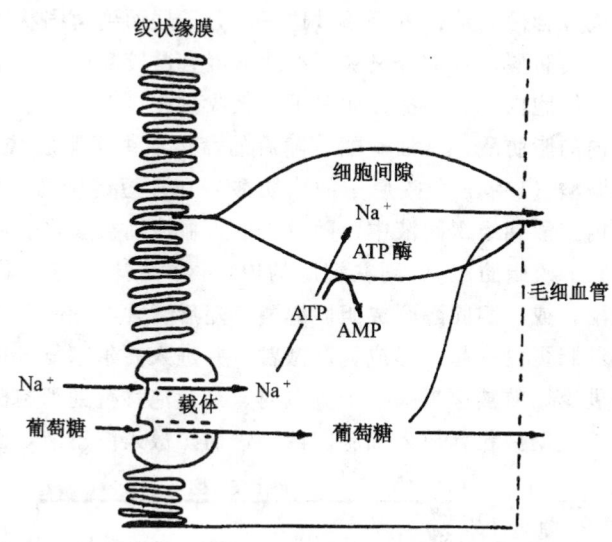

图 6-14　小肠上皮细胞吸收葡萄糖的机制

（二）蛋白质的吸收　食物中的蛋白质经胃蛋白酶的消化，被水解成大分子量的多肽，再进一步经胰蛋白酶和糜蛋白酶的共同作用，被消化为小肽和游离的氨基酸。小肠上皮细胞的刷状缘上存在有氨基肽酶和寡肽酶(二肽酶、三肽酶)，前者可以从氨基端把小肽上的氨基酸一个一个地水解下来，后者可将二肽和三肽水解成单个的氨基酸。一般认为，只有蛋白质被消化成游离的氨基酸后，才能被小肠粘膜的上皮细胞吸收。在婴儿，少量未消化的蛋白质也可被肠粘膜吸收，如母亲初乳中的一些蛋白质抗体，可被婴儿完整地吸收而进入血液，这对提高婴儿对病源体的免疫力具有重要意义。随着年龄的增加，完整蛋白质的吸收越来越少。外来蛋白质被吸收入血后，会引起淋巴细胞产生特异性的抗体，如果以后又有同样蛋白质被吸收，将会发生特异性的抗原-抗体反应而出现过敏症状。这可能是有些人吃了某些食物(如一些鱼类)后发生过敏反应的原因之一。

小肠粘膜吸收氨基酸的过程也是主动转运过程。具体机制类似于葡萄糖的吸收，即也是与 Na⁺ 的主动吸收相耦联的过程，但是上皮细胞刷状缘上的载体是对氨基酸特异的。目前认为，刷状缘上存在着三类转运氨基酸的载体，它们分别运载中性、酸性和碱性氨基酸。有一些实验提示，小肠上皮细胞的刷状缘上还存在着第四种转运载体，可将肠腔中的二肽和三肽转运到细胞内，在细胞内二肽和三肽被水解成氨基酸后，扩散入血而吸收。因此，二肽和三肽也可能是蛋白质吸收的一种形式。

●蛋白质以氨基酸形式吸收入血液，是与 Na⁺ 耦联的继发性主动转运过程。

147

氨基酸的吸收途径几乎完全是通过血液循环。

（三）脂肪的吸收　食物中的脂肪在胆盐的协助下，经胰脂肪酶的消化，被水解成游离的脂肪酸、甘油一酯和少量的甘油。食物中的胆固醇酯在胰胆固醇酯酶的作用下分解成胆固醇和脂肪酸。脂肪酸、甘油一酯、甘油及胆固醇均可被小肠粘膜上皮细胞吸收。

在小肠上皮细胞刷状缘的表面，有一层非流动的水分子层。肠腔中的脂肪酸、甘油一酯、甘油和胆固醇，因为是脂溶性分子，很难通过水分子层，它们必须与胆盐形成混合微胶粒，方可通过这一水分子层而到达刷状缘表面。在这里，甘油一酯、脂肪酸、甘油等又被逐渐地从混合微胶粒中释放出来，通过单纯扩散方式进入细胞内，而胆盐在此并不被吸收。

进入细胞内的脂肪酸、甘油一酯等随后的命运取决于脂肪酸分子的大小。其中，短链脂肪酸（1～12个碳原子的脂肪酸）和含短链脂肪酸的甘油一酯，可直接从细胞内扩散到组织间液中，随后扩散入血液而被吸收。而长链脂肪酸（大于12个碳原子的脂肪酸），则在细胞的内质网中，与甘油、甘油一酯重新合成为甘油三酯，或与胆固醇合成胆固醇酯。随后，甘油三酯和胆固醇酯与内质网中合成的载脂蛋白一起，形成**乳糜微粒**，并进入高尔基复合体中。在高尔基体中，许多乳糜微粒被包裹在一个囊泡内、当囊泡移行到细胞侧膜时，便与细胞膜融合，将乳糜微粒释放入细胞间液，进而扩散入淋巴液（图6-15）。

●进入肠上皮细胞的脂肪消化产物再合成为甘油三酯，与载脂蛋白形成乳糜微粒，脂肪吸收以淋巴为主。

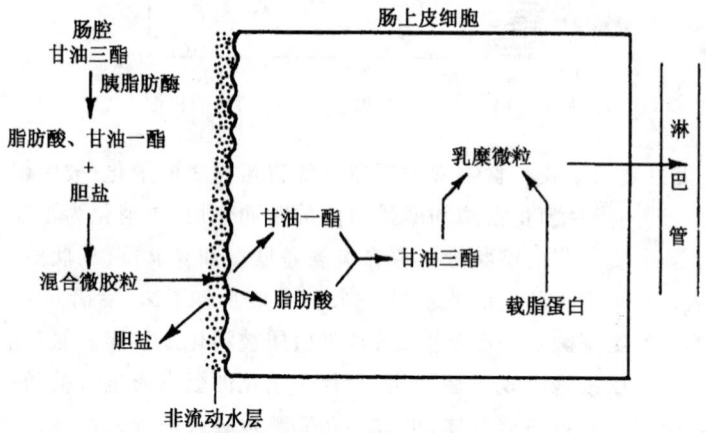

图6-15　脂肪在小肠内的消化和吸收

由上可见，脂肪的吸收包括血液和淋巴两种途径。但是，人类膳食中所含的脂肪，主要是由含15个碳原子以上的长链脂肪酸组成的，所以脂肪的吸收途径是以淋巴为主。

（陈冬志）

148

第七章 能量代谢和体温

第一节 能量代谢

新陈代谢（metabolism）是生命活动的基本特征之一，它包括合成代谢和分解代谢。前者是指机体将摄入的营养物质合成自身结构成分，并储备能量物质的过程；后者则相反，是把体内能量储备物质和组织成分分解氧化，并释放能量供机体利用的过程。可见，在新陈代谢过程中，物质代谢与能量代谢是紧密联系着的。通常将生物体内物质代谢过程中所伴随着的能量释放、转移、贮存和利用的过程称之为**能量代谢**（energy metabolism）。

生理学对能量代谢的研究，着眼于体内能量的来源与去路、能量的转化和利用、影响能量代谢的因素，而不讨论各种物质的中间代谢。研究能量代谢对学习医学、营养学、劳动卫生学是非常必要的。

一、机体能量的来源和转化

（一）能量的来源　自然界中虽然存在着各种形式的能量，如热能、电能、机械能和化学能等，但人体惟一能够利用的能量是摄入体内食物中的化学能，即蕴藏在糖、脂肪和蛋白质中的化学能。

1. 糖　糖是机体重要的供能物质。机体所需能量的70％以上由食物中的糖提供。糖的消化产物葡萄糖被吸收入血后，可直接供全身细胞应用，也可以肝糖原和肌糖原的形式贮存于肝脏和肌肉中。肝糖原的主要作用是维持血糖水平的相对稳定，而血糖水平的相对稳定对完全依赖糖的有氧氧化供能的脑组织是至关重要的。肌糖原是骨骼肌随时可以动用的能量储备，用来满足骨骼肌紧急情况下的需要。

2. 脂肪　脂肪既是人体内重要的供能物质，也是体内能源物质贮存的主要形式。分布在皮下组织、内脏器官周围、肠系膜和肌间质等处的脂肪为贮存脂肪，其作为能源物质，不仅按单位体重计算在体内含量最大，而且氧化时释放的能量也比糖或蛋白质约高出一倍。在一般情况下，人体所消耗的能源物质有40％~50％来自体内的脂肪。饥饿时，机体主要利用体内脂肪的氧化来供能。

3. 蛋白质　蛋白质在体内主要是构成组织的原料，并非主要的能源物质。只有在某些特殊情况下，如长期不能进食或能量消耗量极大，而体内的糖原、脂肪储备耗竭时，体内蛋白质才被分解供能以维持必要的生理功能活动。

（二）机体能量的转化　由图7-1可以看出，摄入体内的营养物质经生物氧化，其蕴涵的化学能95％可在体内释放、转化和利用（因蛋白质代谢在体内不彻底）。释放的全部能量中，约有50％以上迅速转化为热能，只有约45％的能量是以自由能的形式贮存于三磷酸腺苷（adenosine triphosphate，ATP）或

- ●能量代谢是指物质代谢过程中伴随的能量释放、转移、贮存和利用的过程。
- ●机体所需能量均来源于体内三大营养物质的分解氧化。

- ●机体所需能量的70％以上由食物中的糖提供，其余由脂肪提供。

- ●体内产生的能量50％以上转化为热能，其余以自由能的形式贮存在ATP中。

149

磷酸肌酸（creatine phosphate，CP）中。在人体内，热能是最低级形式的能，除用来维持体温外，既不能直接用来做功，也不能再转化为其他形式的能。体内能量的直接提供者是 ATP。ATP 广泛存在于人体的一切细胞内，当其分解时，再放出能量，供应人体合成代谢及各种功能活动的需要，如合成各种细胞成分、激素等各种生物活性物质、以及神经的传导、各种"泵"的活动和肌肉的收缩、舒张等。磷酸肌酸主要存在于肌肉组织中，在肌肉的舒缩活动中，它可在几分之一秒内转移能量给 ADP，迅速生成 ATP，以满足机体当时对能量的应急需求。

ATP 所载荷的自由能，被细胞利用后，绝大部分最终也转化为热能。只有骨骼肌运动时，可有 15%~20% 的能量转化为机械外功，其余也都转化为热而散发于体外。综上所述，人体从三大营养物质中获得的能量，除骨骼肌运动完成的机械外功以外，其余最终都将以热能形式向体外散发（图 7-1）。

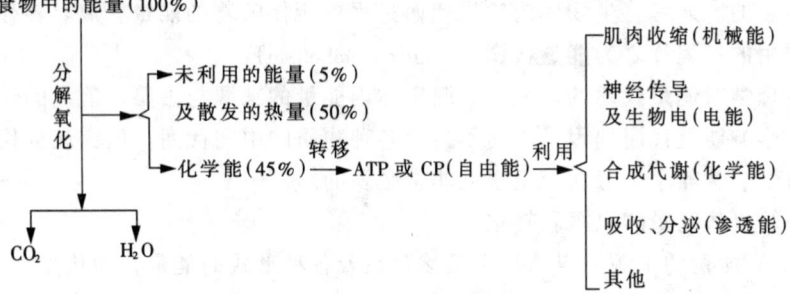

图 7-1　体内能量的释放、转移、贮存和利用示意图
ATP：三磷酸腺苷　CP：磷酸肌酸

二、能量代谢的测定原理和方法

（一）测定原理　根据能量守恒定律，所有形式的能量包括机械能、电能、化学能等，由一种形式转化为另一种形式的过程中，既不增加，也不减少。机体的能量代谢也遵循这一规律。因此，在机体能量代谢过程中，由营养物质氧化所释放的能量应等于机体散发的热能和所做外功之和。若没有外功，机体所产生的能量最终应全部以热的形式散发于体外，若做了外功，可以将外功折算成热能一并计入。这样测定机体一定时间内所散发的热量就可以反映机体在同一时间内所消耗的能量。

（二）测定方法　能量代谢的测定方法有直接测热法、间接测热法和简化测定法三种。

1. 直接测热法　直接测热法（direct calorimetry）是将机体安置在一种呼吸热量计中，直接将一定时间内机体发散出来的总热量收集起来并加以测量的方法。此种方法虽然测量精确，但由于仪器制造复杂，价格昂贵，故不能广泛应用。

2. 间接测热法　间接测热法（indirect calorimetry）的理论依据是化学反应中所遵循的定比定律。即不论经过什么样的中间步骤、也不管反应条件差异多大，反应物的量与生成物的量之间呈一定的比例关系。人体内营养物质的氧化反应也是如此。例如，葡萄糖无论是在体内氧化还是在体外燃烧，化学反应式都有下面的定比关系：

$$C_6H_{12}O_6 + 6O_2 = 6CO_2 + 6H_2O + \Delta H$$

间接测热法就是利用这种定比关系，测定机体一定时间的耗 O_2 量和 CO_2 产生量，间接折算出同时间内各种食物的氧化量和产热量，从而计算出能量代谢率。测定 O_2 耗量和 CO_2 产生量通常有开放式和闭合式两种方法。

（1）开放式　开放式测定法是指在呼吸空气的条件下进行测定的方法。利用贮气袋收集受试者一定时间内的呼出气，用气量计测定其容积，然后取样分析其中 O_2 与 CO_2 容积百分比，并与空气中 O_2、CO_2 容积百分比进行比较，根据二者容积百分比的差数，可以算出该时间内的 O_2 耗量和 CO_2 产生量。这种方法适用于劳动、运动等情况下的能量代谢的测定。

（2）闭合式　闭合式测定法是用代谢率测定器进行测定，这里不再赘述。

由于间接测热法是根据 O_2 耗量和 CO_2 产生量，推算各种食物的消耗量和产热量，因此必须了解以下几个概念和有关数据。

①食物的卡价　**食物的卡价**（caloric value）也称为热价，是指 1g 食物在体内完全氧化或在体外燃烧所释放的热量。食物的卡价分为物理卡价和生物卡价。前者指食物在体外燃烧时释放的热量，后者则是食物在体内氧化时所产生的热量。糖和脂肪在体内外氧化产物完全相同，故物理卡价和生物卡价相等，糖为 17.2kJ（4.1kcal），脂肪为 39.7kJ（9.5kcal）。蛋白质的生物卡价为 18.0kJ（4.3kcal）较其物理卡价 23.4kJ（5.6kcal）小，这是因为蛋白质在体内不能被彻底氧化分解，它有一部分主要以尿素的形式从尿中排泄的缘故。

②食物的氧热价　某种营养物质被氧化时，每消耗一升氧所产生的热量，称为该食物的**氧热价**（thermal equivalent of oxygen）。通过氧热价来推算产热量，只测出机体一定时间内的 O_2 耗量还不行，还必须了解机体在该时间内氧化分解三种营养物质的比例。呼吸商的概念正是为解决这一问题而提出来的。

③呼吸商　某种营养物质在体内氧化时，一定时间内 CO_2 产生量与 O_2 耗量的比值称为**呼吸商**（respiratory quotient，RQ）。即：

$$RQ = \frac{CO_2 \text{ 产生量（ml）}}{O_2 \text{ 耗量（ml）}}$$

糖、脂肪、蛋白质氧化时它们各自 CO_2 产生量、O_2 耗量不同，因而三者的呼吸商也不同。经测定糖的呼吸商为 1，蛋白质的呼吸商为 0.80，脂肪的呼吸商较小，为 0.71。这是因为脂肪本身的分子结构中，氧的含量远较碳和氢少，脂肪氧化时需要消耗的氧更多的缘故。

测定呼吸商可以估计在某一特定时间内机体氧化营养物质的种类和它们的大致比例。若呼吸商接近于 1.0，说明机体能量在当时一段时间内主要来自葡萄糖的氧化；若呼吸商接近 0.71，表明机体能量主要来自脂肪的分解。糖尿病患者的呼吸商即接近 0.71。在长期不能进食的情况下，能源主要是来自机体本身的脂肪和蛋白质的分解，则呼吸商接近于 0.80。在一般情况下，食入混合食物时的呼吸商常在 0.85 左右。三种营养物质的卡价、氧热价和呼吸商等数据见表 7-1。

●食物的卡价与食物的氧热价概念不同，前者是把被氧化的食物量固定，而后者是把参加反应的氧气量固定。

●呼吸商是指一定时间内 CO_2 产生量与 O_2 耗量的比值。

表7-1 三种营养物质氧化时的有关数据

| 营养物质 | 产热量（kJ/g） | | 耗氧量 | CO_2 产量 | 氧热价 | 呼吸商 |
	物理卡价	生物卡价	（L/g）	（L/g）	（kJ/L）	（RQ）
糖	17.17	17.17	0.83	0.83	20.94	1.00
蛋白质	23.45	18.00	0.95	0.76	18.84	0.80
脂 肪	39.78	39.78	2.03	1.43	19.68	0.71

④非蛋白呼吸商（non-protein respiratory quotient，NPRQ） 如上所述，呼吸商可以反映体内三种营养物质氧化的比例，但如何确切知道某一种物质具体氧化的数量？如何把三种营养物质氧化的比变成两种营养物质氧化的比？这将使能量代谢的计算变得简便和可能。已知蛋白质在体内氧化不完全，它分解时产生的氮在体内不能继续氧化，而从尿排出。因此，可以通过测定一定时间内的尿氮量，然后根据尿氮量来计算蛋白质分解量（1克尿氮相当于有6.25克蛋白质分解）。这样，我们再根据表7-1的有关数据来算出蛋白质分解时的 O_2 耗量和 CO_2 产生量。从测得的总耗 O_2 量和 CO_2 产生量中暂时先减去蛋白质分解时的 O_2 耗量和 CO_2 产生量，由此计算出非蛋白呼吸商（即糖和脂肪氧化时 CO_2 产生量与 O_2 耗量的比值）。研究表明，非蛋白呼吸商与氧热价之间有一定的比例关系（表7-2）。知道非蛋白呼吸商，就可从表7-2中查找氧热价，用氧热价乘以 O_2 耗量即可得到非蛋白质代谢的产热量，再加上蛋白质分解的产热量，最终就可得出机体总产热量。

表7-2 非蛋白呼吸商和氧热价

| 非蛋白呼吸商 | 氧化的% | | 氧热价（kJ/L） |
	糖	脂肪	
0.71	1.10	98.9	19.637
0.73	8.40	91.6	19.738
0.75	15.6	84.4	19.842
0.77	22.8	77.2	19.947
0.79	29.9	70.1	20.047
0.80	33.4	66.6	20.102
0.82	40.3	59.7	20.202
0.84	47.2	52.8	20.307
0.86	54.1	45.9	20.412
0.88	60.8	39.2	20.512
0.90	67.5	32.5	20.617
0.92	74.1	25.9	20.717
0.94	80.7	19.3	20.822
0.96	87.2	12.8	20.927
0.98	93.6	6.37	21.027
1.00	100.0	0.0	21.132

3．简化测定法　　上述间接测热法理论上的测算程序复杂而繁琐，故在实际工作中常采用简化的计算法。即用测得的一定时间内的耗 O_2 量和 CO_2 产生量，求出混合呼吸商，而且不考虑蛋白质代谢部分对所测混合呼吸商的影响（因为正常人的日常生活中，蛋白质并不是主要的供能物质，用于氧化的蛋白质数量极少。）把该混合呼吸商值认为是非蛋白呼吸商，然后根据表 7－2 查出对应的氧热价，用耗 O_2 量乘以氧热价，便得出该时间内的产热量。

还有一种更简便的方法，先测出一定时间内的耗 O_2 量，然后以混合膳食的呼吸商 0.85 时的氧热价 20.36kJ/L（4.84kcal/L）为标准，与耗 O_2 量直接相乘，即可得出该时间内的产热量。实践表明，用简化测定法所得的数据与间接测定方法的计算结果非常接近，因而被广泛应用。

（三）能量代谢率的衡量标准　　当对体格各异的不同个体，比较他们的能量代谢率有无差异的时候，是以单位体重为指标，还是以单位体表面积为标准来衡量？研究表明，能量代谢率与机体体重相关性不明显，而与体表面积具有比例关系。如以每千克体重计算产热量，在不同种动物中，小动物（如鸡）每千克体重的单位时间产热量比大动物（如马）要高得多；在同种动物中，小个动物比大个动物的每千克体重产热多。但若以单位体表面积的产热量进行比较，则不管其体积大小，每 24 小时每平方米体表面积的产热量几乎都是4184kJ（1000kcal）左右。在人体，基本情况也是如此。当将一个身材高大的人与一个身材瘦小的人相比较时，以单位体重为标准，则身材瘦小的人每千克体重的产热量将显著高于身材高大的人，但若以体表面积为标准，则无论身材是高大还是瘦小，其每平方米的产热量都是比较接近的。

●通常以单位体表面积的产热量作为能量代谢率的衡量标准。

我国人的体表面积可根据下列公式计算：

体表面积（m^2）= 0.0061 × 身长（cm）+ 0.0128 × 体重（kg）− 0.1529

体表面积还可根据图 7－2 直接求出，用法是将受试者的身高和体重在相应两条线上的两点连成一直线，此直线与中间的体表面积列线的交点就是该人的体表面积。

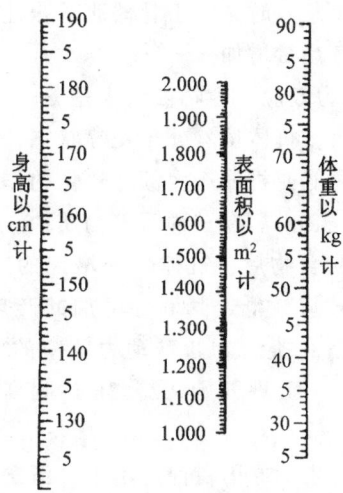

图 7－2　体表面积测算用图

三、影响能量代谢的因素

●影响能量代谢的因素主要有肌肉活动、精神活动、食物的特殊动力效应和环境温度。

能量代谢率的高低，受年龄、性别的影响。一般地说，处于生长发育阶段的儿童的代谢率比成年高，男子的能量代谢率比女子高。在年龄、性别相同的情况下，能量代谢主要受下列因素影响：

（一）肌肉活动 表7-3显示机体在躺卧休息和不同强度劳动或运动时的能量代谢率变化情况。可看出肌肉活动对能量代谢的影响最为显著，这是因为全身骨骼肌的重量约占体重的40%，所以骨骼肌任何轻微的活动，都可提高代谢率。人在运动或劳动时，肌肉的活动需要消耗大量的能量，而能量则来自大量营养物质的氧化，这就必然导致机体耗氧量的增加。机体耗氧量的增加同肌肉活动的强度成正比关系。剧烈运动或强劳动时，短时间内的产热量比平静时可增加数倍到数十倍。劳动强度通常用单位时间内机体的产热量表示，因此可把能量代谢值作为评价劳动强度的指标。

表7-3　运动或劳动时的能量代谢值

肌肉活动形式	平均产热量〔kJ/（$m^2\cdot min$）〕
躺卧	2.730
开会	3.400
擦窗	8.303
洗衣	9.890
扫地	11.372
打排球	17.049
打篮球	24.222
踢足球	24.975

（二）精神活动 脑组织的代谢水平很高，在安静状态下，100g脑组织耗氧量为3.5ml/min（氧化的葡萄糖量为4.5mg/min），此值将近安静肌组织耗氧量的20倍。另据测定，一般的精神活动如人在平静地思考问题时，能量代谢受到的影响并不大，产热量增加一般不超过4%。但当人处于精神紧张或情绪激动（如愤怒、恐惧、焦急）时，由于骨骼肌紧张性增加和交感-肾上腺髓质系统活动加强，使机体产热量增加。

（三）食物的特殊动力效应 食物被认为是影响能量代谢的重要因素之一。在进食以后的一段时间内，机体虽然处于安静状态，但所产生的热量却要比进食前有所增加。这种食物能使机体产生额外热量的作用称为**食物的特殊动力效应**（food specific dynamic effect）。在三种营养物质中，以蛋白质食物的特殊动力效应最高，在进食蛋白质食物后，机体额外增加的产热量可达30%左右；脂肪和糖的食物特殊动力效应较低，其额外增加的产热量约为4%~6%；而混合食物可增加10%左右。各类食物特殊动力效应的发生，在时间上也有所不同，蛋白质食物在进食1~2h即开始，2~3h达到高峰，持续7~8h，而糖类食物仅持续2~3h。

食物特殊动力效应产生的原因目前还不十分清楚，有关实验提示，食物的特殊动力效应可能与氨基酸在肝脏的脱氨基作用以及尿素的形成有关，而与消化活动无关。

（四）环境温度　人在安静状态时的能量代谢，以在 20～30℃ 的环境中最稳定，这主要是由于肌肉松弛的结果。当环境温度低于 20℃ 或高于 30℃ 时，代谢率均会增高。前者是由于寒冷刺激使肌肉紧张性增强并反射性引起战栗的结果；后者可能是因为体内化学反应速度增加，以及发汗功能旺盛、呼吸和循环功能增强等因素的共同作用。

●环境温度在 20～30℃ 时能量代谢最稳定。

四、基础代谢

（一）基础代谢的概念　如上所述，影响能量代谢的因素很多，为了消除这些因素的影响，通常把基础代谢作为测定能量代谢的标准。所谓**基础代谢**（basal metabolism）是指人体在基础状态下的能量代谢；而在单位时间内的基础代谢，称为**基础代谢率**（basal metabolism rate，BMR）。基础状态是指：①受试者要在空腹（清晨未进餐以前），且距前次进餐 12 小时以上，以排除食物的特殊动力效应的影响。②必须静卧 0.5 小时以上，以使肌肉处于松弛状态。③清醒、安静以排除精神紧张的影响。④环境温度保持在 20～25℃ 之间。由于这种基础状态消除了影响能量代谢的各种因素，人体的各种生理功能较稳定，因此，代谢率也较稳定。BMR 比一般休息时的代谢率要低 8%～10%，但不是人体最低的代谢率，因为熟睡时的代谢率更低。

●基础状态下的能量代谢称为基础代谢。

●基础代谢率的单位用 $kJ/m^2/h$ 表示。

（二）基础代谢率的测定　通常采用简化法测定和计算，即

$$产热量 = 20.202 \times 耗 O_2 量（kJ）$$

下面举例说明：

某受试者，男，25 岁，身高 170cm，体重 60kg，基础状态下每小时耗氧量为 15L，则其产热量 $= 20.202 \times 15 = 303kJ/h$

经计算此人的体表面积为 $1.68m^2$，故其基础代谢率为：$180.36kJ/m^2/h$。从表 7-4 可知 25 岁男子的正常基础代谢率为 $157.85kJ/m^2/h$，该受试者超过正常值的数字为：$180.36 - 157.85 = 22.51$，超出正常值的百分数为：

$22.51 \div 157.85 \times 100\% = 14\%$

我国正常人基础代谢率的平均值如表 7-4 所示。

表 7-4　我国人正常的基础代谢率平均值（$kJ/m^2 \cdot h$）

年龄（岁）	11～15	16～17	18～19	20～30	31～40	41～50	51 以上
男性	195.53	193.44	166.22	157.85	158.69	154.08	149.06
女性	172.50	181.72	154.08	146.55	146.96	142.36	138.59

（三）基础代谢率的正常水平及其异常变化

由表 7-4 可见，BMR 随着性别、年龄等不同而有生理变动。当其他情况相同时，男子的 BMR 比女子高，幼年比成年的高，年龄越大，BMR 值越低。但是，同一个体的 BMR 值，只要测定时严格按照规定的条件，重复测定的结果都基本相同。这说明正常人的 BMR 是相当稳定的。

一般说来，判定对某受试者所测的 BMR 值正常与否，是将其 BMR 值与表 7-4 所对应的正常平均值相比较，相差在 10%～15% 之内，无论较高或较低，均属于正常。只有当相差超过 20% 时，才有可能是病理变化。如前面提到受试者的 BMR 值就属于正常范围。

●基础代谢率的正常变化百分率为 ±15% 以内。

在临床上，一些疾病常伴有 BMR 的异常变化。如甲状腺功能亢进时 BMR 可比正常值高出 25%～80%；甲状腺功能低下时，BMR 可比正常值低 20%～40%。因此，BMR 的测定，成为临床诊断甲状腺疾病的主要辅助方法。体温的改变对 BMR 也会产生重要影响，一般体温每升高 1℃，BMR 将升高 13% 左右。其他如糖尿病、红细胞增多症、白血病以及伴有呼吸困难的心脏病等也伴有 BMR 升高。而当机体处于病理性饥饿时，BMR 降低。其他如肾上腺皮质和垂体功能低下、肾病综合征以及垂体性肥胖症等，也常伴有 BMR 降低。

第二节　体温及其调节

根据体温和环境温度变化的关系，自然界中的动物被分为变温（或冷血）动物与恒温（或温血）动物两类。前者如爬虫类、两栖类，其体温随着环境温度而变化；后者如人类和大多数哺乳动物，其体温在一定范围内无论环境温度如何变化，仍能保持相对恒定。维持体温的相对恒定，是人和一切高等动物进行新陈代谢和正常生命活动所必须的。因为在机体的生命活动中，包含许多复杂的由各种酶催化的生物化学反应。体温过高或过低都将使酶的活性降低，从而影响体内生物化学反应的正常进行，严重者可导致机体的死亡。

一、体温及其生理变动

（一）体温　人体各部位温度并不相同。生理学把体壳部分（包括皮肤）的温度称为体表温度（shell temperature），机体深部（包括心脏、肺、腹腔器官和脑）的温度称为体核温度（core temperature）。体表温度不稳定，特别是最表层的皮肤温度可受环境温度和衣着情况的影响，其波动幅度、各部位之间的差异较大。体核温度表现相对稳定而又均匀。尽管机体深部各器官因为代谢水平不同，温度略有差别，如肝脏和脑的代谢水平较高，产热也多，其温度在 38℃左右，肾脏、胰脏及十二指肠等脏器温度略低，但循环的血液使体内各器官的温度经常趋于一致。

●体温是指机体深部的平均温度。

生理学所说的**体温**（body temperature）是指机体深部的平均温度。全身血液均回流于右心房，故右心房血液温度可作为机体深部温度平均值（即体温）的代表。由于右心房血液温度不易测量，所以临床上通常用腋窝温度、口腔温度和直肠温度来代表体温。直肠温度的正常值为 36.9～37.9℃，口腔温度为 36.7～37.7℃，腋窝温度为 36.0～37.4℃，其中以直肠温度较接近人体深部温度。此外，在实验研究中，也常测量鼓膜和食管的温度分别作为脑组织和体核温度的指标。

（二）体温的生理变动　在生理情况下，人体体温可随昼夜周期、年龄、性别、环境温度、精神紧张和体力活动等因素的影响而发生变化。但这些因素引起体温变化的幅度一般不超过 1℃。

1. 昼夜变化　正常人（新生儿除外）的体温在一昼夜之中呈现周期性波动。清晨 2～6 时体温最低，午后 1～6 时最高。体温的这种昼夜周期性波动称为昼夜节律或日节律（circadian rhythm），它是生物节律（biological rhythm）的一种，与肌肉活动及耗氧量无关，受体内生物钟（biological clock）的控制。

2. 性别　女子的体温平均比男子高 0.3℃，而且随月经周期而变动（图 7 –3），月经前期较高，随月经来潮下降约 0.2～0.3℃，月经后期处于较低水平，排卵日可达最低水平，尔后体温恢复到月经前期较高水平，直到下次月经来潮。女子的这种周期性体温变化（月周期）与性激素（孕激素）分泌的周期性变化有关。

●与女子体温随月经周期变化有关的激素是孕激素。

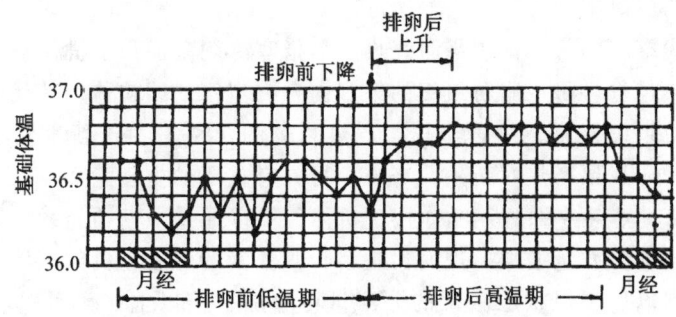

图 7-3　女子的基础体温曲线

3. 年龄　新生儿、特别是早产儿，由于体温调节机构尚未发育成熟，调节体温的能力差，所以其体温易受环境温度的影响。老年人基础代谢率低，体温低于正常成人。

4. 肌肉活动　肌肉活动时代谢增强，产热量明显增加，导致体温升高。所以，在测量体温时应排除肌肉活动对体温的影响。

5. 其他因素　麻醉药物可通过抑制感受器和体温调节中枢的活动，以及扩张皮肤血管，增加机体散热而降低体温。所以对于麻醉手术的病人，术中和术后应注意保温护理。此外，情绪激动、精神紧张、环境温度、进食等情况都会影响体温，故在体温测量时应考虑这些因素。

二、体热平衡

机体之所以能够维持恒定的体温，乃是在体温调节机构的控制下，机体的产热与散热两个生理过程取得动态平衡，即体热平衡的结果（图 7–4）。

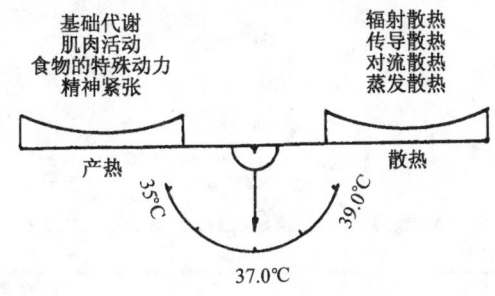

图 7-4　体热平衡示意图

（一）机体的产热过程

1. 主要产热器官　体内不同的器官、组织因代谢水平不同而产热量各异。机体安静时，内脏器官（特别是肝脏）产热量大且稳定，是机体的主要产热器官。运动或劳动时，骨骼肌为主要产热器官。

●安静时人体的主要产热器官是内脏。
●运动或劳动时主要产热器官是骨骼肌。

2. 产热的调节反应　当机体处于寒冷环境之中时，散热量增多，此时机体的产热量也增多，以维持体热平衡。增加产热的途径有：

(1) 战栗产热　人在寒冷环境中主要依靠战栗来增加产热量。战栗是骨骼肌发生不随意地节律性收缩，其特点是屈肌和伸肌的同时收缩，所以基本上不做外功，而产热量很高。发生战栗时，代谢率可增加 4 ~ 5 倍。这样就维持了寒冷环境下的体热平衡。

(2) 非战栗产热　又称为代谢产热。是指寒冷刺激加强了机体褐色脂肪组织的代谢产热过程。褐色脂肪组织的细胞内含有丰富的线粒体，其代谢产热量高于机体其他组织器官，约占非战栗产热总量的 70%。由于新生儿不能发生战栗，所以，非战栗产热对新生儿来说，更具有重要的生理意义。

(3) 调节性产热　寒冷刺激作用于机体，可以通过中枢神经系统使腺垂体的促甲状腺激素释放量增加，进而促进甲状腺激素的释放。例如机体在寒冷环境中度过几周以后，甲状腺激素的分泌量可增加 2 倍以上，代谢率增加 20% ~ 30%。此外，寒冷刺激也可兴奋交感 – 肾上腺髓质系统，使肾上腺素和去甲肾上腺素分泌增多，机体产热量增加。

(二) 机体的散热过程

● 机体的主要散热器官是皮肤。

如前所述，在物质的新陈代谢过程中，食物中蕴藏的化学能最终都要转化为热能，这种代谢产生的热量除维持正常体温外，必须不断向外界散发，否则体温就会升高。据测定，在基础状态下如果不散热，体温每小时将升高 1℃，而在正常活动的情况下则每小时升高 2℃。实际上，恒温动物机体具有良好的散热机制。机体的主要散热部位是皮肤。当外界温度低于皮肤温度时，大部分体热可通过皮肤的辐射、传导和对流等方式散发于外界；只有一小部分热量随呼吸、尿、粪等排泄物散发到体外。在温和气温中，从事体力劳动的人，每人产热量以 12561kJ 计，其体热的放散方式和所占的百分比如表 7 – 5 所示。

表 7 – 5　机体的散热方式及其所占比例

散热方式	热量 (kJ)	百分数 (%)
辐射、传导、对流	8793	70.0
皮肤水分蒸发	1821	14.5
呼吸道水分蒸发	1005	8.0
呼气	440	3.5
加温吸入气	314	2.5
尿粪	188	1.5
合计	12561	100.0

1. 几种主要的散热方式

(1) 辐射散热　**辐射散热** (thermal rediation) 是指机体以热射线 (电磁波) 的形式将体热传给外界较冷物体的一种散热方式。辐射散热的总热量取决于体表面积的大小以及皮肤与周围物体的温度差。皮肤与环境温度差越大、有效辐射面积越大时，散热就越多，反之则少。人体在 21℃ 的环境中，不着衣的情况下，以辐射方式散发的热量占机体产热量的60%。可见，当人体安静地处于气温较低的环境中时，辐射是机体散热的主要形式。当然，在相反的情况下，环境温度高于体温时，机体也会以同样的方式从外界获得热量。因此，在炎热的沙漠中，穿白衣服要比裸体少摄取周围的热量。

（2）传导散热　**传导散热**（thermal conduction）是指机体将热量直接传给和他接触的较冷物体的散热方式。传导散热量取决于所接触物体的导热性能。导热性能越好，散热量越大。人体的脂肪是不良导热体，因而肥胖的人，由深部传导到皮肤的热量要少，在夏日里特别容易出汗。水的导热度较大，临床上用冰帽、冰袋给高烧病人降温，就是利用这个道理。

（3）对流散热　**对流散热**（thermal convection）是传导散热的一种特殊形式。人体的热量不断传给周围与皮肤接触的较冷的空气，由于空气不断流动（对流），便将体热散发到空间。对流散热量的多少，受风速影响极大。风速越大，对流散热量也越多。反之，散热量就越少。

以上三种散热方式均是在皮肤温度高于环境温度的前提下进行的。当环境温度等于或高于皮肤温度时，上述三种散热方式将失去作用，于是蒸发散热便成为机体散热的惟一方式。

（4）蒸发散热　**蒸发**（evaporation）是体表表面的水分汽化时吸收热量而散发体热的一种散热方式。这是一种很有效的散热途径，体表每有1克水分蒸发，可带走2.43kJ的热量。临床上用酒精给高热病人擦浴，增加蒸发散热，以达到降温的目的。人体蒸发散热又表现为不感蒸发和发汗两种形式。

不感蒸发（insensible perspiration）是指体内的水分直接透出皮肤和呼吸道粘膜，在未形成明显的水滴之前就蒸发掉的一种散热方式。可见，不感蒸发的水分来源与汗腺的活动无关，完全是一种自然的水分蒸发，即使在低温环境中也可发生。在30℃以下的环境中，人体每天的不感蒸发量较恒定，一般为1000ml左右，其中通过皮肤的约为600~800ml，通过呼吸道粘膜的约为200~400ml。婴幼儿不感蒸发的速率比成人高，机体缺水时，婴幼儿更容易发生脱水。不感蒸发这种散热方式对某些动物更为重要，如狗，皮肤虽有汗腺结构，但在高温下也不能分泌汗液，而必须通过热喘呼吸由呼吸道来加强蒸发散热。

发汗（sweating）是指汗腺分泌汗液的活动。因为发汗是可以感觉到的，故又称之为可感蒸发。人在安静状态时，当环境温度达到30℃左右开始发汗。如果空气湿度大，而且着衣较多时，气温达25℃便可发汗。劳动或运动时，气温虽在20℃以下，也可发汗。

发汗的速度受多种因素的影响，如劳动的强度、环境温度和湿度、风速及机体对高温的适应程度等。劳动强度越大，环境温度越高，出汗速度越快；当环境湿度大，汗液蒸发困难时，体热不易放散，将导致出汗增多。反之，则出汗减少。此外，风速大时，汗液蒸发快，体热易于放散，导致发汗速度变小，反之发汗速度加快。因此，人在高温、高湿、通风差的环境中容易发生中暑。

正常情况下，汗液中的水分占99%以上，固体成分不到1%。固体成分中，大部分为NaCl，也有少量KCl、尿素等。汗液中NaCl的浓度一般低于血浆，乳酸的浓度高于血浆，葡萄糖和蛋白质的浓度几乎等于零。由汗腺刚分泌

●辐射、传导和对流是在皮肤温度高于环境温度时进行的。

●蒸发是环境温度等于或高于皮肤温度时人体唯一的散热方式。

●汗液是低渗液，由大量出汗而造成的脱水为高渗性脱水。

159

出来的汗液与血浆是等渗的，在汗液经汗腺导管流向体表时，其中一部分NaCl被导管细胞重吸收，故最后排出的汗液是低渗的。因此，通常由大量出汗而造成的脱水为高渗性脱水。另外，汗腺管对 NaCl 的重吸收受醛固酮的调节。但是当发汗速度过快时，汗腺管来不及重吸收 NaCl，可使排出汗液的 NaCl 浓度增高。这时如不注意及时补充大量丢失的水分和 NaCl，就会引起电解质紊乱，重者可影响神经肌肉组织的兴奋性而发生"热痉挛"。

2. 散热的调节反应

（1）皮肤血流量的调节 如上所述，皮肤通过辐射、传导、对流方式放散的热量的多少，取决于皮肤和环境之间的温度差，而皮肤温度的高低是由皮肤血流量控制。因此，皮肤的血流量对体热的放散有重要作用。

皮肤血液循环的特点是：分布到皮肤的动脉穿透隔热组织（脂肪组织），在乳头下层形成动脉网；皮下的毛细血管异常弯曲形成丰富的静脉丛；此外皮下微循环还有大量的动－静脉吻合支。这些结构特点决定了皮肤的血流量可以在很大范围内变动。当皮肤血流量增多时其作用如同一个"散热片"，而皮肤血流量减少时，其在皮下脂肪层的协同作用下又如同一个"隔热板"。难怪皮下有着很厚脂肪的南极海豹，冰水之中依然能保持 37℃ 的正常体温。

人体皮肤血管受交感神经控制。在炎热环境中，交感神经紧张性降低，皮肤小动脉舒张，动－静脉吻合支开放，皮肤血流量大大增加，于是皮肤温度升高，增强了散热作用。相反，在寒冷环境中，交感神经活动增强，皮肤血管收缩，血流量减少，皮肤温度降低，使散热量大幅度下降，以保持正常体温。

（2）发汗的调节 发汗是重要的体温调节反应之一。人体有大汗腺和小汗腺两种，前者局限地分布于腋窝和外阴部等处，其活动可能与性功能有关；后者广泛地分布于全身皮肤，其活动与体温调节有关。发汗是一种反射活动。管理发汗的反射中枢位于中枢神经系统各个部位，但以下丘脑的发汗中枢最为主要。小汗腺主要接受交感胆碱能纤维的支配，故 ACh 有促进汗腺分泌的作用。

位于手、足及前额等处的小汗腺有一些是受肾上腺素能纤维支配，在精神紧张时能引起发汗，所以称之为精神性发汗，其与体温调节关系不大。在温热刺激作用下引起的全身小汗腺分泌活动称为温热性发汗，在体温调节中起主要作用。精神性发汗常伴随温热性发汗而出现，如在运动和劳动时的出汗就是如此。

三、体温调节

人体体温的相对恒定，即机体的产热和散热过程在某一个温度点所表现的热的平衡，有赖于人体自主性和行为性两种体温调节活动。**自主性体温调节**（automatic thermoregulation）是在下丘脑体温调节中枢控制下，随机体内外环境温热性刺激信息的变动，通过增减皮肤血流量、发汗、战栗等生理反应，调节体热的放散和产生，使体温保持相对恒定的体温调节方式。这是体温调节的基础。**行为性体温调节**（behavioral thermoregulation）是指机体通过一定的行为来保持体温的相对稳定。如在不同温度环境中，为了保暖或降温而有意识地采取的特殊的姿势和行为。这两种体温调节机制相互关联和补充，使人体能更好地适应自然环境的变化。在这里仅讨论自主性体温调节。

（一）温度感受器

1. 外周温度感受器 研究发现在动物的皮肤、粘膜和腹腔等处都存在温度感受器，包括对热刺激敏感的温觉感受器和对冷刺激敏感的冷觉感受器。人体皮肤的冷觉感受器的数目比热觉感受器多 4~10 倍。皮肤温度感受器的实质是游离神经末梢。每个温度感受器只对一定范围的温度变化发生反应。如人体在皮肤温度为 30℃ 以下时产生冷觉，35℃ 以上时产生温觉。而且，皮肤温度感受器对皮肤温度变化的感受有空间总和的特征，大面积皮肤对温度的感觉比小块皮肤的感觉灵敏得多。

2. 中枢性温度敏感神经元 在脊髓、延髓、脑干网状结构、下丘脑以及大脑皮层运动区都有对中枢温度变化敏感的神经元，称为中枢性温度敏感神经元。根据它们对温度变化的反应分为两类：①温度升高时放电频率增多的称为热敏神经元；②温度降低时放电频率增多的称为冷敏神经元（cold）。实验发现在视前区 – 下丘脑前部（preoptic anterior hypothalamus，PO/AH）存在着约 30% 的热敏神经元和约 10% 的冷敏神经元。它们对其局部温度变化非常敏感，温度变化 0.1℃，它们的放电频率就会发生相应的变化，而且不出现适应现象。此外，PO/AH 中某些温度不敏感神经元能够对下丘脑以外的部位，如中脑、延髓、脊髓、皮肤等处的温度变化产生反应，表明外周温度信息都会聚于这类神经元。另外，这类神经元还能直接对致热物质或 5 – 羟色胺、去甲肾上腺素以及各种多肽发生反应。

（二）体温调节中枢

虽然与体温调节有关的中枢结构广泛地存在于中枢神经系统的各级部位，但从多种恒温动物脑的分段切除实验观察到，只要保持下丘脑及其以下神经结构的完整，动物便具有维持体温恒定的能力。因此认为体温调节的基本中枢在下丘脑。如前所述，下丘脑的 PO/AH 区温度敏感神经元，不仅能感受它们所在的局部组织的温度变化的信息，又具有对传入的温度信息做整合处理的功能。从中枢整合作用的观点来认识问题，不难理解下丘脑的 PO/AH 区是体温调节中枢整合机构的中心部位。而且，进一步的实验也证明，广泛破坏 PO/AH 区，体温调节的产热和散热反应都将明显减弱或消失。

● 体温调节的基本中枢在下丘脑。

（三）体温调节机制 正常人体温为何能维持在 37℃ 左右？现在多以**调定点**（set point）学说来解释。调定点学说认为，体温调节类似于恒温器的调节，PO/AH 的中枢性温度敏感神经元，在体温调节中起调定点作用。调定点数值的设定，决定着体温恒定的水平。其取值又取决于温度敏感神经元对温度变化的敏感性。如正常情况下，调定点的数值设定为 37℃，PO/AH 体温整合中枢就是按照这个温度来调节体温的。具体调节过程如图 7 – 5 所示：下丘脑体温调节中枢包括调定点是属于控制系统，它的传出指令控制着受控系统即产热和散热装置等的活动。当输出变量体温超过 37℃ 时，通过外周和中枢温度感受器，将体温变化信息传给 PO/AH 区神经元，导致热敏神经元活动增加，散热大于产热，使升高的体温降回到 37℃；当体温低于 37℃ 时，通过上述过程，热敏神经元活动减弱，冷敏神经元活动增强，产热大于散热，使降低了的体温回升到 37℃。

● 下丘脑 PO/AH 的中枢性温度敏感神经元，可能起调定点作用。

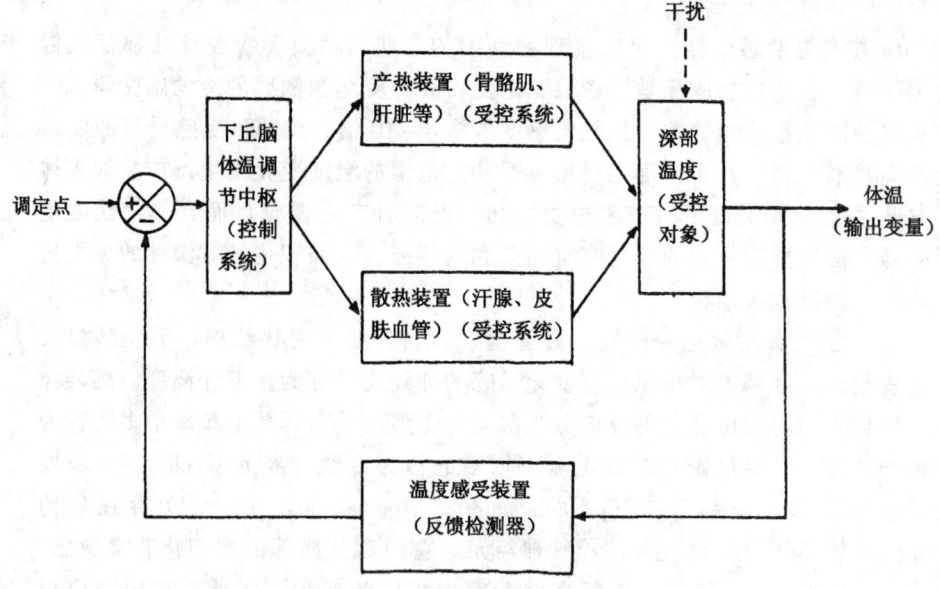

图 7-5　体温调节自动控制示意图

　　一般认为，由微生物、细菌引起的发热，是由于这些致热原使热敏神经元对温度反应的阈值升高，而冷敏神经元的阈值则下降，使调定点上移的结果。如调定点上移到 39℃，而实际体温为 37℃，则可兴奋冷敏神经元引起恶寒战栗等产热反应，直到体温升高到 39℃ 以上时才出现散热反应。如果致热原不被清除，则产热和散热将在此新的体温水平上保持平衡，而此时机体的体温调节功能并无障碍。

（周崇坦）

第八章 肾脏的排泄功能

机体将进入血液的代谢尾产物、体内过剩物质以及异物排出体外的过程称为**排泄**。排泄物中的代谢尾产物包括来自机体自身组织和由外界摄入物质的分解产物。过剩物质主要是摄入量超过机体需要量的物质，如水和电解质。异物有细菌、药物等。

排泄的途径有四条：①由呼吸器官以气体形式排出，主要是 CO_2 和少量水分。②由消化道排出，主要是经肝脏代谢所产生的胆色素（由胆道排入肠腔），以及经肠粘膜排出的无机盐类，如钙、镁、铁等。③由皮肤和汗腺排出，一部分水分经皮肤蒸发，一部分水分、少量氯化钠、尿素等经汗腺分泌，随汗液排出体外。④肾脏是最重要的排泄途径，排泄物以尿的形式排出体外。尿中包括的排泄物种类多、数量大，因此肾脏是机体最重要的排泄器官。肾脏还通过排泄实现对机体水、电解质、渗透压和酸碱平衡的调节，因而在维持内环境稳态中起重要作用。

● 肾以尿的形式排出的排泄物种类多，数量大，是机体最重要的排泄器官。

肾脏除排泄功能外，还能分泌多种生物活性物质，其中比较重要的有肾素、促红细胞生成素、1，25 - 二羟维生素 D_3 和前列腺素。

第一节 概 述

一、肾脏的结构特征

（一）**肾单位**（nephron）尿液在肾单位和集合管中生成。两侧肾脏中总共含有大约 2 百万个肾单位。每个肾单位均可单独实现生成尿的功能，所以，肾单位不但是肾脏的结构单位，也是肾脏的功能单位。每个肾单位包括肾小体和肾小管两部分（图 8 - 1）。

● 肾单位是肾脏的结构和功能单位，由肾小体及肾小管组成。

1. **肾小体** 位于肾皮质层，呈球形，直径约 $200\mu m$，由肾小球和肾小囊两部分组成。肾小球为一毛细血管团，起始于入球小动脉，由此分支成 40～50 条平行而又互相吻合成网的毛细血管，网间充满间质细胞，毛细血管最后又汇合成出球小动脉。肾小囊为一包在肾小球外的包囊。它由两层上皮细胞构成。内层又称脏层，紧贴于肾小球毛细血管壁；外层又称壁层，与肾小管管壁相延续。两层上皮之间的腔隙为囊腔，与肾小管的管腔相通（图 8 - 2）。

2. **肾小管** 与肾小囊壁层相延续。肾小管的初始段高度曲屈，走行于肾皮质内，称为近曲小管。以后，小管伸直，下降走行于肾髓质内，然后返折上升又进入肾皮质内并再度弯曲，称为远曲小管，最后汇入集合管。肾小管走行在髓质内的一段呈"U"形，称为髓袢。髓袢又分为降支和升支。与近曲小管连接的降支起始段的管径较粗，称为降支粗段，以后管径缩窄，称为降支细段。降支细段在髓袢顶端折返称为升支细段，以后管径又增粗而成为升支粗段。升支粗段与远曲小管连接。近曲小管和髓袢降支粗段合称为近球小管；远

163

曲小管与髓袢升支粗段合称为远球小管。

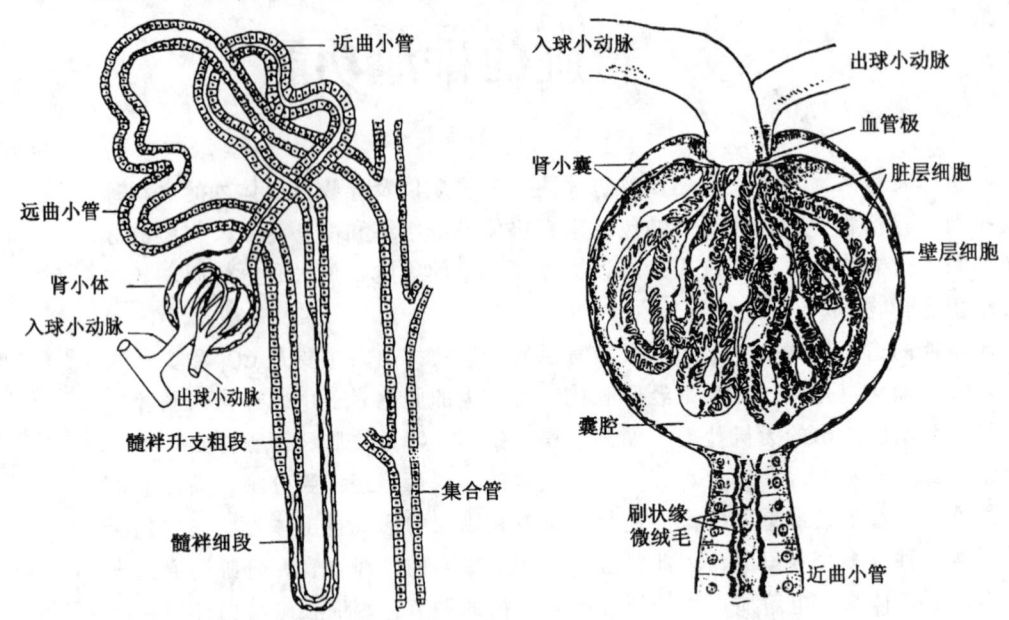

图 8-1　肾单位示意图　　　　　　图 8-2　肾小体各部示意图

肾单位各部分的名称如下：

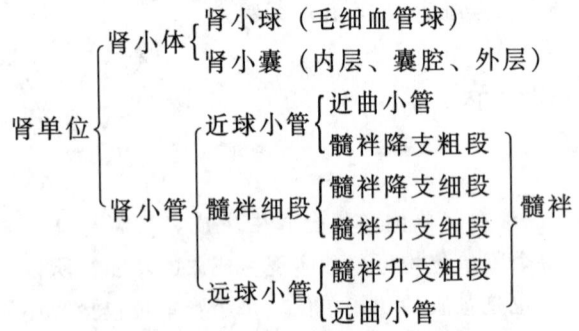

●肾单位不包括集合管，但集合管参与尿生成。

（二）集合管　集合管并不包括在肾单位中，但其功能与肾单位密切相关，对浓缩尿和稀释尿的形成起着重要作用。许多肾单位的远曲小管都汇集于一条集合管。许多集合管汇合于肾盏，由此入肾盂，再经输尿管而入膀胱。

（三）皮质肾单位和近髓肾单位　根据肾单位中肾小体在皮质中的部位不同，可将肾单位分为两类（图 8-3）：

1. **皮质肾单位**（cortical nephron）　肾小体较小，分布于外皮质层和中皮质层，约占肾单位总数的 85%～90%，入球小动脉比出球小动脉口径大，出球小动脉离开肾小体后分支成毛细血管，包绕在肾小管周围，这类肾单位髓袢较短，一般只达外髓质层，有的甚至不到髓质。

2. **近髓肾单位**（juxtamedullary nephron）　肾小体较大，集中分布于内皮质层，只占肾单位总数的 10%～15%，入球小动脉与出球小动脉口径相当，其髓袢较长，可达内髓质层，有的甚至可达乳头部，出球小动脉离开肾小体后分为两种血管，一种是细而长，呈"U"形的直小血管，与髓袢伴行，另一种是网形小血管，包绕于邻近的肾小管周围。

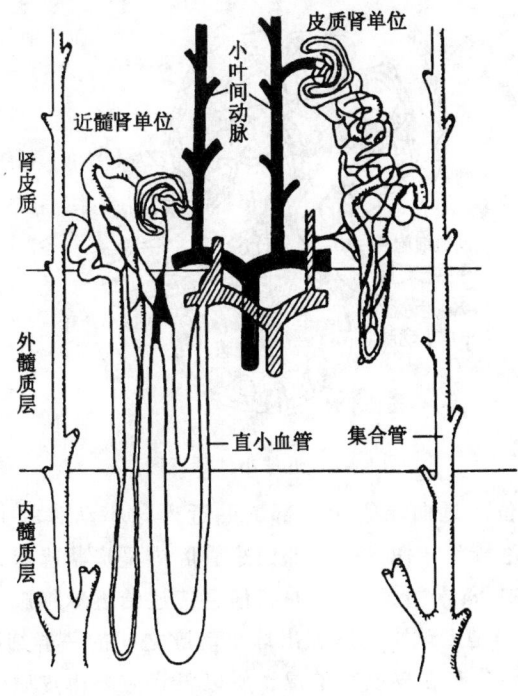

图 8-3 两类肾单位示意图

这两类肾单位结构的差异,提示两者的机能有所不同。皮质肾单位的入球小动脉口径大于出球小动脉,使肾小球毛细血管血压较高,有利于肾小球的滤过;而近髓肾单位的长髓袢和直小血管是尿液浓缩和稀释的结构基础。

两类肾单位结构与功能的比较见表 8-1。

表 8-1 皮质肾单位与近髓肾单位的比较

	皮质肾单位	近髓肾单位
肾小球分布	外、中皮质层	内皮质层
肾小球体积、数目	小,多(约占90%)	大,少(约占10%)
入、出球小动脉口径比	2:1	1:1
直小血管	-	+
髓袢	短(只达外髓质层)	长(达内髓质层)
肾素	多	几乎无
功能	侧重于滤过和重吸收	侧重于尿的浓缩与稀释

(四)近球小体　**近球小体**(juxtaglomerular apparatus)由三类特殊细胞群组成,包括近球细胞(juxtaglomerular cell)、致密斑(macular densa)和间质细胞(图 8-4)。

1. **近球细胞**　是入球小动脉中层的肌上皮样细胞,内含分泌颗粒,颗粒内是**肾素**(renin),近球细胞接受致密斑的信息而分泌肾素。近球细胞也受交感肾上腺素能神经支配,当肾交感神经兴奋时,末梢释放的去甲肾上腺素与近球细胞上的 β_1 受体结合,引起肾素分泌。

●近球细胞分泌肾素。

165

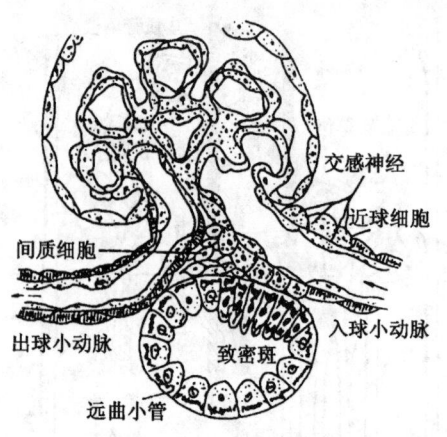

图 8-4 近球小体示意图

2. **致密斑** 位于远曲小管起始部，贴近入球小动脉的上皮细胞变为高柱状，核密集且染色较深，使这一局部向小管腔内呈斑状隆起，称为致密斑。该处可感受小管液中 Na^+ 含量变化，并将信息传递给近球细胞，调节肾素分泌。

3. **间质细胞** 是入球小动脉和出球小动脉之间的一群细胞，功能不明。

近球小体主要分布在皮质肾单位，所以肾素主要由皮质肾单位分泌，近髓肾单位几乎不含肾素。

二、肾脏血液循环的特征

（一）肾脏的血液供应特点

1. 肾血流量大，分布不均 肾脏的血液供应非常丰富。正常成人安静时两肾的血流量之和约占心输出量的 $1/5 \sim 1/4$，即每分钟约有 1000～1200ml 血液流过两侧肾脏，其中 94% 左右的血液分布在肾皮质，5%～6% 分布在外髓，不到 1% 分布到内髓。通常所说的肾血流量主要指肾皮质的血流量。

2. 形成两次毛细血管网 肾动脉呈垂直方向由腹主动脉分出，其分支经叶间动脉、弓形动脉、小叶间动脉到达入球小动脉。入球小动脉在肾小体内分支成肾小球毛细血管网，由肾小球毛细血管网再汇集成出球小动脉而离开肾小体。出球小动脉再次分支成毛细血管网缠绕于肾小管和集合管周围，由此再汇合成为小静脉，经小叶间静脉、弓形静脉、叶间静脉、肾静脉、下腔静脉返回心脏。在近髓肾单位，肾小管周围毛细血管网还形成袢状的直小血管，走行于肾髓质，与髓袢伴行。

在肾循环路径中，两次形成毛细血管网，即肾小球毛细血管网和肾小管周围毛细血管网，二者的压力不同，这与肾单位的泌尿功能密切相关。在皮质肾单位，由于出球小动脉比入球小动脉口径小，使肾小球毛细血管内的血压较高，这有利于肾小球的滤过作用。血液流过出球小动脉后，血压有较大幅度降低，所以肾小管周围毛细血管网内的血压较低，这有利于肾小管的重吸收作用。

（二）肾血流量的调节 肾血流量的调节涉及两方面的问题：一方面是肾血流量与肾脏的泌尿机能相适应的问题；另一方面是肾血流量与全身血液循环调节相配合的问题。前者主要靠自身调节，后者主要靠神经和体液调节。

1. 肾脏血流量的自身调节　实验证明,在全身动脉血压由 20mmHg(2.7kPa)逐渐提高到 80mmHg(10.7kPa)的过程中,肾血流量随血压的升高而增加;当动脉血压在 80～180mmHg(10.7～24.0kPa)范围变动时,肾血流量却保持稳定;动脉血压进一步升高,肾血流量又随之增加(图 8－5)。肾血流量在一定的血压变动范围内(80～180mmHg)保持不变的现象在消除了神经体液因素的影响后依然存在,故称为**肾血流量的自身调节**。其具体机制可能是:血压在一定范围内升高时,入球小动脉平滑肌紧张性增高,使入球小动脉口径缩小,对血流的阻力增加,因而使肾血流量不会随血压升高而增多;反之,当血压在此范围内降低时,入球小动脉舒张,血流阻力减小,肾血流量不会随血压降低而减少。当血压高于 180mmHg 时,肾血管收缩已达极限,因而肾血流量增多,当血压低于 80mmHg 时,肾血管舒张已达极限,肾血流量必然减少。

●肾血流量自身调节:动脉血压在 80～180mmHg 范围变动时,肾血流量保持相对稳定。

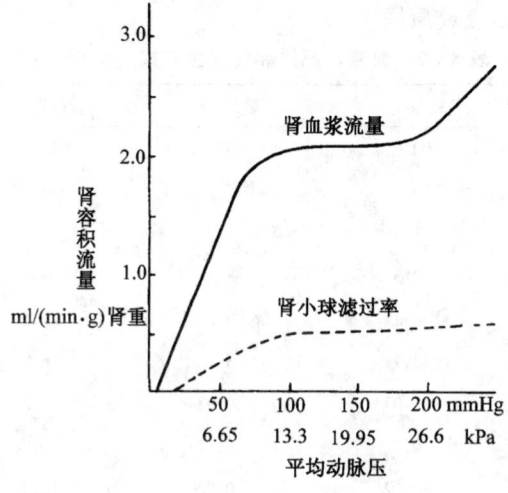

图 8－5　肾血流量的自身调节

2. 肾血流量的神经体液调节　肾神经属交感神经,其兴奋时使肾血管收缩,肾血流量减少。因此,肾血流的神经调节主要表现为交感神经兴奋引起的缩血管反应。交感神经在各种肾血管中分布的密度不尽相同,在皮质肾单位的入球小动脉和近髓肾单位的出球小动脉上分布比较密集。一般情况下,肾神经紧张性较低,因而对肾血流量影响较小。但在剧烈肌肉活动或环境温度升高等情况下,由于交感神经活动反射性增强,使肾血管收缩,肾血流量减少,从而使活动增强的器官血供得以增多;另外,大失血、中毒性休克、缺 O_2 等情况下,肾血流量也减少,这对于维持心、脑的血供有重要意义。这些情况下肾血流量减少也是交感神经活动增强所致。

在体液因素中,肾上腺素、去甲肾上腺素、升压素、血管紧张素等均使肾血管收缩、肾血流量减少,而前列腺素则使肾血管舒张、肾血流量增多。

总之,在通常情况下,在一般的血压变动范围内,肾脏主要靠自身调节来保持肾血流量相对稳定,以维持正常的泌尿机能;在紧急情况下,全身血液将重新分配,通过神经体液因素的作用,使肾血流量减少,从而保证心、脑等重要器官的血供。

167

第二节　尿生成的过程

尿生成的过程分为三个相互联系的环节：①肾小球的滤过；②肾小管与集合管的重吸收；③肾小管与集合管的分泌。

一、肾小球的滤过功能

●原尿是血浆的超滤液。

在动物实验中，用微穿刺法抽取肾小囊内的液体，然后进行微量化学分析。结果发现，肾小囊内的液体除蛋白质含量极少外，其他成分的含量均与血浆相似（表8-2）。这一事实表明，当血液流经肾小球毛细血管时，除血液的有形成分和血浆蛋白外，水和其中的溶质都可通过滤过方式进入肾小囊腔中，也就是说肾小囊腔中的液体实质上是血浆经肾小球滤过膜滤过所生成的超滤液，称为**肾小球滤液**或**原尿**。

表8-2　血浆、原尿和终尿主要成分比较（g/L）

成分	血浆	原尿	终尿	终尿浓缩倍数
水	900	980	960	1.1
蛋白质	80	微量	0	—
葡萄糖	1	1	0	—
Na^+	3.3	3.3	3.5	1.1
K^+	0.2	0.2	1.5	7.5
Cl^-	3.7	3.7	6.0	1.6
磷酸根	0.03	0.03	1.2	40.0
尿素	0.3	0.3	20.0	67.0
尿酸	0.02	0.02	0.5	25.0
肌酐	0.01	0.01	1.5	150.0
氨	0.001	0.001	0.4	400.0

（一）肾小球滤过率和滤过分数　单位时间内（每分钟）两肾所生成原尿的量称为**肾小球滤过率**（glomerular filtration rate）。据测定，体表面积为 $1.73m^2$ 的人，肾小球滤过率约为 125ml/min，故一昼夜从肾小球滤出的血浆量可达 180L，约为体重的 3 倍。

肾小球滤过率与肾血浆流量的比值称为**滤过分数**。据测定，肾血浆流量约为 660ml/min，故滤过分数为 $125/660 \times 100\% \approx 19\%$，此数值说明肾脏的血浆约有 1/5 由肾小球滤出，进入肾小囊。

（二）滤过的结构基础——滤过膜

1. 滤过膜的组成　肾小球的滤过膜包括三层：毛细血管内皮细胞层、基膜层、肾小囊脏层上皮细胞层（图8-6）。尽管滤过膜具有三层结构，但其通透性比普通毛细血管大得多。据估计，滤过膜的通透性是一般毛细血管的 100 ~500 倍，这与滤过膜的结构特点有关。

毛细血管内皮细胞层厚约30 ~50nm，其上有许多小孔，称为窗孔。窗孔分布规整，直径 50～100nm，可阻止血细胞通过。基膜层厚度约为 240～360nm，主要由水合凝胶构成，其中含有致密的微细纤维网。这些细丝的距离约 3～7.5nm。一般认为纤维网空隙的大小可能决定着能滤过分子的大小。有些较大的蛋白质分子可以透出毛细血管内皮细胞膜，但不能通过基膜。看来，基膜对滤过膜的通透性起决定性作用。肾小囊脏层上皮细胞有许多足状突起，故称为足细胞。每个足细胞伸出许多大的足状突起，每个大的足状突起又分出许多小的突起，附着在基膜上。相互交错的足突之间有许多裂隙，称为裂孔，裂孔上有一层滤过裂孔膜，膜上有 4～14nm 的孔，是滤过作用的最后屏障。

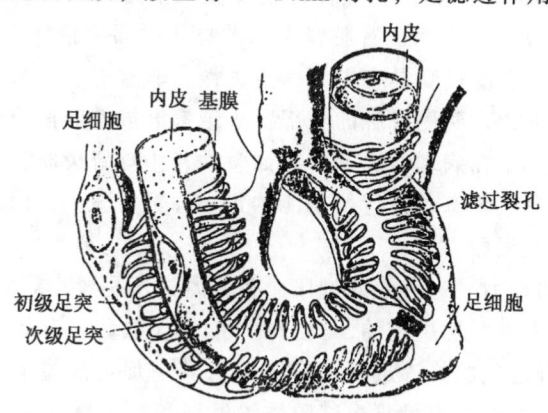

图 8-6　滤过膜的结构示意图

2. 滤过膜的通透性　　滤过膜是一道机械屏障。滤过膜的筛状构造说明了它对不同物质的选择通透性。由于筛孔大小不等，小分子物质可容易地通过各种大小孔道，而分子较大的物质只能由较大的孔道通过。故分子较大的物质在滤液中的浓度较低。一般来说，正常肾脏的滤过膜只允许分子直径不超过 8nm，或分子量不超过 70000 的物质通过，在此限度内的各种物质，其通透性决定于分子的大小，分子愈小的物质通透性愈大。若以某物质在滤液中的浓度与该物质的血浆浓度之比作为衡量其通透性的指标，则几种物质的通透性如表 8-3 所示。

●滤过膜既是一道机械屏障，又是一道电学屏障。

有些物质虽然分子量不大，但由于与血浆蛋白结合，因而也不能通过滤过膜。例如血红蛋白的分子量约为 64000，本可通过滤过膜上较大的孔道滤出，但它与血浆中的结合珠蛋白结合成分子量较大的复合物而不能滤出。所以，一般情况下，红细胞破裂释出的血红蛋白并不出现在尿中，只有大量溶血时，血液中血红蛋白浓度超过了结合珠蛋白能结合的量时，未结合的血红蛋白才能滤出而出现血红蛋白尿。

表 8-3　滤过膜对不同物质的通透性

物质	分子量	通透性（滤液浓度/血浆浓度）
葡萄糖	180	1.000
菊粉	5200	1.000
小分子蛋白质	30000	0.500
白蛋白	69000	0.005

滤过膜也是一道电学屏障。近年来的研究还发现滤过膜对某物质的通透性还与物质所带电荷的种类有关。滤过膜各层上含有许多带有负电荷的唾液蛋白，由于同性电荷相斥，带正电荷的物质易于通过，而带负电荷的物质滤过较困难。例如血浆白蛋白分子带负电荷，直径约 6nm，分子量 69000，由于带负电荷，滤过的也很少。在病理情况下滤过膜上的负电荷减少或消失，以致带负电荷的血浆白蛋白滤过量明显增加而出现蛋白尿。

以上两道屏障以机械屏障为主，分子量很小的物质，即使带负电荷也能滤过，分子量大于 70000 的物质，即使带正电荷也不能通过。

3. 滤过膜的面积　人两侧肾脏肾小球的总滤过面积估计为 1.5m²，这样大的滤过面积，再加上滤过膜具有很大的通透性，非常有利于血浆的大量滤过。

在生理情况下，人两侧肾脏的全部肾小球都开放并起滤过作用，因而滤过面积保持相对稳定。在病理情况下，例如急性肾小球肾炎时，由于肾小球毛细血管管腔变窄或完全阻塞，使行使功能的肾小球数目减少，以致有效滤过面积减少而出现少尿或无尿。

●有效滤过压＝肾小球毛细血管血压－（血浆胶体渗透压＋囊内压），是肾小球滤过的动力。

（三）滤过的动力——有效滤过压　**有效滤过压**是肾小球滤过的动力，它是由滤过膜两侧的力量对比决定的，是三种力量的代数和。有效滤过压＝肾小球毛细血管血压－（血浆胶体渗透压＋囊内压），其中促进滤过的力量是肾小球毛细血管血压，阻止滤过的力量是血浆胶体渗透压和肾小囊内压（图8-7）。

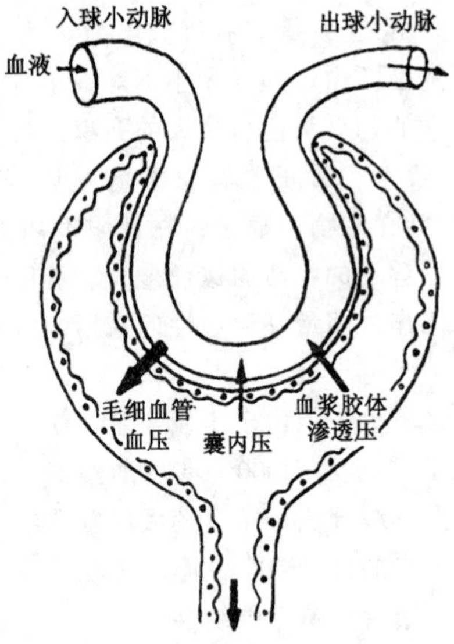

图 8-7　有效滤过压示意图

在慕尼黑大鼠及松鼠猴类中，用微穿刺的方法测得：肾小球毛细血管血压平均值为 45mmHg（6.0kPa），入球小动脉端和出球小动脉端几乎相等，肾小囊内压约为 10mmHg（1.3kPa），血浆胶体渗透压在入球小动脉端为 20mmHg（2.7kPa），由于血液在肾小球毛细血管流动时，血浆中水分和小分子物质不断滤出，到出球小动脉端时，血浆胶体渗透压升高达 35mmHg（4.7kPa）。根据以上测得的数据，有效滤过压计算如下：

入球小动脉端 = 45 − （20 + 10）= 15mmHg （2.0kPa）

出球小动脉端 = 45 − （35 + 10）= 0mmHg （0kPa）

由此可见，在入球小动脉端，有效滤过压为正值，有滤液生成，而在出球小动脉端，有效滤过压为0，不能生成滤液。因此，尽管平时两肾所有肾单位都在活动，但并非肾小球毛细血管全长都有滤过，仅入球小动脉端毛细血管有滤过，出球小动脉端毛细血管实际上是肾小球滤过面积的储备。

（四）影响肾小球滤过的因素

1. 滤过膜的通透性和面积　滤过膜通透性的改变往往使尿液的成分出现异常。正常情况下，血浆白蛋白分子量69000，而且该物质本身带负电荷，所以，滤液中含量极微。在某些肾脏疾病时，滤过膜上的唾液蛋白减少，使其电学屏障作用减弱，白蛋白滤出量比正常时明显增多，而肾小管几乎不能重吸收蛋白质，最终出现蛋白尿。此外，有些肾脏疾病还可使滤过膜的机械屏障作用减弱，因而使正常时不能滤出的物质如红细胞被滤出，以致出现血尿。

●滤过膜通透性改变造成尿成分的异常，滤过膜面积减小使滤过率降低。

正常情况下，滤过膜的面积较大，且保持相对稳定。在急性肾小球肾炎时，由于肾小球毛细血管上皮细胞增生、肿胀，致使毛细血管管腔狭窄甚至完全阻塞，以致活动的肾小球数目减少，滤过面积减少，滤过率必然下降，出现少尿以至无尿。

2. 有效滤过压　有效滤过压是肾小球毛细血管血压、血浆胶体渗透压和肾小囊内压三种力量的代数和。其中任何一种发生改变，都会影响有效滤过压的数值，继而影响肾小球滤过率。

（1）肾小球毛细血管血压：动脉血压变动于 80 ~ 180mmHg （10.7 ~ 24.0kPa）时，通过肾血流量的自身调节，使肾血流量保持不变，此时，肾小球毛细血管血压维持恒定，肾小球滤过率基本保持不变。当动脉血压低于80mmHg 时，将引起肾血流量减少，肾小球毛细血管血压相应下降，有效滤过压数值减小，滤过率下降，导致尿量减少；当动脉血压低于40mmHg （5.3kPa）时，肾小球滤过率急剧下降，导致无尿。

（2）血浆胶体渗透压：血浆胶体渗透压的大小主要取决于血浆蛋白的浓度，当血浆蛋白的浓度降低时，血浆胶体渗透压下降，有效滤过压增大，肾小球滤过增多。如静脉大量快速注射生理盐水时，肾小球滤过率明显增加，使尿量增加，其主要原因是血浆胶体渗透压下降。

（3）肾小囊内压：由于原尿不断产生，又及时流走，所以肾小囊内压在正常情况下变动不大，但如果尿路发生阻塞，则肾小囊内液体流出不畅，导致囊内压增高，有效滤过压下降，肾小球滤过减少。

3. 肾血浆流量　血液流过肾小球时，血浆流量的增减，对其血浆胶体渗透压的升高及滤过率有很大影响。从入球端到出球端，肾小球毛细血管全长的血压变化不大，囊内压变化也很小。由于血浆中水分和小分子物质被滤出，血浆蛋白浓度和血浆胶体渗透压逐渐升高，使有效滤过压逐渐降低，滤过渐少，甚至停止。肾血浆流量大时，即使有部分血浆内容物滤出，血浆胶体渗透压上升的速度也会减慢，有滤过的毛细血管加长了，肾小球滤过率增加。实验证明，如果肾血浆流量增至正常的3倍或更多，则肾小球毛细血管全长都有滤

●肾血浆流量的增减，主要影响血浆胶体渗透压上升的速率，进而影响肾小球滤过率。

171

过。在失血性休克、缺 O_2 等病理情况下，由于交感神经强烈兴奋，肾血浆流量急剧减少，肾小球滤过率明显下降。肾血流量在动脉血压为 80～180mmHg（10.7～24.0kPa）时保持不变，对于维持正常的肾小球滤过率具有重要意义。

二、肾小管和集合管的重吸收功能

原尿流入肾小管后即称为小管液。小管液在流经肾小管各段和集合管时，其中的水和溶质将全部或部分由小管上皮细胞吸收回血液。小管液中的物质，通过小管上皮细胞进入管周毛细血管血液的过程称为肾小管和集合管的**重吸收**。

●肾小管的重吸收功能具有选择性。

小管液流过肾小管各段和集合管时，其量和质均发生了很大变化。如前所述，两侧肾脏每天生成的原尿量为 180L，而每天排出的终尿量平均为 1.5L，说明有 99% 的水在流经肾小管和集合管时被重吸收。就溶质来说，原尿中除蛋白质外，其他物质的浓度基本与血浆中的浓度相同。在肾小管内，如果只有水的重吸收，各种溶质将一律被浓缩约 100 倍。但事实上有些物质在终尿中消失了（如葡萄糖），有些物质浓缩了约 100 倍（如肌酐），有些物质基本未被浓缩（如 Na^+）或浓缩程度很小（如 Cl^-、K^+ 等），说明小管液是在肾小管和集合管中经历了复杂的加工过程才成为终尿的（表 8-2）。这种加工过程是通过肾小管和集合管对各种物质的选择性重吸收、分泌或排泄实现的。

（一）重吸收的方式

肾小管和集合管对各种物质的重吸收方式有主动重吸收和被动重吸收。

1. 主动重吸收　主动重吸收是指肾小管上皮细胞通过耗能过程，逆着浓度梯度和/或电位梯度将小管液内的溶质转运到小管周围细胞间液的过程，主要通过离子泵和吞饮活动完成。一般说来，小管液中各种对机体有用的物质，如葡萄糖、氨基酸、Na^+ 等都是由肾小管和集合管主动重吸收的。

2. 被动重吸收　被动重吸收是指小管液中的水和溶质顺浓度差、电位差或渗透压差，进入小管周围组织间液的过程。由于这种重吸收过程是顺着电-化学梯度进行的，不需消耗能量。肾小管各段和集合管都具有重吸收功能，但比较起来，近球小管是重吸收的主要部位，表现在重吸收的物质种类最多，量也最大。例如，原尿中的营养物质如葡萄糖、氨基酸、蛋白质、维生素等几乎全部在近球小管被重吸收，水和 Na^+、K^+、Cl^-、尿素等也是大部或全部在此处重吸收（图 8-8）。

（二）肾小管对几种物质的重吸收

●滤过的 Na^+ 约 70% 在近球小管以主动机制被重吸收。

1. Na^+ 和 Cl^- 的重吸收：每天由肾小球滤出的 Na^+ 将近 600 克，但每天由尿排出的 Na^+ 量仅为 3～5 克左右，不足滤出量的 1%，说明滤出的 Na^+ 有 99% 以上又被肾小管和集合管重吸收了。Na^+ 是细胞外液中最重要的离子，肾小管和集合管对 Na^+ 的重吸收对保持细胞外液的渗透压和水容量有重要作用。

各段肾小管对 Na^+ 重吸收率不同。近球小管是 Na^+ 重吸收的主要部位，此处 Na^+ 的重吸收量约占滤过量的 65%～70%。其余的 Na^+ 分别在髓袢升支、远曲小管和集合管被重吸收。

各段肾小管对 Na^+ 的重吸收机制也不相同。

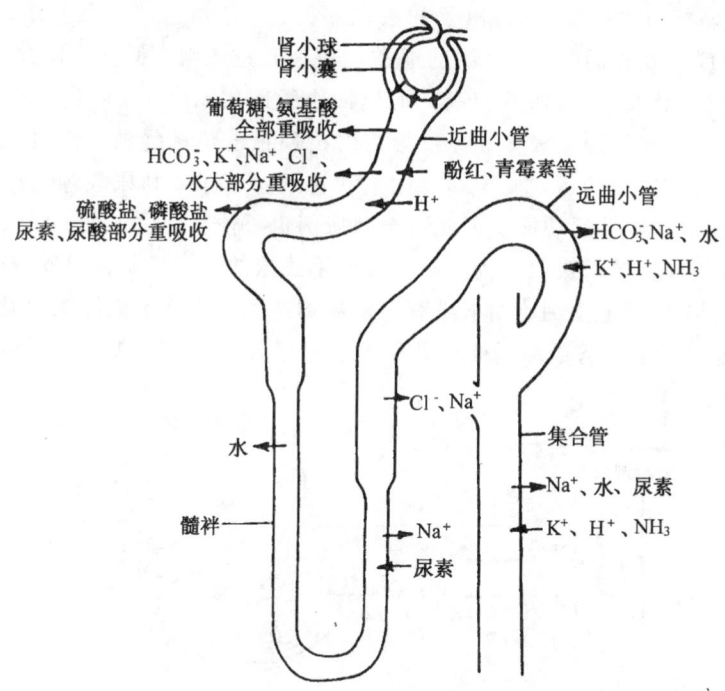

图 8-8　肾小管重吸收和分泌示意图

（1）近球小管：近球小管对 Na^+ 的重吸收机制可用"泵－漏模式"来解释（图 8-9）。在近球小管上皮细胞的管周膜和侧膜上有丰富的 Na^+ 泵，Na^+ 泵通过分解 ATP 提供能量，不断将细胞内的 Na^+ 逆着浓度梯度和电位梯度排向细胞间液，使上皮细胞内保持极低的 Na^+ 浓度。同时，Na^+ 的泵出使细胞内呈－70mV 左右的负电位。所以，在浓度梯度和电位梯度的推动下，小管液中的 Na^+ 不断地扩散进入细胞，从而保证了 Na^+ 被泵至细胞间液的同时，小管液中的 Na^+ 迅速地、源源不断地进入细胞。随着 Na^+ 不断地被 Na^+ 泵主动转运至细胞间隙，细胞间液的渗透压也相应提高。在渗透压作用的影响下，水随之进入细胞间隙，使细胞间隙内的静水压升高。这一压力可促使 Na^+ 和水通过基膜进入细胞间液和小管周围毛细血管。但也可使 Na^+ 和水通过紧密连接少量回漏至小管腔内，所以，Na^+ 的重吸收量为主动重吸收量减去回漏量。这种机制称为"泵－漏模式"。

绝大部分 Cl^- 是在近球小管被动重吸收的。在近球小管处由于 Na^+ 的主动重吸收形成小管内外的电位差，Cl^- 则顺着电位差而被动重吸收；同时，因 HCO_3^- 比 Cl^- 优先重吸收（见 HCO_3^- 的重吸收），以及因管内外渗透压差导致水的重吸收，结果使小管液中的 Cl^- 比管周组织液高 1.2～1.4 倍，这一浓度差又进一步促使 Cl^- 的重吸收。所以 Cl^- 是顺着电－化学梯度被动重吸收的。

（2）髓袢升支粗段，髓袢升支粗段对 NaCl 重吸收是以 Na^+：$2Cl$：K^+ 同向转运模式进行的。升支粗段上皮细胞管周膜上具有 Na^+ 泵，它将 Na^+ 由细胞内泵向组织间液。Na^+ 泵出后，导致细胞内 Na^+ 浓度下降，造成管腔内与细胞内 Na^+ 出现明显的浓度差。管腔内 Na^+ 由于浓度差将经管腔膜扩散入细胞内，但必须与 Cl^-、K^+ 一起由载体协同转运（比例为 Na^+：$2Cl^-$：K^+）。进入

细胞内的 Na^+、Cl^-、K^+ 三种离子的去向不同，Na^+ 由 Na^+ 泵泵至组织间液，Cl^- 由于浓度差经管周膜（对 Cl^- 的通透性较高）进入组织间液，K^+ 由于浓度差经管腔膜（对 K^+ 的通透性较高）而返回小管腔内。由于 Cl^- 进入组织间液较多，而 K^+ 返回管腔内较多，导致管腔内出现正电位。此机制说明 Na^+ 的转运是主动的，Cl^- 的转运则属于继发性主动转运。速尿或利尿酸等利尿剂，能阻抑管腔膜的载体转运功能，因此这类利尿剂也可使管腔内正电位消失，使升支粗段 Na^+、Cl^- 的重吸收受到抑制，从而干扰尿的浓缩机制，导致利尿。

髓袢升支细段上皮细胞对 Na^+ 有一定的通透性。小管液流经此段时有少量 Na^+ 顺浓度差扩散出管腔。远曲小管和集合管对 Na^+ 的重吸收与 K^+ 和 H^+ 分泌有关（见后文）。

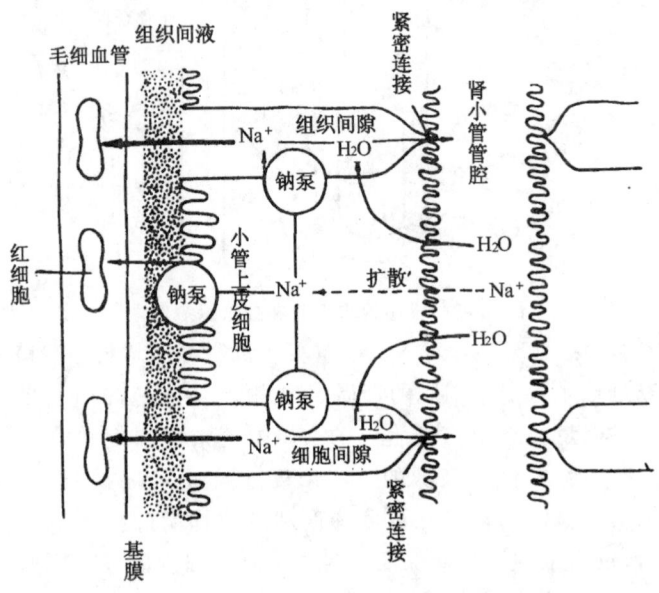

图 8-9　近球小管对 Na^+ 的重吸收模式图

● 近球小管对水的重吸收量大，但与体内是否缺水无关，远曲小管和集合管在 ADH 作用下参与体内水平衡调节。

2. 水的重吸收：如前所述，每天排出的终尿量不足原尿量的 1%，说明由肾小球滤过的水在流经肾小管和集合管各段时约有 99% 被重吸收回血液，其中近球小管重吸收量最大，可达 65%～70%，髓袢约 10%～15%，远曲小管约 10%，其余 10%～15% 在集合管重吸收。由于水的重吸收量占滤过量的 99%，水的重吸收量的微小变化就会对尿量有很大影响。例如，重吸收量降低 1%，尿量即可增加一倍。

水的重吸收为被动过程，是靠渗透作用进行的。在肾小管和集合管，当小管液中的溶质，特别是 Na^+、Cl^- 等离子被重吸收后，小管液的渗透压降低而细胞间液的渗透压增高，水即在渗透作用的影响下，经紧密连接或上皮细胞进入细胞间隙，使细胞间隙静水压增高，由于管周毛细血管压力低，胶体渗透压高，水便由细胞间隙进入毛细血管被重吸收。在近球小管，细胞间的紧密连接比较疏松，水和溶质容易通透，所以随着 Na^+ 等离子的重吸收，水几乎是立即渗入细胞间隙的。因此在近球小管处重吸收的液体事实上是等渗的。从髓袢以后，各段肾小管和集合管的紧密连接比较致密，管腔膜的面积也比较小，对水的重吸收量也较少。另外，应该注意的是远曲小管和集合管对水的重吸收量受血液中抗利尿激素（ADH）的影响，体内缺水时，该段肾小管对水的重吸收增多，使尿量减少；体内水过剩时，水的重吸收减少，尿量增多，从而调节体内水平衡。近球小管虽然对水的重吸收量很大，但与生理情况下尿量随体内水平衡状况的变化无关。

3. HCO_3^- 的重吸收：正常情况下，肾小球滤过的 HCO_3^- 约有 80% ~ 85% 在近球小管重吸收。如图 8-10 所示，血浆中的 HCO_3^- 以 $NaHCO_3$ 形式滤过。在小管液里，$NaHCO_3$ 解离成 Na^+ 和 HCO_3^-。在 Na^+ 主动转运至血浆的同时，细胞分泌 H^+ 入管腔（$H^+ - Na^+$ 交换，后述）。HCO_3^- 不易透过管腔膜，在小管液内与分泌出的 H^+ 结合生成 H_2CO_3，H_2CO_3 进而分解成 CO_2 和 H_2O。CO_2 为脂溶性物质，极易跨膜扩散进入细胞。在细胞内碳酸酐酶的催化下，CO_2 与 H_2O 结合生成 H_2CO_3 并解离成 H^+ 和 HCO_3^-。HCO_3^- 随 Na^+ 被动转运回血液，H^+ 通过 $H^+ - Na^+$ 交换分泌入管腔。所以小管液中的 HCO_3^- 是以 CO_2 的形式被重吸收。此形式能使 HCO_3^- 更快地被重吸收，这也就是前文曾提到的 HCO_3^- 可比 Cl^- 优先重吸收的原因。

● 小管液中的 HCO_3^- 是以 CO_2 的形式被重吸收的。

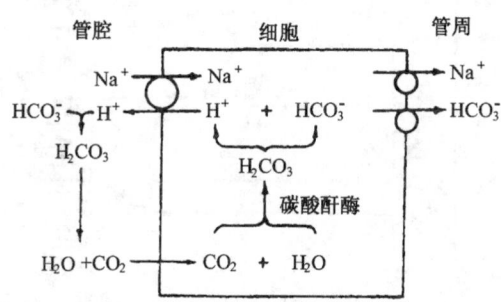

图 8-10　肾小管重吸收 HCO_3^- 和分泌 H^+ 过程示意图

4. 钾的重吸收：每日从肾小球滤过的 K^+ 约为 31 ~ 35 克，由尿中排出的 K^+ 约 2 ~ 4 克。实验证明，由肾小球滤出的 K^+ 绝大部分在近球小管和髓袢升支粗段重吸收，其中滤过量的 65% 左右在近球小管重吸收，大约 27% 在髓袢升支粗段重吸收，其余大约 8% 的 K^+ 进入远曲小管和集合管后也几乎全部被重吸收。所以肾小球滤出的 K^+ 在流经肾小管和集合管时，几乎已经全部被重吸收回血，当体内缺 K^+ 时尤其如此。而每日由尿中排出的 K^+ 是由远曲小管和集合管分泌的。

● 滤液中的 K^+ 在流经肾小管时几乎全部被重吸收，尿中的 K^+ 是由远曲小管和集合管分泌的。

肾小管和集合管对 K^+ 的重吸收是主动转运过程。在近球小管，管腔液的电位约为 $-3 ~ -4mV$，小管上皮细胞内为 $-70mV$，管周液为 $0mV$。小管液中，K^+ 的浓度为 4 ~ 4.5mmol/L，而细胞内为 150mmol/L，说明 K^+ 的重吸收是逆浓度差和电位差进行的，是一种主动转运过程。

5. 葡萄糖的重吸收：正常人空腹血糖浓度为 80 ~ 120mg%，原尿中葡萄糖的浓度与血浆中的浓度相同，但终尿中几乎不含葡萄糖，说明葡萄糖滤出后在肾小管内全部重吸收回血液。重吸收葡萄糖的部位只限于近球小管，而且主要

● 葡萄糖重吸收的部位只限于近球小管，主要在近曲小

管，并与 Na$^+$ 的重
吸收相耦联。

在近曲小管。肾小管其他各段不能重吸收葡萄糖。所以，小管液内的葡萄糖若在近球小管未被全部重吸收，则终尿中将会出现葡萄糖。

葡萄糖的重吸收是一种主动转运过程，是逆浓度差进行的。实验证明，与管腔膜刷状缘中的载体蛋白有关。载体蛋白上存在着分别与葡萄糖、Na$^+$ 相结合的结合位点。当载体蛋白与葡萄糖、Na$^+$ 相结合而形成复合体后，它就能迅速地将葡萄糖和 Na$^+$ 从管腔内转运至小管上皮细胞内。这种转运称为同向转运。细胞内 Na$^+$ 由管周膜或侧膜上的 Na$^+$ 泵排至细胞间液，造成细胞内 Na$^+$ 浓度降低，从而导致了管腔膜内外 Na$^+$ 的浓度差，于是小管液中的 Na$^+$ 经易化扩散进入细胞内。同时葡萄糖被伴联着转运进入细胞。当细胞内葡萄糖浓度升高以后，葡萄糖便顺着浓度差经管周膜上的另一种与 Na$^+$ 无关的载体蛋白，以易化扩散方式进入细胞间液（图 8 - 11）。因此葡萄糖的转运属于继发性主动转运，它是借助于 Na$^+$ 的主动重吸收而实现的。

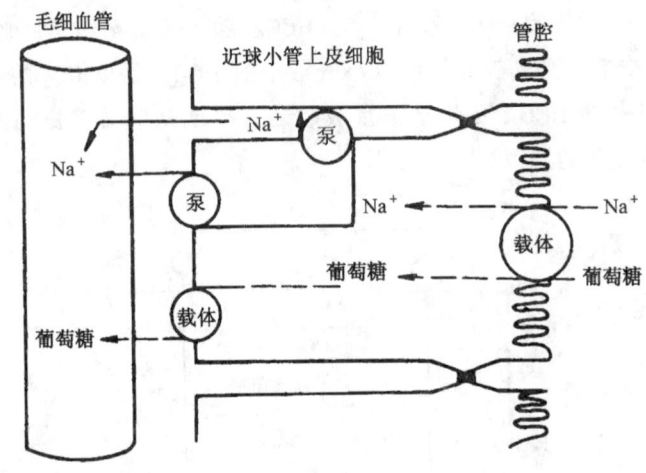

图 8 - 11　近球小管重吸收葡萄糖机制示意图

当血糖浓度超过 160 ~ 180mg%，葡萄糖滤过量超过 200 ~ 230mg/min 时，一部分肾小管对葡萄糖的重吸收能力已达到极限，尿中即可出现葡萄糖。将尿中不出现葡萄糖的最高血糖浓度，称为**肾糖阈**（一般为 160 ~ 180mg%）。肾糖阈反映肾小管对葡萄糖的重吸收能力。肾糖阈愈高，说明肾小管对葡萄糖重吸收能力愈大，反之则愈小。

●肾小管对葡萄糖
的重吸收有一定限
度。

●肾糖阈：尿中不
出现葡萄糖的最高
血糖浓度。

随着血糖浓度的进一步升高，葡萄糖滤过量增加，将使更多的近球小管对葡萄糖的重吸收能力达到饱和，故尿糖排出量进一步增加。如血糖浓度继续增高，以至葡萄糖滤过量在成年男性达 375mg/min，女性达 300mg/min 左右时，则肾所有的近球小管重吸收葡萄糖的能力均达饱和，尿糖排出量则随血糖浓度升高而平行增加。此量称为葡萄糖重吸收极限量。有人认为此极限量与肾小管细胞膜上载体数量有限有关，当所有载体都参与转运时，其转运能力已达极限，葡萄糖的转运量即不再增加了。

6. 其他物质的重吸收：小管液中氨基酸的重吸收与葡萄糖的重吸收机制类似，也是与 Na$^+$ 经载体同向转运而重吸收的，但转运载体蛋白可能不同，即载体是具有特异性的。HPO_4^{2-}、SO_4^{2-} 的重吸收可能也是与 Na^+ 结合于同一载体蛋白上同向转运重吸收的。正常时滤液中的少量蛋白质，则通过肾小管上皮细胞的吞饮作用而重吸收。

（三）影响肾小管和集合管重吸收的因素

1. 小管液中溶质的浓度：小管液中的水是随溶质重吸收造成的渗透压差而被动重吸收的。溶质在小管液内造成的渗透压能阻碍水的重吸收。当小管液中的溶质浓度增加时，由于渗透压增高，使水的重吸收减少，因而尿量增加。例如糖尿病患者由于小管液中的葡萄糖不能完全被重吸收，未被重吸收的葡萄糖使小管液的渗透压增高，水的重吸收减少，于是会出现多尿。临床上给病人静脉注射甘露醇，由于该物质可被肾小球自由滤过，而不被肾小管重吸收，因而可用来提高小管液中溶质的浓度，达到利尿消肿的目的。这种利尿方式称为**渗透性利尿**。

●渗透性利尿：通过增加小管液溶质浓度和渗透压使尿量增多的方式。

2. 近球小管的球－管平衡现象：在正常情况下，不论肾小球滤过率有何变化，近球小管对 Na^+、水的重吸收率总是稳定在滤过率的 65%～70%，这一现象称为**球－管平衡**。球－管平衡的机制尚未阐明。有人提出与近球小管对 Na^+ 的定比重吸收有关。近球小管对 Na^+ 的重吸收量经常保持在滤过量的 65%～70%，因而滤液的重吸收量也保持在滤过量的 65%～70%。若肾血流量保持稳定，而肾小球滤过率增加，进入近球小管周围毛细血管的血量必然减少，而血浆蛋白浓度相对升高，即此时毛细血管血压降低，而血浆胶体渗透压升高。在这种情况下，小管周围的组织间液就加速进入毛细血管，使组织间隙内液体静水压下降，导致肾小管的重吸收量增加。若肾小球滤过率减少，则发生相反变化，最终导致肾小管重吸收量也相应减少。因此，不论肾小管滤过量如何变化，近球小管重吸收比例始终保持在 65%～70% 左右。球－管平衡的生理意义在于使尿量不会因肾小球滤过率的增减而出现大幅度的变动。

●球－管平衡：近球小管对 Na^+、水的重吸收率总是稳定在滤过率的 65%～70% 的现象。

三、肾小管和集合管的分泌功能

在肾小管和集合管，小管上皮细胞内或血浆中的物质被转运至小管腔的过程称为肾小管和集合管的**分泌**。

（一）H^+ 的分泌　近球小管、远球小管和集合管都能分泌 H^+，但泌 H^+ 能力最强的是近球小管。

近球小管分泌 H^+ 是通过 H^+－Na^+ 交换实现的（图 8－10）。小管液及管周组织液的 CO_2 可扩散入小管上皮细胞，细胞本身代谢也产生的 CO_2，小管上皮细胞内有碳酸酐酶，可催化 CO_2 和 H_2O 生成 H_2CO_3，后者解离出 H^+ 和 HCO_3^-，H^+ 被管腔膜上的载体转运至小管腔，与此同时，小管液中 Na^+ 被同一载体转运进入小管上皮细胞，此过程称为 **H^+－Ha^+ 交换**。进入小管细胞内的 Na^+ 很快通过管周膜上的 Na^+ 泵泵入组织间液，继而转移到血液中。由于 H^+ 不断分泌，使细胞内 HCO_3^- 逐渐增多，而管周膜对 HCO_3^- 有通透性，所以，HCO_3^- 则顺着浓度差扩散入组织液并随 Na^+ 一起重吸收回血。这样，肾小管上皮细胞每分泌一个 H^+，即有一个 $NaHCO_3$ 被重吸收回血，而 $NaHCO_3$ 是体内重要的"碱储"。因此可以说，H^+ 的分泌是肾脏排酸保碱的过程。

●H^+ 分泌与 $NaHCO_3$ 重吸收相伴随，是肾脏排酸保碱的过程。

远曲小管和集合管分泌 H^+ 的机制与近球小管略有不同，是一个逆电－化学梯度进行的主动转运过程。远曲小管后段和集合管含有两类细胞，即主细胞和闰细胞。主细胞重吸收 Na^+ 和水，分泌 K^+；闰细胞则主要分泌 H^+。有人认为闰细胞管腔膜上有 H^+ 泵，能将细胞内的 H^+ 泵入小管腔内，与小管液中的 HPO_4^{2-} 结合形成 $H_2PO_4^-$ 或与上皮细胞分泌的 NH_3 结合成 NH_4^+。此外，近曲小管只有 $H^+－Na^+$ 交换，而远曲小管和集合管除了 $H^+－Na^+$ 交换外，还有 $K^+－Na^+$ 交换，二者之间存在竞争性抑制作用。

（二）K^+ 的分泌　原尿中的 K^+ 绝大部分已在近球小管重吸收回血，而尿中排出的 K^+ 主要是由远曲小管和集合管分泌的。K^+ 的分泌与 Na^+ 的主动重吸收密切相关。Na^+ 主动重吸收建立起来的管内为负、管外为正的电位差是 K^+ 分泌的动力，可见，K^+ 的分泌是顺着电位差的被动过程。这种 K^+ 的分泌与 Na^+ 的重吸收相耦联的过程，即所谓 K̇⁺－Ṅa⁺ **交换**。

$K^+－Na^+$ 交换与 $H^+－Na^+$ 交换具有相互竞争现象。即 $H^+－Na^+$ 交换增多时，$K^+－Na^+$ 交换即减少；$K^+－Na^+$ 交换增多时，$H^+－Na^+$ 交换也减少。例如在酸中毒的情况下，小管细胞内的碳酸酐酶活性增强，H^+ 生成量增加，导致 $H^+－Na^+$ 交换增多，$K^+－Na^+$ 交换减少。此时，尿的酸度增加，而排 K^+ 量减少将导致血 K^+ 浓度增高。相反，若用乙酰唑胺抑制碳酸酐酶的活性时，细胞内 H^+ 的生成量即减少，致使 $H^+－Na^+$ 交换减少而 $K^+－Na^+$ 交换增多。结果使尿中 K^+ 的排出量增加而血中 H^+ 浓度提高。所以在远曲小管和集合管处，H^+ 的分泌与 K^+ 的分泌是相关联的。

（三）NH_3 的分泌　除髓袢细段外，肾小管各段和集合管在代谢过程中均可不断地生成 NH_3。这些 NH_3 主要由谷氨酰胺脱氨而来，其次来自其他氨基酸。NH_3 是一种脂溶性物质，能通过细胞膜向小管周围组织间液和小管液自由扩散。扩散的量和方向决定于两种液体的 pH 值，小管液的 pH 值比小管周围组织液的低（H^+ 浓度高），故 NH_3 通常向小管液内扩散。因为分泌的 NH_3 能与小管液中的 H^+ 结合生成 NH_4^+，使 NH_3 浓度下降，而加速 NH_3 向小管液内扩散。因此，NH_3 的分泌与 H^+ 的分泌密切相关。当体内代谢产生大量的酸性物质时，肾小管和集合管分泌 NH_3 和 H^+ 的活动均加强，两者在小管液中可结合生成 NH_4^+，并进一步与强酸的盐（如 NaCl 等）的负离子结合成酸性的铵盐（如 NH_4Cl 等）随尿排出。这些强酸盐解离后所释放的 Na^+，可通过 $H^+－Na^+$ 交换机制进入小管细胞，然后与细胞内的 HCO_3^- 起被转运回血。因此，肾小管和集合管分泌 NH_3 和 H^+，从而形成铵盐而排出，不仅有排酸的作用，而且对维持血浆 $NaHCO_3$ 的浓度，维持体内的酸碱平衡也起着很重要的作用。

● 泌 K^+ 与泌 H^+ 相互竞争；泌 NH_3 与泌 H^+ 相互促进。

第三节　尿液的浓缩和稀释

正常人尿液的渗透压随着体内水平衡情况不同而有很大幅度的变化。当体内缺水时，肾脏所排尿液的渗透压明显高于血浆的渗透压，即排出高渗尿，尿液被浓缩。当体内水过多时，尿液的渗透压明显低于血浆的渗透压，即排出低渗尿，尿液被稀释。肾脏对尿液的浓缩和稀释功能，在调节水平衡方面起非常重要的作用。

一、尿液浓缩的结构基础——肾髓质高渗梯度

肾髓质部组织液的渗透压高于血浆渗透压，而且从外髓向乳头部不断升高，称为肾髓质高渗梯度。

早在 50 年代初就有人用冰点降低法测定了鼠肾分层切片的渗透压，观察到，肾皮质部切片中组织液的渗透压与血浆渗透压相等，说明皮质组织液是等渗的；而髓质部组织液的渗透压比血浆渗透压高，从髓质外层向乳头深入，渗透压依次为血浆的 2、3、4 倍，说明髓质组织液是高渗的，且存在明显的高渗梯度，越向内髓深入，渗透压越高（图 8 - 12）。

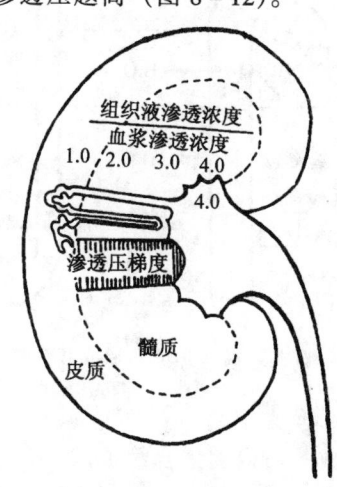

图 8 - 12 肾髓质高渗梯度示意图

肾脏生成浓缩尿的能力是哺乳动物和某些鸟类所特有的。这与它们具有肾髓质结构和伸入髓质的长袢肾单位即近髓肾单位有密切关系。髓质内层愈发达，髓袢愈长者，生成浓缩尿的能力愈强。例如，沙鼠的肾髓质内层特别厚，其肾脏能产生 20 倍于血浆渗透压的高渗尿。猪的肾髓质很薄，只能产生 1.5 倍于血浆渗透压的尿液。人的肾髓质具有中等厚度，只能产生 4～5 倍于血浆渗透压的高渗尿。人的血浆渗透压约为 300mmol/L，人尿的渗透压最高可达 1200～1400mmol/L。

（一）髓质高渗梯度的形成机制 髓质高渗梯度的形成与各段肾小管的不同生理特性有重要关系（表 8 - 4）。

表 8 - 4 兔肾小管不同部分的通透性

肾小管部分	水	Na⁺	尿素
髓袢升支粗段	不易通透	Na⁺ 主动重吸收 Cl⁻ 继发主动重吸收	不易通透
髓袢升支细段	不易通透	易通透	中等通透
髓袢降支细段	易通透	不易通透	不易通透
远曲小管	有 ADH 时水易通透	泌 K⁺，K⁺ - Na⁺ 交换	不易通透
集合管	有 ADH 时水易通透	易通透	皮质和外髓部不易通透，内髓部易通透

注：ADH 为抗利尿激素

1. 外髓部高渗梯度的形成

●外髓部高渗梯度
形成：髓袢升支粗
段对 NaCl 的主动
重吸收。

外髓部高渗梯度的形成,有赖于髓袢升支粗段(该段正好位于外髓部)对 NaCl 的主动重吸收。从上表得知:该段对水不易通透,所以,升支粗段小管液向皮质方向流动时,其中 NaCl 不断进入周围组织液,而水不能伴随被重吸收,因而使外髓部组织液变为高渗,而且越靠近内髓部,渗透压越高(图 8-13)。

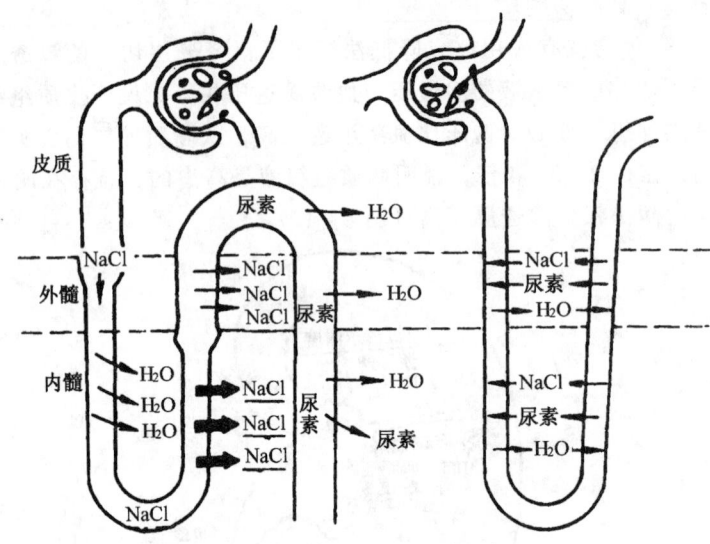

图 8-13　肾髓质高渗梯度的形成和保持示意图

2. 内髓部高渗梯度的形成

●内髓部高渗梯度
形成：集合管扩散
出的尿素和升支细
段扩散出的 NaCl。

内髓部高渗梯度的形成是由内髓集合管扩散出来的尿素和由髓袢升支细段扩散出来的 NaCl 共同形成的。

(1)从表 8-4 得知,远曲小管、皮质部和外髓部的集合管对尿素都不易通透,当小管液流经这些部位时,在抗利尿激素(ADH)的作用下,水被重吸收,使小管液中尿素的浓度不断升高,当小管液进入内髓集合管时,由于管壁对尿素易通透,小管液中尿素就顺浓度差迅速进入内髓组织间液,使该处渗透压增高。

(2)髓袢降支细段对 NaCl 不易通透,但对水易通透,所以当小管液流经该段时,其中水分不断进入周围组织液,使降支细段中 NaCl 不断浓缩,至髓袢顶端时,小管液中 NaCl 浓度达最高,当其中液体折返流向升支细段时,由于该段对 NaCl 易通透,所以,NaCl 顺着浓度差经小管上皮细胞进入内髓组织液,使内髓部渗透压进一步升高,且形成明显的渗透压梯度,梯度的方向是越向乳头部深入,渗透压越高。

从髓质高渗梯度形成的全过程来看:各部肾小管对水、NaCl 和尿素的通透性不同是髓质高渗梯度形成的前提,髓袢升支粗段对 NaCl 的主动重吸收是高渗梯度形成的始动因素。近球小管基本上不参与肾髓质高渗梯度的形成。

(二)髓质高渗梯度的保持——直小血管的作用

直小血管由近髓肾单位的出球小动脉延续而来呈"U"字形,与近髓肾单位的髓袢伴行,其中血流阻力较大,血流缓慢。

直小血管降支的血液（由渗透压低的区域向渗透压高的区域流动）初为等渗，伸入髓质后，由于髓质组织液中 NaCl、尿素浓度较高，且具有明显梯度，于是组织液中 NaCl 和尿素顺浓度差进入直小血管的降支，由于血流速度略大于血管内外渗透压平衡的速度，所以，髓质中溶质的浓度稍高于同一水平降血管中溶质的浓度，因而水分不断从降支血管进入髓质组织液，这样，越向髓质深部深入，降支血管中 NaCl 和尿素浓度越高，到直小血管降支顶点，其中 NaCl 和尿素浓度达最高值。当血液返折流向升支血管时（由渗透压高的区域向渗透压低的区域流动），升支血管中 NaCl 和尿素浓度又高于同一水平的组织液，于是，NaCl 和尿素又由直小血管升支扩散入髓质组织液，升支血浆中的渗透压来不及与组织液达到完全平衡，血浆渗透压总是略高于同一水平组织液，所以，水分又由组织液返回直小血管升支血液中。

由于直小血管中血流缓慢，有较充分的时间进行以上的物质交换。所以，通过直小血管，既可保留肾髓质组织液高浓度的溶质，又可除去肾髓质重吸收的水分，从两个不同侧面保持了肾髓质高渗状态。

二、尿液浓缩和稀释的过程

尿液的浓缩和稀释过程主要在远曲小管和集合管中进行，受抗利尿激素（ADH）调节。

（一）尿液的浓缩　由髓袢升支粗段流入远曲小管的小管液是低渗的。体内缺水时，ADH 释放较多，使远曲小管和集合管对水的通透性增加，这种低渗小管液流经远曲小管时，其中的水分不断进入组织液被重吸收，于是小管液逐渐变为等渗，之后，在流经髓质集合管时，因髓质组织液存在高渗梯度，集合管水分便会进一步被"抽吸"入组织液，继而进入血液。于是，从集合管流出的液体即变为高渗，尿被浓缩，尿量减少。

●肾髓质高渗梯度的形成是尿浓缩的前提，ADH 是尿浓缩的必要条件。

（二）尿液的稀释　体内水过多时，ADH 释放减少，远曲小管和集合管对水的通透性降低，低渗的小管液在流经远曲小管和集合管时，被"抽吸"出的水分减少，且远曲小管和集合管还能继续主动重吸收 NaCl，使小管液渗透压进一步下降。所以从集合管流出的小管液为低渗液，尿被稀释，尿量增多。

由此可见，肾髓质高渗状态的存在是尿液浓缩的前提，而 ADH 释放增加则是尿液浓缩的必要条件。

第四节　尿生成的调节

一、抗利尿激素的作用

（一）抗利尿激素的来源和作用　抗利尿激素（antidiuretic hormone，ADH）由下丘脑的视上核和室旁核的神经元胞体合成，经下丘脑－垂体束运输到神经垂体贮存，神经元兴奋时释放入血。

ADH 的主要作用是提高远曲小管和集合管上皮细胞对水的通透性，使水的重吸收量增加，尿量减少（抗利尿）。

●ADH 的主要作用

（二）ADH 分泌的调节　ADH 释放的有效刺激是血浆晶体渗透压增高和循环血量减少（图 8－14）。

1. 血浆晶体渗透压的改变：下丘脑视上核及其周围区域有渗透压感受器，对血浆晶体渗透压的改变非常敏感。血浆晶体渗透压只要升高 1%～2% 即可使其兴奋，进而使 ADH 释放增多。大量出汗、严重的呕吐或腹泻时，失水多于失钠，使血浆晶体渗透压升高，对渗透压感受器的刺激作用增强，ADH 释放量增多，使肾脏对水的重吸收量增加，尿量因而减少，其结果是使体内水分也相应增多，从而使血浆晶体渗透压回降；反之，大量饮用清水后，血液被稀释，血浆晶体渗透压下降，对渗透压感受器的刺激作用减弱，ADH 释放量减少，以致肾脏对水的重吸收减少，从肾脏排出大量多余水分，使血浆晶体渗透压回升，这种现象称为水利尿。因此，ADH 释放量的增减，对于保持血浆晶体渗透压的相对恒定起重要作用。

大量饮用清水使尿量增多的现象称为**水利尿**。正常人一次饮用 1000ml 清水后，约半小时尿量开始增多，1 小时达高峰，2～3 小时后尿量恢复至原来水平。饮用生理盐水则无明显的利尿现象。

2. 循环血量的改变：循环血量的变化，可作用于左心房和胸腔大静脉中的容量感受器，经迷走神经传入中枢，反射性地调节 ADH 的释放。当循环血量增多时，对容量感受器的刺激增强，迷走神经传入冲动增多，导致 ADH 释放量减少，即利尿，排出过多的水分，使循环血量回降；反之，循环血量减少时，对容量感受器刺激减弱，迷走神经传入冲动减少，ADH 释放量增多，水的重吸收量增加，有利于循环血量的恢复。

可见，通过 ADH 释放量的变化，又可使循环血量维持相对恒定。

病理情况下，如下丘脑病变累及视上核和室旁核或下丘脑 - 垂体束时，ADH 的合成和释放发生障碍，使尿量明显增加（每日可达 10 升以上），称为尿崩症。

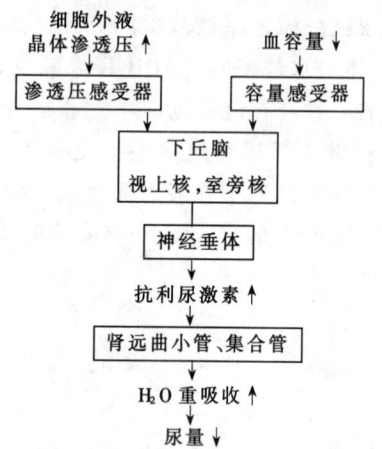

图 8 - 14　抗利尿激素的作用及分泌的调节

二、醛固酮的作用

（一）醛固酮的来源和作用　醛固酮由肾上腺皮质球状带合成和分泌。醛固酮的主要作用是促进远曲小管和集合管对 Na^+ 的主动重吸收，同时促进 K^+ 的排出，即有保 Na^+ 排 K^+ 的作用。当然，在保 Na^+ 的同时，使 Cl^- 和水的重吸收量也增加，细胞外液量增加。

（二）醛固酮分泌的调节　醛固酮的分泌主要受肾素－血管紧张素－醛固酮系统，以及血 K^+、血 Na^+ 浓度的调节。

1.肾素－血管紧张素－醛固酮系统：肾素主要由肾脏的近球细胞分泌，它是一种蛋白水解酶，能将血浆中的血管紧张素原水解为血管紧张素 I。血管紧张素 I 的主要作用是刺激肾上腺髓质释放肾上腺素。血管紧张素 I 在肺组织血管紧张素转换酶的作用下，继续降解为血管紧张素 II，后者除有较强的缩血管作用外，还可刺激肾上腺皮质球状带分泌醛固酮。血管紧张素 II 在氨基肽酶的作用下进一步水解为血管紧张素 III，后者也可刺激肾上腺皮质球状带分泌醛固酮。

肾素－血管紧张素－醛固酮系统活动的强弱取决于肾素的释放量，而肾素释放的多少主要受以下两方面因素的调节（图 8 - 15）：①肾内两种感受器：即入球小动脉的牵张感受器和近球小体的致密斑感受器。牵张感受器在入球小动脉内血流减少时兴奋，而致密斑感受器在远曲小管中 Na^+ 含量减少时兴奋。所以，当循环血量减少、动脉血压下降至低于肾血流量的自身调节范围时，肾血流量必然减少，入球小动脉内血流量相应减少，这样，就激活了牵张感受器，促使近球细胞释放肾素。同时，由于肾血流量减少，肾小球毛细血管血压降低，使肾小球滤过率减小，滤出的 Na^+ 量也因此而减少，以致到达致密斑的 Na^+ 含量下降。于是激活了致密斑感受器，后者将信息传给近球细胞，增加其对肾素的释放量。②交感神经及儿茶酚胺的作用：在近球细胞上有交感神经末梢分布，肾交感神经兴奋时，末梢释放的去甲肾上腺素可与近球细胞上的 β_1 受体结合，促使肾素释放增加。此外，肾上腺髓质分泌的肾上腺素和去甲肾上腺素也可直接作用于近球细胞上的 β_1 受体，使肾素分泌增加。

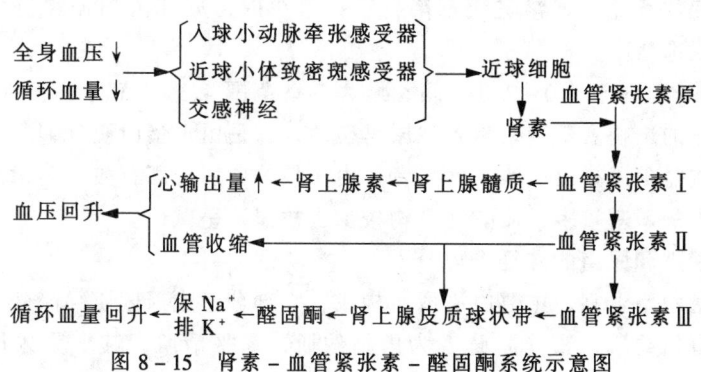

图 8 - 15　肾素－血管紧张素－醛固酮系统示意图

（2）血 K^+、血 Na^+ 浓度：血 K^+ 浓度升高和血 Na^+ 浓度下降，均可促使肾上腺皮质球状带分泌醛固酮，通过肾脏增加 K^+ 的排出和 Na^+ 的重吸收，使血中 K^+、Na^+ 浓度维持恒定；反之，血 K^+ 浓度降低、血 Na^+ 浓度升高时，则将使醛固酮分泌减少。可见，醛固酮的主要作用是调节血中 Na^+、K^+ 浓度，而血 K^+、Na^+ 浓度的变化反过来又调节醛固酮的分泌。

●肾素分泌增多、血 K^+ 升高或血 Na^+ 降低均可使醛固酮分泌增多。

三、肾交感神经的作用

肾交感神经兴奋通过下列作用影响尿生成过程：①肾血管收缩，血流阻力增大，肾血流量减少，肾小球滤过率降低；②肾素分泌增多，使血液中血管紧张素Ⅱ和醛固酮含量增加，引起 Na^+、水重吸收增多；③直接作用于肾小管，增加 Na^+、水重吸收。通过上述机制，均可使尿量减少。

第五节　尿液及其排放

一、尿液的化学组成和理化特性

●正常人尿液中不应检测出红细胞和蛋白质。

（一）正常尿液的化学组成　尿液的化学成分主要来源于血浆，也有少部分来自肾组织本身。分析尿液的成分，不仅有助于了解肾脏的功能，还可从中了解体内物质代谢情况。

尿液中 95%～97% 是水分，只有 3%～5% 是溶质。正常尿液中的溶质主要是电解质和非蛋白含氮化合物，在电解质中以 Na^+、K^+、Cl^- 三种离子含量最多，非蛋白含氮化合物中则以尿素为主，其余还有肌酐、马尿酸、尿胆素等。

●24h 尿量：
正常为 1000～2000ml，
＞2500 为多尿，
100～500ml 为少尿，
＜100ml 为无尿。

（二）尿液的理化特性　正常人每昼夜尿量 1000～2000ml，由于摄入的水量及由其他途径排出的水量对尿量有直接影响，所以尿量在短时间内可有较大幅度的变动。病理情况下，每昼夜尿量如长期保持在 2500ml 以上，称为**多尿**；每昼夜尿量介于 100～500ml，称为**少尿**；每昼夜尿量少于 100ml，称为**无尿**。尿量长期增多会导致体内水分缺乏；反之，尿量过少，机体代谢终产物难以排出，给机体带来不良影响，无尿的后果则更为严重。

正常尿液为淡黄色，比重介于 1.015～1.025 之间，尿液的渗透压一般比血浆高。

尿液的颜色、比重和渗透压常随尿量多少而出现变化，尿量多时，尿被稀释，颜色变浅，比重、渗透压都降低；尿量少时，尿被浓缩，颜色变深，比重、渗透压都增高。

尿液 pH 值介于 5.0～7.0 之间，最大变动范围 4.5～8.0。尿液的 pH 主要受食物性质的影响。荤素杂食者，尿呈酸性，这是由于蛋白质分解后产生的硫酸盐、磷酸盐随尿排出所致；素食者，由于植物中所含酒石酸、苹果酸在体内氧化，排出的碱基较多，而酸性产物较少，故尿液呈碱性。

二、膀胱和尿道的神经支配

膀胱属中空器官，主要由平滑肌构成，大部分形成逼尿肌，膀胱与尿道连接处有两道括约肌，紧连膀胱者为内括约肌，属平滑肌，其下为尿道外括约肌，属骨骼肌。

膀胱逼尿肌和内括约肌受盆神经和腹下神经支配。其中盆神经属副交感神经，由骶髓$_{2～4}$节段灰质侧角发出，兴奋时，膀胱逼尿肌收缩，内括约肌松弛，促进排尿。腹下神经，属交感神经，起源于腰髓，兴奋时，膀胱逼尿肌舒张，内括约肌收缩，阻止排尿。尿道外括约肌受阴部神经支配，属躯体神经，受意识控制，兴奋时，尿道外括约肌收缩，阻止排尿。

以上三对神经都属混合神经，即有传入纤维，也有传出纤维。

盆神经的传入纤维将膀胱胀满感传入中枢，腹下神经的传入纤维主要传导膀胱痛觉，尿道的感觉传入纤维走行在阴部神经中。

三、排尿反射

尿液的生成是一个连续不断的过程，生成的尿液由于压力差以及肾盂和输尿管的收缩被送至膀胱贮存，当膀胱中尿液达一定容量时，反射性地引起排尿动作，将尿液驱出体外。因此，排尿是间歇进行的。

排尿是一种反射活动。当膀胱内尿量达 400～500ml 以上时，膀胱内压明显升高，刺激膀胱牵张感受器，冲动沿盆神经传至骶髓排尿反射初级中枢，同时，冲动也上传到大脑皮层排尿反射高级中枢，产生尿意。若条件不许可，则高级中枢对骶髓初级中枢起抑制作用，阻止排尿。若条件许可，则这种抑制作用解除，骶髓初级中枢发出冲动，沿盆神经传出，使膀胱逼尿肌收缩，内括约肌松弛，将尿液排入尿道。进入尿道的尿液刺激尿道感受器，冲动沿阴部神经再次传到脊髓排尿中枢，加强该中枢活动，并反射性地抑制阴部神经，使尿道外括约肌松弛，将尿液排出体外。

尿液对尿道的刺激可进一步反射性地加强排尿中枢的活动，这是一种正反馈调节，其意义是使排尿反射一再加强，直至尿液排完为止（图 8－16）。

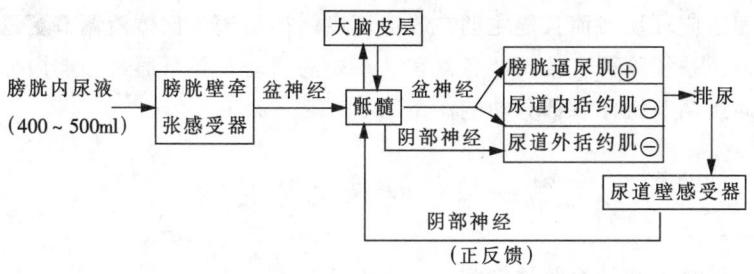

图 8－16　排尿反射示意图

⊕表示收缩，⊖表示舒张

在上述情况下，若不进行排尿或条件不许可排尿，则随着尿液不断生成，膀胱内尿液继续增多，当达到 700ml 以上时，由于膀胱内牵张感受器不断传入冲动，使排尿欲明显增强，不过此时还可由意识控制，若膀胱尿量继续增加，膀胱内压达到 $70cmH_2O$ 甚至更高时，便会出现明显痛感，以至不得不排尿。

四、排尿异常

临床上常见的排尿异常包括尿频、尿潴留和尿失禁。

尿频指的是排尿次数过多，主要由膀胱炎症及膀胱结石刺激引起。**尿潴留**是指膀胱中尿液充盈过多而不能排出，多半由于脊髓排尿反射初级中枢活动障碍所致。当脊髓受损，初级中枢与大脑皮层高级中枢失去联系时，则排尿反射失去意识控制，引起**尿失禁**。

（张明艳）

第九章 神 经 系 统

●神经系统的主导作用体现在神经调节是机体机能最主要的调节方式。

神经系统在人体各器官、系统中起着主导的作用，全面地调节着体内各器官、系统的功能，以适应内外环境的变化。神经系统的功能主要包括两个方面：一是调节机体的功能活动，二是实现思维意识、语言等高级神经活动。

正常机体各种生理功能之所以能够互相配合，对环境的变化能发生适应性反应，是因为人体有一整套调节机构，能对各种生理功能进行调节。神经调节是最主要的调节方式。神经系统接受和整合来自体内外各种环境变化的信息，从而直接或间接地调节和控制各器官和系统的功能，使之互相联系、互相协调成为一个整体；同时使机体能随时适应外界环境的变化，与周围环境保持平衡。神经系统还具有思维、学习和记忆等智能活动的功能，使人类不仅能不断地认识和适应环境，而且能主动在改造环境。神经调节比体液调节更迅速、更准确。神经系统除可直接调节各器官、系统的活动，还可通过影响内分泌系统的活动间接调节机体各部分功能。

第一节 神经元与突触

一、神经元和神经胶质细胞

●神经元是神经系统的基本结构和功能单位。

神经系统主要由神经元和神经胶质细胞构成。**神经元**即神经细胞，是神经系统的基本结构与功能单位，它在结构上分为细胞体和突起两部分。突起有两种，树突和轴突。树突一般较短，有一至数个，呈树状分支。轴突由细胞体的轴丘分出，其直径均匀，开始一段称为始段，离开细胞体一定距离后获得髓鞘，称为**神经纤维**（图9-1）。习惯上把神经纤维分为有髓鞘纤维和无髓鞘纤维两种。

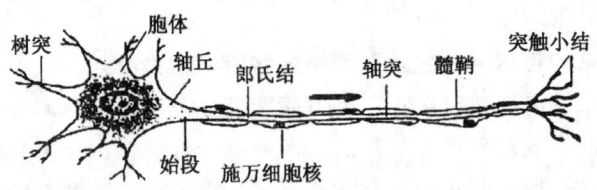

图9-1 神经元模式图

神经胶质细胞是神经系统的重要组成部分（图9-2）。脑内神经胶质细胞的数量约为神经元的10倍，约占总体积的50%，根据其形态、起源和功能的不同分为星状胶质细胞、少突胶质细胞和小胶质细胞等。

神经胶质细胞对神经元有支持、营养、保护和修复等作用。近年来认为胶质细胞还有转运代谢物质以及参与形成血脑屏障等多种重要功能。星状胶质细胞有许多突起，有的较粗较长，末端膨大，终止于脑毛细血管表面，称为周足。脑毛细血管表面约85%的面积被周足所包绕，其余的突起穿行于神经元

186

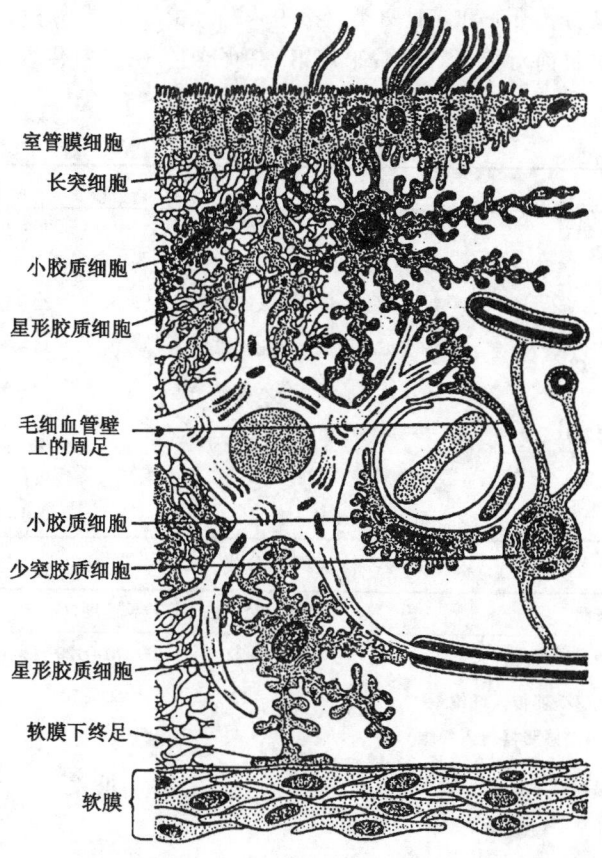

室管膜细胞
长突细胞
小胶质细胞
星形胶质细胞
毛细血管壁
上的周足
小胶质细胞
少突胶质细胞
星形胶质细胞
软膜下终足
软膜

图 9-2　各种神经胶质细胞的形态与分布模式图

之间，附于神经元的胞体或树突上。因而推测，星状胶质细胞具有物质转运功能，使神经元与毛细血管之间进行物质交换。胶质细胞终生具有分裂的能力，当神经元因衰老或损伤而死亡时，胶质细胞就增生繁殖，填补神经元死亡造成的缺损，形成胶质瘢痕。这种瘢痕常常是导致癫痫发作的原因。

二、神经纤维

（一）神经纤维的分类　为研究上的需要和叙述上的方便。对神经纤维可进行不同的分类。神经纤维可根据其结构，主要是髓鞘的厚薄，分为有髓纤维和无髓纤维两种。所谓有髓纤维，其髓鞘主要由施万细胞（Schwanns cell）形成，髓鞘较厚。无髓纤维实际上也有一薄层由少突胶质细胞形成的髓鞘。

按神经纤维传导兴奋的方向不同，可将神经纤维分为传入纤维和传出纤维。在反射活动中，感受器受到刺激发生兴奋，通过传入神经纤维把兴奋传至中枢，而中枢的兴奋通过传出神经纤维传至效应器。

根据电生理学的特性（主要是依据神经纤维的传导速度和电位的差异），可将外周神经纤维分为 A、B、C 三类（表 9-1）。A 类：包括有髓鞘的躯体传入和传出纤维，根据其平均传导速度，又进一步分为 α、β、γ、δ 四类。B 类：是指植物性神经节前纤维。传导速度为 3~15m/s。C 类：包括无髓鞘的躯体传入纤维和植物性神经节后纤维。

●根据电生理特性（主要是传导速度和电位的差异）将外周神经纤维分为A、B、C 三类。

根据神经纤维直径的大小和来源不同,将传入纤维分为Ⅰ、Ⅱ、Ⅲ、Ⅳ四类，Ⅰ类纤维又分为Ⅰa和Ⅰb两类（表9-2）。由于上述两种分类方法，有些重叠，因此，目前对传出纤维常采用第一种分类方法，对传入纤维常采用第二种分类方法。

表9-1 神经纤维的分类（一）

类别	来源	传导速度（m/s）
A类（有髓）	α 初级肌梭传入纤维，支配梭外肌传出纤维	70~120
	β 皮肤触、压觉传入纤维	30~70
	γ 支配梭内肌的传出纤维	15~30
	δ 皮肤痛、温觉传入纤维	12~30
B类（有髓）	植物性神经节前纤维	3~15
C类（无髓）	植物性神经节前纤维	0.7~2.3
	后根中痛觉传入纤维	0.6~2.0

根据神经纤维直径及来源将传入纤维分为Ⅰ、Ⅱ、Ⅲ、Ⅳ四类。

表9-2 神经纤维分类（二）

类别	来源	纤维直径（μm）	传导速度（m/s）	电生理学分类
Ⅰ	肌梭及腱器官的传入纤维	12~22	70~120	A_α
Ⅱ	皮肤的机械感受器传入纤维（触、压和振动感受器传入纤维）	5~12	25~70	A_β
Ⅲ	皮肤痛、温觉传入纤维，肌肉的深部压觉传入纤维	2~5	10~25	A_δ
Ⅳ	无髓的痛觉、温度、机械感受器传入纤维	0.1~1.3	1	C

（二）神经纤维传导的特征

1. 生理完整性　神经冲动的传导要求神经纤维在结构和生理功能上具有完整性。如果神经纤维被切断、损伤、麻醉或冷冻，即破坏其结构或功能的完整性，冲动的传导会发生阻滞。

2. 绝缘性　一条神经干包含着众多的神经纤维，各个神经纤维间有绝缘性，所传导的神经冲动基本上互不干扰。

3. 双向传导性　当神经纤维受到刺激后，所产生的神经冲动可向两端同时传导。

4. 相对不疲劳性　神经纤维与突触比较，当受到刺激时，不容易产生疲劳。实验条件下以每秒50~100次的电刺激连续刺激神经纤维9~12小时，神经纤维能始终保持其传导能力。

三、神经元之间相互作用的方式

一个神经元的信息可传递给另一个神经元，它们之间虽无原生质相连，但在功能上却存在着密切的联系。

（一）突触　一个神经元的轴突末梢与其他神经元的胞体或突起相接触并进行兴奋或抑制的传递，此相接触的部位称为**突触**（synapse）。

1. 突触的结构

一个神经元的轴突末梢反复分支，其末梢膨大呈球形，称为突触小体，突

一个神经元的轴突与另一神经元胞体或突起接触并传递信息的部位称为突触。

触小体贴附在突触后神经元的胞体或突起的表面形成突触（图9-3）。突触小体的膜称突触前膜，与突触前膜相对的胞体膜或突起的膜称突触后膜，两膜之间称为突触间隙。因此，突触是由突触前膜、突触间隙和突触后膜三部分构成的。突触前膜和突触后膜比一般神经元膜稍厚，突触间隙内含有粘多糖和糖蛋白等物质。

突触小体的胞浆内有许多囊泡，称突触小泡，内含高浓度的神经递质。突触后膜上分布有受体，能与相应的神经递质特异性结合而发挥生理效应。突触小体的胞浆内还含有线粒体，除提供能量外，可能与递质的合成或失活有关。

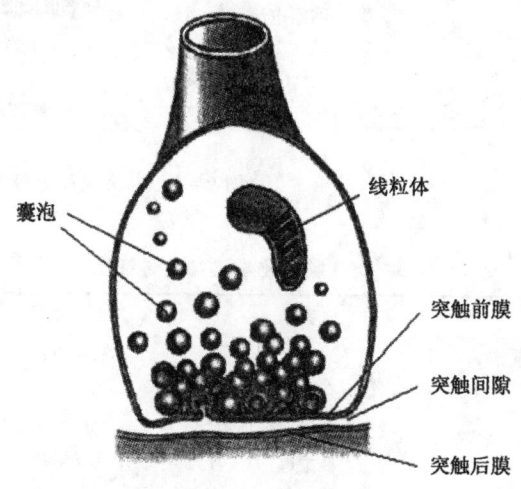

图9-3 突触结构模式图

2.突触的分类，根据突触所在部位、形式和功能特征不同，突触分类如下：

（1）根据突触发生的部位，分为三类：①轴突-胞体突触，即一个神经元的轴突末梢与后继神经元的胞体发生功能接触；②轴突-树突突触，即一个神经元的轴突末梢与后继神经元的树突发生功能接触；③轴突-轴突突触，即一个神经元的轴突末梢与后继神经元的轴突发生的功能接触（图9-4）。

（2）根据对后继神经元的影响，可分为兴奋性突触和抑制性突触。**兴奋性突触**是指突触前膜的变化引起突触后膜去极化，因而使后继神经元发生兴奋，**抑制性突触**则是指突触前膜的变化使突触后膜超极化，使后继神经元发生抑制。

（3）根据突触处信息的传递物，分为化学性突触和电突触。突触处的信息传递是化学递质为中介的，是神经元之间信息传递的主要形式，此类突触被称为**化学性突触**。**电突触**的结构基础是**缝隙连接**（gap junction）（图9-5）。形成电突触的两个神经元之间接触部位的间隙狭窄，两侧结构对称，无囊泡聚集，膜阻抗较低，信息传递是直接进行的电传递。电突触不仅存在于无脊椎动物之中，也存在于哺乳动物的中枢神经系统之中。例如存在于大脑皮层的星状细胞、小脑皮层、海马、下丘脑、脊髓等处。电传递速度快、几乎不存在潜伏期（表9-3）。由于对电突触的认识尚待进一步研究，目前信息的传递一般是指化学性突触传递。

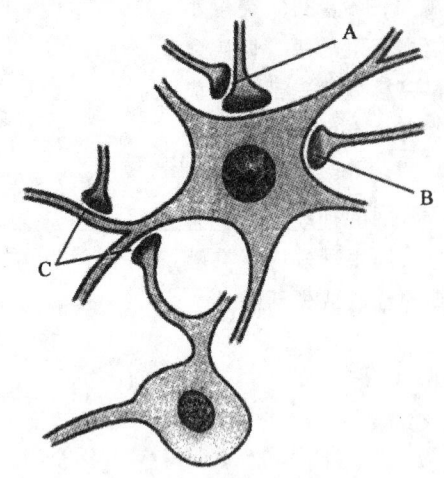

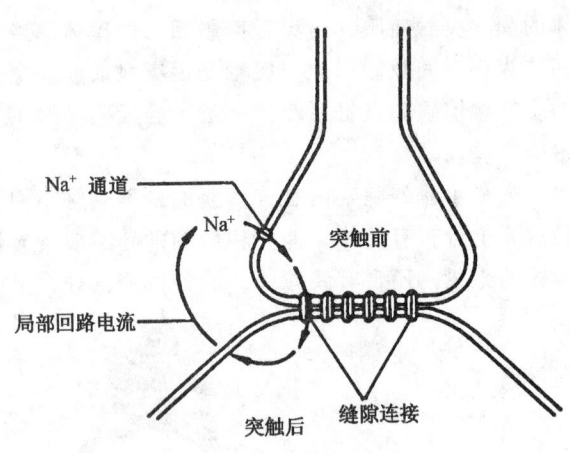

图9-4 突触的类型

A:轴突-轴突突触 B:轴突-胞体突触 C:轴突-树突突触

图9-5 电突触的缝隙连接

表9-3 电突触与化学突触的特征比较

特征	电突触	化学突触
突触前后膜之间的距离	3.5nm	30～50nm
突触前后细胞之间胞质连续性	有	无
超微结构	缝隙连接通道	突触前活性区与囊泡；突触后受体
传递因子	离子流	化学递质
突触延搁	基本无	明显，最短0.3ms，通常1～5ms或更长
传递方向	通常双向	单向

●突触前膜释放兴奋性递质，与突触后膜受体结合，提高突触后膜对 Na^+、K^+ 等离子，尤其是 Na^+ 的通透性，导致突触后膜去极化，产生EPSP。

3. 突触传递的过程，当动作电位扩布到突触前神经元轴突末梢时，使膜对 Ca^{2+} 通透性增加，Ca^{2+} 进入突触小体。进入膜内的 Ca^{2+}，一方面降低轴浆的粘度，有利突触小泡向前膜移动，另一方面，消除前膜的负电荷。这样，促进突触小泡与突触前膜融合、破裂，使神经递质释放到突触间隙。神经递质与突触后膜受体相结合，改变突触后膜对 Na^+、K^+、Cl^- 的通透性，使突触后膜发生相应电变化。突触后神经元的电变化可以通过微电极插入神经细胞内进行记录。当突触前神经纤维兴奋时，这时插在突触后神经元内的微电极可以记录到一个短暂的突触电位变化，是突触后膜的局部电变化，称为**突触后电位**。

如果突触前膜释放的是兴奋性递质，并与突触后膜受体结合，提高了突触后膜对 Na^+、K^+ 等小离子的通透性，以 Na^+ 离子为主，从而导致突触后膜去极化，产生**兴奋性突触后电位**（excitatory postsynaptic potential，EPSP）。当EPSP的幅值加大到一定值，便可引起突触后神经元发生动作电位，使突触后神经元兴奋。

如果突触前膜释放抑制性递质，它与突触后膜受体结合，提高了突触后膜对 K^+ 或 Cl^-，尤其是 Cl^- 的通透性，导致突触后膜超极化，产生**抑制性突触后电位**（inhibitory postsynaptic potential，IPSP），IPSP可降低突触后膜的兴奋性，阻止突触后神经元发生兴奋，呈现抑制效应。

EPSP 和 IPSP，其电位可以总和。神经递质在突触间隙中发挥生理效应后，通过灭活酶的作用而"失活"，或由突触前膜摄取和进入血液循环途径终止其作用，保证了突触传递的灵活性。

兴奋性突触和抑制突触传递的基本过程可概括如下：

兴奋性突触传递基本过程：突触前突起末梢兴奋（动作电位）→突触前膜去极化，Ca^{2+} 内流→突触小泡前移，与前膜融合→胞裂外排，释放兴奋性递质→递质与后膜受体结合，主要提高后膜对 Na^+ 的通透性→Na^+ 内流，引起后膜去极化，产生 EPSP→EPSP 总和达阈电位水平，轴丘处爆发动作电位→后神经元兴奋。

抑制性突触传递基本过程：突触前突起末梢兴奋（动作电位）→突触前膜去极化，Ca^{2+} 内流→突触小泡前移，与前膜融合→胞裂外排，释放抑制性递质→递质与后膜受体结合，主要提高后膜对 Cl^- 的通透性→Cl^- 内流，引起后膜超极化，产生 IPSP→后神经元抑制。

两种突触传递的区别主要是前神经元末梢释放的递质不同，引起的突触后电位不同，因而产生不同的效应。兴奋性突触的前神经元释放的递质，使后神经元产生 EPSP，从而引起兴奋效应；而抑制性突触的前神经元释放的是抑制性递质，使后神经元产生 IPSP，从而引起抑制效应。

任何一个神经元在某一时间，会同时接受多个兴奋性突触和抑制性突触的影响。EPSP 是膜的去极化，IPSP 是膜的超极化。因此，某一时间内突触后膜的状态实际上是 EPSP 和 IPSP 的代数和，如果是 EPSP 占优势，而且达到阈电位水平时，后继神经元便呈现兴奋状态；如果是 IPSP 占优势，后继神经元则呈现抑制状态。

4. 突触传递的特征

（1）单向传递：经过突触的兴奋传布只能由突触前神经元向突触后神经元方向传布，而不能逆向传布。因为只有突触前膜才能释放神经递质。

（2）中枢延搁：兴奋性突触传递要耗费一定时间，所消耗的时间与冲动在相应长度的神经纤维上传导的时间相比要长的多。中枢延搁主要消耗在突触前膜释放递质、递质弥散和发挥作用等环节上。兴奋通过一个突触所用的时间约为 0.3～0.5ms。反射过程中通过的突触越多，中枢延搁所耗的时间就越长。

（3）总和：在中枢神经系统中，一次冲动所引起的兴奋性突触后电位不足以使突触后神经元发生动作电位。如果在前一次冲动引起的突触后电位消失之前，紧接着传来第二次冲动或多次冲动，则新产生的突触后电位与前者相加，使突触后电位增加。这种由时间先后产生的电位相加的现象称为**时间总和**。兴奋性突触后电位和抑制性突触后电位均有时间总和。兴奋性突触后电位经时间总和后，如果达到阈电位水平时，则导致突触后神经元发生动作电位，产生传出效应。除时间总和之外，还存在空间总和，即一个突触后神经元同时或几乎同时接受不同轴突末梢传来的冲动，则在每一个突触后膜上所产生的突触后电位也可以相加起来。这种由不同部位产生的突触后电位相加的现象称为**空间总和**。兴奋性突触后电位和抑制性突触后电位都可发生空间总和。

● 突触前膜释放抑制性递质，与突触后膜受体结合，提高突触后膜对 K^+ 或 Cl^-，尤其是 Cl^- 的通透性，导致突触后膜超极化，产生 IPSP。

（4）兴奋节律的改变：在反射活动中，传入和传出神经的放电频率不同。这是因为传出神经元的放电频率，不仅取决于传入冲动频率，还与其本身的和中间神经元的功能状态有关。

（5）后放：在一反射活动中，当刺激停止后，传出神经仍可在一定时间内发放神经冲动，这种现象叫**后放**。后放的原因是多方面的，中间神经元的环状联系是产生后放的原因之一。此外，当效应器发生反应时，效应器内的感受器受到刺激，其传入冲动到达中枢，这种继发性传入冲动的反馈作用能纠正和维持原先的反射活动，也是产生后放的原因之一。

（6）对内环境变化的敏感性和易疲劳性：突触部位最容易受内环境变化的影响。缺氧、CO_2、麻醉剂等因素均可作用于突触，改变其兴奋性，影响突触部位的传递活动。

突触部位也容易发生疲劳。当重复快速刺激突触前末梢时，突触后神经元的高频放电量最长持续几秒钟，此后，放电频率逐渐减少，这就是突触传递疲劳现象。突触疲劳可能与突触末梢递质的耗竭有关。

5. 神经递质与受体　突触传递是通过突触前膜释放化学递质完成的，参与突触传递的化学物质被称为**神经递质**。一种化学物质在中枢神经系统内被确定是神经递质，应符合以下条件：①在突触前神经元内具有合成递质的前体物质和合成酶系统；②递质贮存于突触小泡内，当神经冲动到达时，递质能释放到突触间隙；③递质能与突触后膜受体相结合，产生生理作用；④存在使递质失活的酶和摄取回收环节；⑤用递质拟似剂或受体阻断剂能加强或阻断递质的传递作用。

（1）外周神经递质　由传出神经末梢所释放的神经递质，称外周神经递质，主要有乙酰胆碱（ACh）、去甲肾上腺素（NA）和肽类递质三类。

①乙酰胆碱　目前已知，交感和副交感神经的节前纤维、副交感神经节后纤维、部分交感神经节后纤维（指支配汗腺的交感神经和支配骨骼肌的交感舒血管纤维）和躯体运动神经等 5 种纤维的末梢都释放 ACh。凡释放 ACh 作为递质的神经纤维称**胆碱能纤维**。

②去甲肾上腺素　大部分交感神经节后纤维的末梢（除上述交感胆碱能纤维）均释放 NA。凡释放 NA 作为递质的神经纤维称**肾上腺素能纤维**。

③肽类　支配消化道的外周神经纤维，除胆碱能纤维和肾上腺素能纤维外，近年来还发现有第三类纤维，其作用主要是抑制胃肠运动。这类神经元的胞体位于壁内神经丛中，其纤维能释放肽类化合物，包括血管活性肠肽、胃泌素和生长抑素等，这种神经纤维称**肽能神经纤维**。也有学者认为，这类神经纤维末梢释放的是三磷酸腺苷（ATP），属嘌呤类物质，故也称为嘌呤能神经纤维。

（2）中枢神经递质　在中枢神经系统内参与突触传递的神经递质，称中枢神经递质。中枢神经递质约有 30 多种，大致可归纳为四类，即乙酰胆碱、单胺类、氨基酸和肽类。

①乙酰胆碱（ACh）　在中枢神经系统内，合成和释放 ACh 的神经元分布比较广泛，主要是在脊髓前角运动神经元、脑干网状结构上行激活系统和丘

●参与突触传递的化学物质称为神经递质

●外周神经递质主要有乙酰胆碱、去甲肾上腺素和肽类三类。

●中枢神经递质有乙酰胆碱、单胺、氨基酸和肽四类。

脑、纹状体等脑区。边缘系统的梨状区、杏仁核、海马等部位也存在 ACh 递质系统。在中枢，ACh 递质绝大多数起兴奋作用。

②单胺类 包括多巴胺、NA 和 5－羟色胺，它们具有兴奋或抑制作用，但以抑制作用为主。多巴胺主要分布在黑质－纹状体系统；中脑－边缘系统和结节－漏斗通路等区域，是锥体外系的一个重要递质，主要起抑制效应；NA 主要分布在延髓、中脑和脑桥内，上行纤维投射到大脑皮层起兴奋作用，投射到下丘脑、边缘叶对情绪活动有激发作用。下行纤维到脊髓，对运动神经元有抑制作用；5－羟色胺主要分布于低位脑干中央的中缝核群，其向上投射纤维有抑制网状结构上行激活的效应，起到稳定精神活动的作用。

③氨基酸类 有些氨基酸在脑内含量很高。如谷氨酸在大脑和脊髓侧部含量较高，可能是一种兴奋性递质；甘氨酸可能是脊髓抑制性中间神经元末梢释放的一种递质；γ－氨基丁酸在脑内有广泛分布，已被公认是一种抑制性递质。

④肽类 中枢神经系统内已肯定的肽类递质有 P 物质和脑啡肽等，其含量比其他类的递质少得多。P 物质可能是传导痛觉的初级传入纤维末梢的递质。脑啡肽以纹状体、下丘脑、中脑中央灰质等部位含量较高，具有吗啡样活性，与镇痛作用有关。还有一种 8 肽胆囊收缩素在脑内含量极高，可能与脑啡肽起对抗作用。

近年来通过免疫组织化学方法证明，脑内许多神经元末梢内同时含有并释放两种以上递质，称为递质共存现象。递质共存的生理意义尚不清楚。有学者推测，其中一种递质起信息传递作用，而另一种递质则对传递信息的效应起调节作用。

（3）递质的生物合成、贮存、释放和失活 在神经递质中，研究得较清楚的有下列几种：

①乙酰胆碱 ACh 是由胆碱（Ch）和乙酰辅酶 A（AcCoA）在胆碱乙酰化酶（ChAc）催化作用下在胞浆内合成的。ACh 合成后，由突触小泡摄取并贮存。当神经冲动到达轴突末梢时，ACh 释放入间隙，并与后膜相应受体结合，发挥生理效应。所释放的 ACh 在 1～2ms 内被突触后膜上的胆碱酯酶（ChE）水解而失去活性，称为灭活。水解产生的乙酸即进入血液，部分 Ch 可被神经末梢再摄取利用。ACh 的迅速失活，可防其持续作用于后膜上的受体而影响下一个神经冲动传递。

②去甲肾上腺素 NA 以酪氨酸为原料，经过酶的作用合成多巴胺，然后摄取入突触小泡，在小泡内进一步催化合成 NA，并贮存于小泡内。当神经冲动到达末梢时，NA 释放，并与相应受体结合产生效应。其后大部分 NA 被突触前膜重新摄取并贮存于小泡内，小部分则在后神经元内被单胺氧化酶破坏、灭活、或经血液循环带到肝脏破坏灭活。一种降血压的药物利血平与突触小泡有很强的亲和力，比 NA 与小泡的亲和力要大一万倍左右。因此，利血平能抑制小泡对 NA 的摄取，以致 NA 在胞浆中被单胺氧化酶分解而耗竭，故有降血压的作用。

③多巴胺和5－羟色胺 多巴胺递质的合成过程与NA相似，只是在多巴

胺进入小泡后，因小泡中不含多巴胺 β–羟化酶，故不再合成 NA。5–羟色胺是以色氨酸为原料，先后在色氨酸羟化酶和氨基酸脱羟酶的催化下合成，然后摄入小泡内贮存。多巴胺和 5–羟色胺的失活与 NA 类同，也能被突触前膜重新摄取。

（4）**受体**：受体是指突触后膜或效应器细胞上的某些特殊结构，神经递质必须与受体结合才能发挥生理作用。

①胆碱能受体：是指能与乙酰胆碱发生特异结合而产生效应的受体。胆碱能受体有两种，即 M 型受体和 N 型受体。M 型受体存在于副交感神经节后纤维的效应细胞上，当乙酰胆碱与 M 型受体结合后，能产生一系列副交感末梢兴奋效应。例如，心脏活动抑制、支气管平滑肌收缩、胃肠道平滑肌收缩、膀胱逼尿肌收缩、瞳孔括约肌收缩以及消化腺分泌增加等。由于这类受体也能与毒蕈碱相结合，产生相似的效应，故称为**毒蕈碱受体**（muscarinic receptor），简称**M 型受体**。阿托品是 M 型受体阻断剂，能阻断乙酰胆碱的 M 样作用。

●同一神经递质作用于不同受体发挥不同作用。

N 型受体存在于交感和副交感神经节神经元的突触后膜和神经肌肉接头的终板膜上。这类受体也能与烟碱相结合，产生相似效应，故称为**烟碱型受体**（nicotinic receptor）简称**N 型受体**。N 型受体过去分为 N_1 和 N_2 两个亚型。神经节细胞突触后膜的受体被认为具有 N_1 受体的功能，但它实际上是一种离子通道，称为 N 型配体化学门控通道，也称为 N 型 ACh 门控通道。神经–肌接头的受体过去被认为具有 N_2 受体的功能，它实际上也是一种离子通道，现在也被称为 N 型 ACh 门控通道（见第二章）。为了区别上述两种离子通道或受体，现将神经肌接头处的 N 型 ACh 门控通道称为肌肉型烟碱受体。而将中枢神经系统和自主神经节神经元上的化学门控通道称为神经元型烟碱受体。在周围神经系统，筒箭毒碱可阻断肌肉型和神经元型烟碱受体的功能，十烃季铵主要阻断肌肉型烟碱受体的功能，而六烃季铵主要阻断神经元型烟碱受体的功能，从而拮抗 ACh 的 N 样功能。

②肾上腺素能受体：能与儿茶酚胺发生特异性结合产生生理效应的受体是**肾上腺素能受体**。大多数交感神经节后纤维支配的效应器细胞上存在肾上腺素能受体。肾上腺素受体分为 α 型和 β 型两种。

●同一效应器细胞可以存在不同的受体。

α 型受体 这类受体主要分布在小血管的平滑肌上，尤其是皮肤、肾脏和胃肠等内脏血管，也有的分布在子宫平滑肌、胃肠道括约肌和瞳扩肌上。NA 与 α 受体结合，产生的平滑肌效应主要是兴奋性，包括血管、子宫和瞳孔的收缩等。此外，也有少数是起抑制性效应，如 NA 与小肠平滑肌的 α 受体结合时，是使其发生舒张。α 型受体的主要阻断剂是酚妥拉明。

β 型受体 这类受体分布范围较广，除骨骼肌血管和腹腔内脏血管的平滑肌外，还广泛分布于心肌、胃肠道平滑肌、支气管平滑肌、子宫平滑肌以及膀胱逼尿肌等部位。β 受体有两种亚型，$β_1$ 和 $β_2$。NA 与 $β_2$ 受体结合主要产生抑制性效应，使平滑肌舒张，但 NA 与心脏的 $β_1$ 受体结合所产生的则是兴奋性效应，使心脏活动加强。普拉洛尔（practolol），又称心得宁，对 $β_1$ 受体有选择性阻断作用；阿替洛尔（atenolol，氨酰心安）对 $β_1$ 受体有选择性阻断作用，对

β₂ 受体作用较弱，故增加呼吸道阻力作用较轻，不过对哮喘病人仍需慎用；纳多洛尔（nadolol）主要阻断 β₂ 受体；盐酸普萘洛尔（propranolol hydrochloride），又称心得安,则同时具有阻断 β₁ 和 β₂ 受体的作用。临床上用阿替洛尔或盐酸普萘洛尔都可阻断 β₁ 受体，使心脏的代谢和活动降低，从而达到治疗心绞痛和心动过速的效果。但对于伴有呼吸系统疾病的患者，应选用阿替洛尔而不用盐酸普萘洛尔，以免发生支气管痉挛的副作用。

值得注意的是，不同的效应器上分布的肾上腺素受体种类有所不同，有的效应器仅有 α 受体或仅有 β 受体分布，而有的效应器既有 α 受体又有 β 受体分布，如心肌细胞上除有 β 受体外，还有 α 受体。因此，当交感神经节后纤维兴奋时，释放出 NA，有的效应器表现兴奋，有的则表现抑制，而另一些效应器既有兴奋性效应，又有抑制效应，这就是因为效应器上分布的受体种类或亚型不同的缘故。

α 受体和 β 受体不仅对交感神经末梢释放的递质起反应，而且对血液中的儿茶酚胺（包括 NA、肾上腺素、异丙肾上腺素等）也起反应。但由于它们与不同受体的结合能力有所不同，故效应也有强弱之别，如 NA 与 α 受体的结合力较强，显示较强的缩血管作用，而异丙肾上腺素与 β 受体的结合力较强，故有明显增强心肌收缩的作用。

（二）非突触性化学传递　非突触性化学传递（non‑synaptic chemical transmission），这是一种无特定突触结构的传递，称为空间传递形式。在研究交感神经节后神经元对平滑肌和心肌的支配方式时发现，此类传递的前神经元轴突末梢有许多分支，分支上布满许多含有生物活性物质囊泡的曲张体（图 9‑6）。当神经冲动到达时，曲张体便释放活性物质，通过细胞周围的液体扩散到邻近的靶细胞，与其膜上特异性受体结合发挥生理效应。非突触性化学传递与突触性化学传递相比，有以下特点：①不存在突触前膜与后膜的特化结构；②一个曲张体可支配多个效应细胞，因此不存在一对一的支配关系；③递质的弥散距离远，传递时间长。曲张体与效应细胞间至少在 20nm 以上，有的可达几个 μm，因此传递的时间在一秒以上；④递质到达效应细胞时，能否发生效应取决于效应细胞膜上有无相应受体。

●以曲张体为代表的非突触性化学传递，是一种无特定突触结构的传递。

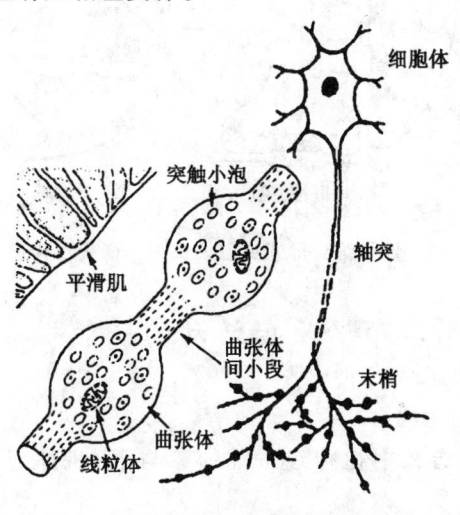

图 9‑6　交感神经肾上腺素能神经元

非突触性化学传递，首先是在交感神经节肾上腺素能神经元上发现，目前知道在大脑皮层、黑质及肠神经系统等处也有非突触性化学传递存在。

（三）局部回路神经元和局部神经元回路

1. 局部回路神经元　某些存在于中枢神经系统中的短轴突和无轴突神经元，它们的轴突和树突不投射到远隔部位，仅与其邻近神经元相接触，这些神经元称为**局部回路神经元**。局部回路神经元在哺乳动物的中枢神经系统中广泛存在。动物越高级，其数目越多，也越复杂。在脊椎动物，局部回路神经元的数目超过投射神经元，而在哺乳动物，尤其是灵长类，局部回路神经元数目则达到高峰。据估计，在人的中枢神经系统中，局部回路神经元和投射神经元之间的比例大约3:1。它们的活动可能与学习、记忆等脑的高级神经功能有密切关系。

2. 局部神经元回路　是指由局部回路神经元及其突起构成的独立联系环路。这种回路可由一个或几个局部回路神经元构成，也可由局部回路神经元的一个树突、细胞膜的一个部分构成。神经冲动可以在这种回路中独立进行，不需整个神经元参与活动，不将信息传至远隔部位，其功能是整合局部水平的信息。

局部神经元回路存在的多种联系形式,有轴突－胞体型、轴突－树突型、轴突－轴突型、树突－树突型、树突－胞体型、树突－轴突型、胞体－树突型、胞体－胞体型、胞体－轴突型突触联系。这些联系主要属于化学性传递,也存在电传递。组合型式比较复杂,可以形成串联性突触,即一个轴突或其分支的末端,一方面作为突触前成分可传递信息于第二个神经元,但同时又可作为突触后成分,接受另一个神经元的信息;混合性突触,既有电突触,又有化学性突触;交互性突触,在同一个接头处的两边有同样而方向相反的结构(图9-7)。

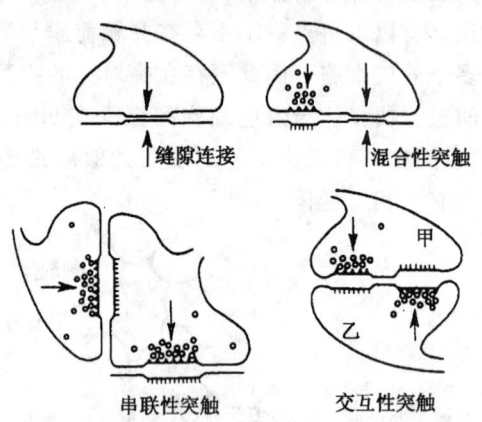

图9-7　四种组合形式突触模式图　箭头示传递方向

第二节　反射活动的一般规律

一、反射和反射中枢

反射(reflex)是指在中枢神经系统的参与下,机体对内外环境刺激的规律性应答。反射是神经系统活动的基本方式。反射由五个基本环节组成，即感受器、传入神经、反射中枢、传出神经和效应器（图9-8），这五个部分的神经结构称为**反射弧**。

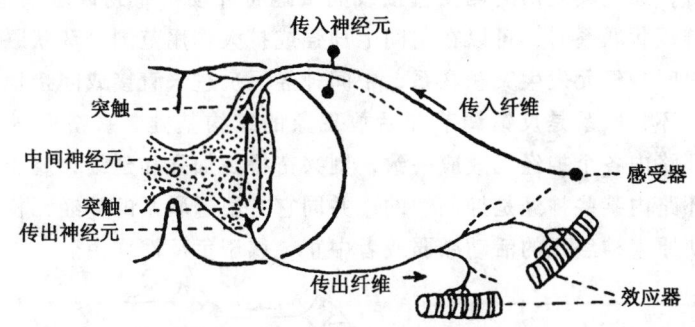

图9-8 反射弧的基本组成

●反应过程可以无中枢参与，·而反射必需有中枢神经系统参与。

根据反射形成的过程，反射分为条件反射和非条件反射。**非条件反射**是指在出生后无需训练就具有的反射。按其生物学意义，分为防御反射、食物反射、性反射等。这类反射使机体初步适应环境，对于机体生存与种系繁衍有重要生理意义。例如，当异物接触角膜时，眼睑立即闭合的眨眼反射；食物入口腔后引起唾液分泌反射，都属于非条件反射。**条件反射**是指出生后在非条件反射的基础上经过训练而建立的反射。条件反射的建立扩大了机体的反应范围，更能适应复杂的生存环境。当生存环境改变时，条件反射也发生相应变化，它能建立，也能消退，数量可以不断增加。

●非条件反射是固有的先天遗传性反射，而条件反射是后天训练获得的反射。

中枢神经系统是由大量神经元组成，这些神经元组合成许多不同的反射中枢。**反射中枢**是指中枢神经系统内对某一特定生理功能具有调节作用的神经细胞群。有些反射中枢范围较窄、位置局限。例如，膝反射中枢位于腰脊髓处。调节某些复杂生命活动的中枢，其范围很广。例如，调节呼吸运动的中枢存在于延髓、脑桥、下丘脑以及大脑皮层等部位。传出神经元把中枢的活动传到效应器，使之发生相应活动。有些传出神经元支配内分泌腺，使其分泌激素，通过体液环节，影响效应器活动。

二、中枢神经元的联系方式

中枢神经系统存在亿万个神经元。这些神经元按其在反射弧中所处的地位不同，分为传入神经元、中间神经元和传出神经元。中间神经元数目最多、相互间有复杂联系。神经元之间的联系有以下几种基本方式（图9-9）：

（一）辐散 一个神经元的轴突末梢通过其分支与许多神经元建立突触联系，这种联系方式称为**辐散**式联系（图9-9A）。辐散在感觉传入通路上多见。通过辐散联系方式，传入神经的信息可扩布到许多神经元，使这些神经元同时发生兴奋或抑制。

（二）聚合 许多神经元通过其轴突末梢，共同与同一个神经元建立突触联系，这种联系方式称为**聚合**（图9-9B）。聚合在传出通路上多见。它是中枢总和功能的结构基础。例如，脊髓前角运动神经元上可有2000个左右突触。这就可能使许多神经元的作用都影响同一神经元的活动,使来自许多不同作用神经元的兴奋或抑制在同一神经元发生整合。

（三）链锁状与环状联系 中间神经元的联系方式复杂多样，有的呈链锁状（图9-9C），有的呈环状（图9-9D）。**链锁状联系**是指中间神经元在扩布冲动的同时，通过其发出的侧支直接或间接地将冲动扩布到许多其他神经元。兴奋通过链锁状联系时，可以在空间上加强或扩大作用范围。**环状联系**是一个神经元与中间神经元发生突触联系，中间神经元反过来直接或间接地再作用到该神经元。环状联系是反馈调节和后放现象的结构基础。兴奋通过环状联系时，如果环路内各个神经元效应一致，则兴奋得到加强和延续，属于正反馈作用。如果环路内某些神经是抑制性的，并同它有回返联系的神经元构成抑制性突触，将使原来神经元的活动减弱或者中止，属于负反馈作用。

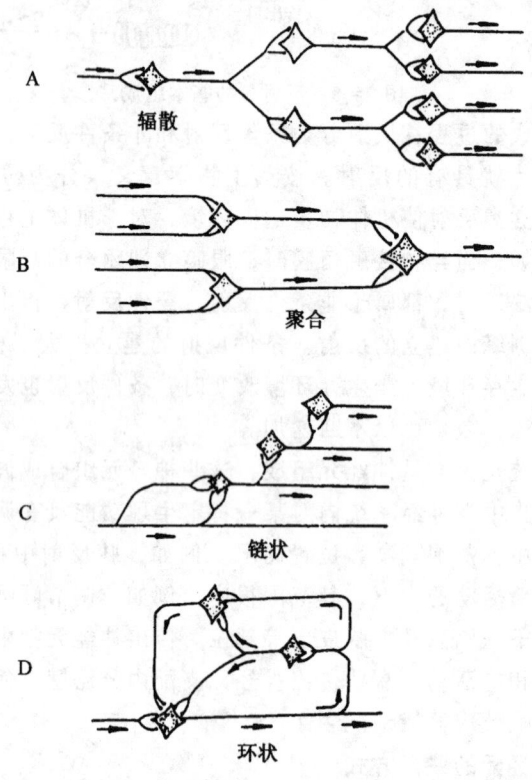

A 辐散

B 聚合

C 链状

D 环状

图9-9 神经元之间的联系示意图

三、中枢抑制

中枢神经系统的活动，除兴奋过程外，还有抑制过程。兴奋和抑制的协调活动是神经系统完成整合功能的基础，中枢内兴奋的产生是由于递质作用于突触后膜，形成兴奋性突触后电位所致。中枢抑制根据产生机制的不同，分为突触前抑制和突触后抑制两类。

（一）突触后抑制 **突触后抑制**是由抑制性中间神经元引起的一种抑制。当抑制性中间神经元兴奋时，其末梢释放抑制性递质，使其后继神经元的突触后膜产生抑制性突触后电位，出现超极化。因此又称超极化抑制。突触后抑制根据神经元之间联系方式不同，分为传入侧支性抑制和回返性抑制两种。

1.回返性抑制 它是指某一中枢的神经元兴奋时，其传出冲动沿轴突外

●兴奋和抑制的协调活动是中枢整合的基础。

198

传，同时又经其轴突侧支兴奋－抑制性中间神经元。该抑制性中间神经元兴奋后回返作用于原先发动兴奋的神经元及同一中枢的其他神经元，抑制它们的活动（图 9－10A）。例如，脊髓前角支配骨骼肌的 α 运动神经兴奋时，传出冲动一方面沿轴突外传，另一方面通过其侧支兴奋中枢内闰绍细胞（Renshaw cell），闰绍细胞属抑制性神经元，其末梢释放抑制性递质，以负反馈方式作用在 α 运动神经元，使 α 运动神经元放电减慢或停止。

●抑制性中间神经元兴奋是突触后抑制形成的关键。

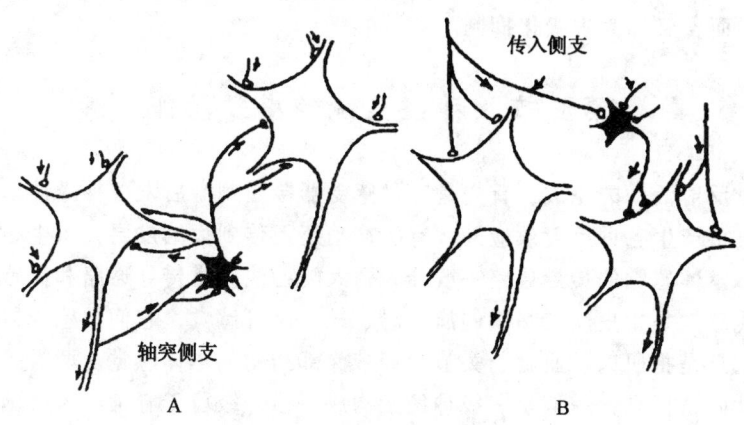

图 9－10　两类突触后抑制

A：回返性抑制　B：传入侧支性抑制

2. 传入侧支性抑制　是指传入纤维除兴奋某一中枢神经元外，还发出侧支兴奋另一抑制性中间神经元，经它转而抑制另一中枢神经元（图 9－10B）。例如，在牵张反射过程中，当伸肌的感受器受到刺激发生兴奋后，其传入冲动进入脊髓，除直接兴奋伸肌的 α 运动神经元外，同时发出侧支兴奋抑制性中间神经元，其末梢释放抑制性递质，抑制屈肌 α 运动神经元，导致伸肌收缩而屈肌舒张，使反射活动得以协调地进行。当某一中枢兴奋时，在功能上与之相对抗的中枢便发生抑制，这种抑制现象称为**交互抑制**。交互抑制本质上就是侧支性抑制。

●突触后抑制以突触后神经元形成 IPSP 为特征。

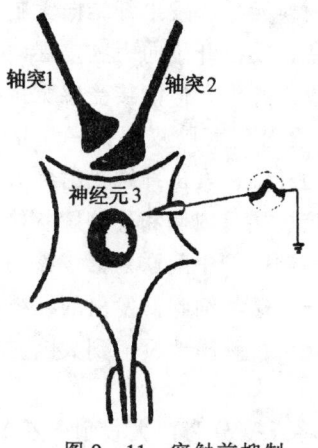

图 9－11　突触前抑制

（二）突触前抑制　**突触前抑制**是通过两个神经元的轴突－轴突突触的活动而发生的。当传入神经受到与它构成轴突－轴突突触的另一末梢作用时，使传入神经所释放的兴奋性递质减少，从而使与其构成轴突－胞体突触的神经元产生的兴奋性突触后电位减少，以致不容易或不能产生动作电位，呈现出抑制效应（图 9－11）。

如图所示：轴突 2 与神经元 3 构成轴突－胞体突触，轴突 1 与轴突 2 构成轴－轴突触。当轴突 2 兴奋时释放的兴奋性递质可以使神经元 3 产生约 10mV 的兴奋性突触后电位，如在轴突 2 受到刺激兴奋之前，先兴奋轴突 1，使轴突 2 末梢发生部分去极化，紧随其后，轴突2兴奋到达末梢，所产生的动作电位的幅度

●突触前抑制是以轴突－轴突突触联系为基础，其形成过程无 IPSP 产生。

减少，因而释放的兴奋性递质减少。突触前膜释放化学递质的量与动作电位大小有关。动作电位大则递质释放量大，动作电位小则递质释放量小。由于轴突2末梢兴奋性递质释放减少，则神经元3产生的兴奋性突触后电位明显减小约5mV。神经元3不容易甚至不能发生兴奋，呈现抑制效应。

突触前抑制在中枢神经系统内广泛存在，多见于感觉传入途径中，对调节感觉传入活动起重要作用。这种抑制是由于突触前神经元的轴突末梢去极化引起的，因而，又称为**去极化抑制**。

第三节 神经系统的感觉功能

一个反射活动的完成，首先是通过感受器接受刺激后发放神经冲动传入中枢，除直接产生各种反射效应外，有的冲动还上传到大脑皮层，产生相应的意识感觉。躯体感觉的传导通路一般分为两大类：浅感觉传导通路和深感觉传导通路。**浅感觉**是指皮肤与粘膜的痛、温、触、压等感觉，它们的感受器位置较浅。**深感觉**是指肌肉、肌腱、关节和韧带深部结构的本体感觉。两类感觉传导通路的共同特征是：一般是三级神经元构成，第一级位于脊神经节或脑神经节内；第二级位于脊髓后角或脑干内；第三级位于丘脑内。作为各种感觉传导通路的第二级神经元发出的纤维，一般交叉到对侧，经过丘脑和内囊，最后投射到大脑皮层相应区域。

一、丘脑的感觉分析功能

在大脑皮层不发达的动物，丘脑是感觉的最高中枢。在大脑皮层发达的动物，丘脑成为感觉传导的换元接替站，只进行感觉的粗糙分析与综合。感觉投射纤维在丘脑更换神经元后，进一步向大脑皮层投射。

丘脑的核团大致分为三类。第一类为感觉接替核，主要包括后内侧腹核和后外侧腹核、内侧膝状体和外侧膝状体等。后内侧腹核为三叉丘系的换元站，与头面部感觉传导有关。后外侧腹核为脊髓丘脑束和内侧丘系的换元站，与躯干和肢体感觉传导有关。内侧膝状体是听觉传导路的换元站，发出纤维向大脑皮层的听区投射。外侧膝状体是视觉传导路的换元站，发出纤维向大脑皮层的视区投射。第二类是联络核。它不直接接受感觉的投射纤维，但能接受感觉接替核和其他皮层下中枢来的纤维，换元后发出纤维投射到大脑皮层的一定区域。例如，外侧腹核接受小脑、苍白球和后腹核来的纤维，发出纤维投射到大脑皮层的运动区，参与皮层对肌肉运动的调节。丘脑枕接受内侧和外侧膝状体来的纤维，发出纤维投射到大脑皮层的顶叶、枕叶和颞叶的中间联系区，参与各种感觉的联系功能。第三类核团主要是髓板内核群。这类细胞群发出的纤维不直接投射到大脑皮层，而是间接地通过多突触换元后，弥漫地投射到大脑皮层，起着维持大脑皮层兴奋状态的重要作用。

根据丘脑各部向大脑皮层投射特征的不同，可将丘脑分为两大投射系统，即特异性投射系统和非特异性投射系统。

（一）特异性投射系统 经典的感觉传导道（嗅觉除外）上行到丘脑，在丘脑感觉接替核和联络核换元后，投射到大脑皮层的特定区域，称为**特异性投**

射系统（specific projection system）。每一种感觉的传导投射系统都具有专一性，与皮层间具有点对点的投射关系，其投射纤维主要终止在皮层的第四层。特异性投射系统的功能是引起特定的感觉，并激发大脑皮层发出神经冲动。

（二）非特异性投射系统　经典感觉传导道（嗅觉除外）上行纤维经过脑干时，发出侧支与脑干网状结构的神经元发生突触联系，经过多次换元，到达丘脑的髓板内核群，最后弥散投射到大脑皮层的广泛区域。这一投射系统称为非**特异性投射系统**（nonspecific projection system）。非特异性投射系统的功能是维持或改变大脑皮层的兴奋性，能使机体保持觉醒状态。由于这一投射系统在脑干网状结构中多次换元，并有聚合性质，所以成为不同感觉的共同上行途径，失去了感觉传导投射的专一性，不能产生特定感觉。在脑干网状结构内存在具有上行唤醒作用的功能系统，称为**脑干网状结构上行激动系统**（图 9 - 12）。上行激动系统主要是通过丘脑非特异投射系统而发挥作用的。如果这一系统受到损伤，可导致昏睡不醒。由于这一系统是一个多突触接替的上行系统，因此易受药物影响而发生传导阻滞的现象。例如，巴比妥类药物可能就是由于阻断了上行激动系统的传导而产生镇静和催眠的作用。

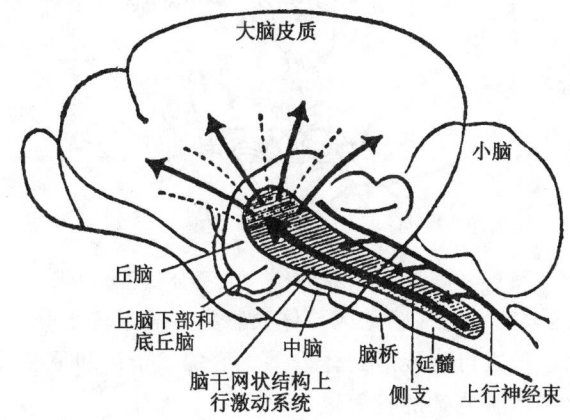

图 9 - 12　脑干网状结构上行激动系统

二、大脑皮层的感觉分析功能

人类大脑皮层是机体感觉的最高级中枢。各种感觉传入冲动最终到达大脑皮层，通过大脑皮层的分析和综合才能形成意识活动，产生各种感觉。

（一）体表感觉区　中央后回是全身体表感觉的主要投射区，称为**第一体表感觉区**。中央后回的感觉投射有以下规律：①交叉性投射。指一侧体表感觉传入投射到对侧大脑皮层的相应区域，但头面部感觉的投射是双侧性的。②投射区具有空间定位性，大致呈一倒置躯体。下肢代表区在顶部（膝以下代表区在皮层内侧面），上肢代表区在中间部，头面部代表区在底部，但头面部代表区内部的安排是正立的。③投射区的大小与不同体表部位的感觉灵敏程度有关。如大拇指代表区比躯干代表区相对很大（图 9 - 13）。这说明感觉灵敏部位具有较多的感受装置，皮层与其联系的神经元数目也较多，这种结构特点有利于进行精细的感觉分析。此外，在人和猴、猫等动物的大脑皮层还有第二感觉区。在人类，第二感觉区位于中央前回与岛叶之间。全身体表感觉在第二感觉区有一定空间分布，面积比第一感觉区小，有较大程度的重叠，呈正立像而不倒置，定位精确性差。第二感觉区具有对感觉作粗略分析的功能，人类切除第二感觉区后，不产生显著的感觉障碍。

（二）本体感觉区　中央前回是运动区，可能也是本体感觉代表区。刺激人脑中央前回会使受试者产生试图发动肢体运动的主观感觉。

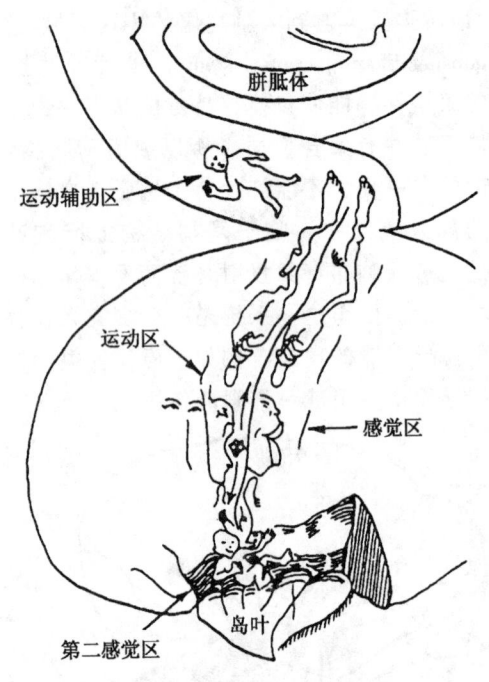

图 9-13　大脑皮层体表感觉与躯体运动示意图

（三）内脏感觉区　内脏感觉区与体表感觉区有某些重叠，区域比较分散。腹腔和盆腔的内脏传入可能投射到体表感觉区的躯干区和下肢代表区。边缘系统的皮层部位也是内脏感觉的投射区。

（四）视觉区　视觉区位于枕叶皮层的距状裂上、下缘。左侧枕叶皮层接受左眼颞侧视网膜和右眼鼻侧视网膜传入投射的纤维，右侧枕叶皮层接受右眼颞侧视网膜和左眼鼻侧视网膜传入投射的纤维。电刺激人脑距状裂上下缘，可使受试者产生主观光感觉，但不能引起完善的视觉形象。

（五）听觉区　听觉的皮层代表区位于颞叶的一定区域。听觉的投射是双侧性的，一侧皮层代表区接受双侧耳蜗的投射。在人类，当颞横回和颞上回受到电刺激时，受试者会产生铃声样或吹风样的主观感觉。

（六）嗅觉和味觉区　高等动物的边缘叶的前底部与嗅觉功能有关。刺激人脑的相应区域可引起受试者产生特殊主观嗅觉，如焦橡皮气味等。味觉投射区在中央后回头面部感觉投射区的下侧。

三、痛觉

疼痛是临床上最觉见的症状之一，是一种复杂的感觉。当机体受到伤害性刺激时，会产生痛觉，并伴有情绪反应、内脏反应和躯体活动等反应。痛觉一般是机体发生疾病的一种信号，可引起人们的警觉，因此对机体具有保护意义。

（一）躯体痛　躯体痛包括皮肤痛和来自肌肉、关节、肌腱等处的深部痛。一般认为痛觉感受器是游离神经末梢、皮肤、关节、肌肉和内脏等组织均有分布。引起痛觉不需要特殊的适宜刺激，任何性质的刺激只要达到一定强度而成为伤害性刺激时，都能引起痛觉。在人体和动物实验中发现，将某些物质，如K^+、H^+、组织胺、缓激肽、5－羟色胺、前列腺素等涂布在暴露的神经末梢上可以引起疼痛，这些物质称为致痛物质。由此设想，在各种伤害性刺激作用下，引起受损组织释放某些致痛物质，作用于游离神经末梢，产生痛觉传入冲动，进入中枢神经系统，引起痛觉。

伤害性刺激作用于机体时，除产生痛觉的主观感觉外，还表现出不同程度的痛反应。痛反应一般包括局部反应、反射性反应和行为反应。局部反应仅限于受刺激部位对伤害性刺激做出的一种简单反应。如当皮肤受到伤害性刺激时，使受刺激的部位不同程度的血管扩张，引起皮肤潮红。反射性反应包括躯体性反射反应和心血管反应。当伤害性刺激作用于皮肤或深部组织时，可以引起以骨骼肌收缩为主的躯体反射，以避开伤害刺激对机体的进一步伤害。在出现躯体反应的同时，常常会诱发交感神经系统兴奋，使心率加快，外周血管收缩，血压增高，瞳孔扩大，汗腺和肾上腺髓质分泌等反应。行为反应是在脑的高级部位参与下，对伤害性刺激所做出的躲避、反抗、攻击等整体性的反应。常常带有强烈的情绪色彩，如痛苦、焦虑、害怕等。疼痛的主观感觉以及所伴随的各种反应，常因环境的不同、机体状态不同、主观愿望和心理活动的不同而发生变化。如在紧张搏斗状态下所受到的伤害性刺激，往往不立即感受到疼痛。因此，疼痛是一种复杂的生理心理反应。

伤害性刺激作用于皮肤时，可先后出现快痛和慢痛两种性质的痛觉。**快痛**又称刺痛，其特点是定位明确，痛觉形成迅速，去除刺激后很快消失。一般认为快痛由外周神经中 Aδ 类纤维传导的。**慢痛**又称灼痛，其特点是定位不甚确，痛感强烈难忍，常常伴有情绪、心血管和呼吸等方面的反应。传导慢痛的神经纤维主要是外周神经中的 C 类纤维。

●Aδ 纤维传导快痛，C 类纤维传导慢痛。

（二）内脏痛与牵涉痛　内脏痛与皮肤痛相比较有下列特征：①缓慢、持久、定位不精确、对刺激分辨能力差。产生内脏痛时不易清楚指出疼痛的部位，对痛的性质也难以描述。②内脏器官对机械牵拉、缺血、痉挛和炎症等刺激敏感，容易产生痛觉，并伴有明显的情绪反应。内脏痛感受器是游离神经末梢，主要经交感神经传入；食管、气管和部分盆腔脏器由副交感神经传入。

某些内脏疾病，常引起体表部位发生疼痛过敏现象，称为**牵涉痛**（referred pain）。例如，心绞痛患者常感到心前区、左肩和左上臂疼痛。阑尾炎患者感到脐区和上腹部疼痛。肾结石患者出现腹股沟区的疼痛。牵涉痛在临床上具有一定的诊断价值。

●牵涉痛是某些内脏疾病引起体表部位发生疼痛过敏现象。

发生牵涉痛的部位与真正发生痛的患病内脏部位有一定解剖关系。它们都受同一脊髓节段的后根神经支配，即患痛内脏的传入神经纤维和引起牵涉痛的皮肤部位的传入神经纤维由同一后根进入脊髓。因此，对牵涉痛的解释，一般有两种学说（图9－14）：一是会聚学说患痛内脏和皮肤区域的传入纤维末梢投射到同一脊髓神经元，由同一上行纤维上传入脑。由于平时经常感到皮肤的刺激，对于由这一上行神经通路传入的冲动常常被认为是来自皮肤，因此，此时的痛觉传入冲动虽然发源于患痛内脏，但仍认为是来自皮肤。这可能是牵涉痛产生的原因之一。二是易化学说。来自患痛内脏的传入冲动进入脊髓后，兴奋向周围扩散，提高了邻近脊髓神经元的兴奋性，使脊髓神经元阈值降低。当有轻度的皮肤传入冲动时，就能使脊髓神经元发生更大的兴奋，由此上传的神经冲动增强，这也可能是痛觉过敏的原因。

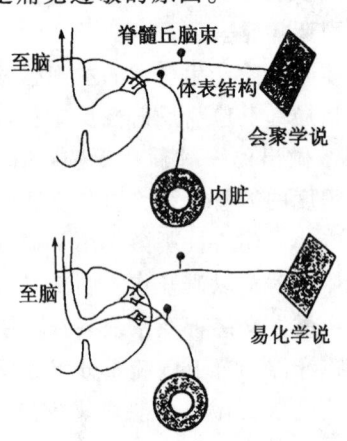

图 9 - 14　牵涉痛解释的两种学说

第四节　神经系统对躯体运动的调节

人体的躯体运动，都是在骨骼肌活动的基础上进行的。骨骼肌在运动过程中进行的收缩和舒张，各肌群之间的相互协调与配合，是在神经系统的调节下进行的。从简单的膝跳反射到复杂的随意运动，都是在不同水平的神经中枢调节下进行的。简单的反射，只需低位中枢参与，运动越复杂就越需要高级中枢的调节（图 9 - 15）。

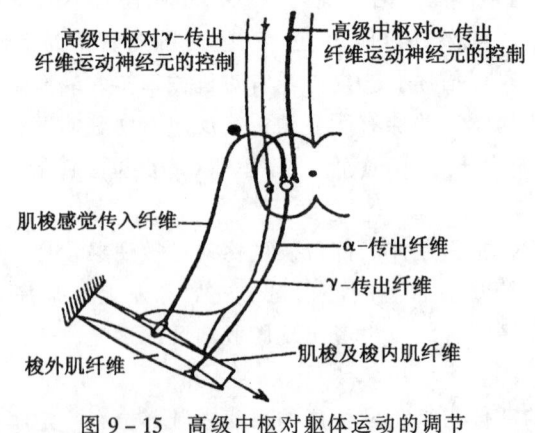

图 9 - 15　高级中枢对躯体运动的调节

一、脊髓对躯体运动的调节

脊髓是中枢神经系统的低级部位，是躯体运动最基本的反射中枢，可完成一些比较简单的反射活动。

（一）脊髓的运动神经元和运动单位　　在脊髓前角内，存在大量运动神经元，分别称为α运动神经元和γ运动神经元。它们的轴突经前根出脊髓到达所支配的肌肉。

α运动神经元的胞体大小不等，胞体大的α运动神经其胞体和树突上所构成的突触多，而胞体小的突触数相对少。α运动神经元接受来自皮肤、关节、肌肉等外周传入信息，又接受从脑干到大脑各层各高级中枢下传的信息，产生反射活动。因此，α运动神经元是脊髓反射的最后公路。

一个α运动神经元的轴突末梢，在肌肉中分为许多小支，每一小支支配一条骨骼肌纤维。当一个α运动神经元兴奋时，可引起许多纤维收缩。由一个α运动神经元及其所支配的全部肌纤维所组成的功能单位，称为**运动单位**（motor unit）。运动单位大小，决定于神经元轴突末梢分支的数目，一般说，肌肉越大，运动单位也越大。例如，一个支配眼外肌的运动神经元只支配6~12条肌纤维，而一个支配四肢肌的运动神经元可支配2000条肌纤维。因此，运动单位小，有利于肌肉进行精细运动；运动单位大，有利于产生巨大的肌张力。

γ运动神经元是脊髓前角中的一种小运动神经元，其胞体分散在α运动神经元之间，轴突经前根离开脊髓，支配梭内肌。γ运动神经元兴奋性较高，常以较高频率持续放电，使梭内肌保持一定紧张性。当α运动神经元活动增加时，γ运动神经元的活动也相应增加，从而调节肌梭对牵拉刺激的敏感性。

（二）脊休克　　当脊髓与高位中枢离断后，断面以下的脊髓暂时丧失反射活动的能力，进入无反应状态，这种现象称为**脊休克**（spinal shock）。脊休克的主要表现是：在离断面以下的脊髓所支配的骨骼肌紧张性减低甚至消失，外周血管扩张，血压下降，发汗反射不出现，大、小便潴留。脊休克现象持续一段时间后，脊髓反射可逐渐恢复。恢复的时间与动物种类有关，动物愈高等，则休克时间愈长。如蛙的脊休克只有几分钟，家兔约10分钟，猫约几小时，猴需要3星期左右，人类则需数周以至数月。在恢复过程中，一般比较原始的、简单的反射先恢复，如屈肌反射、腱反射等先恢复。此后，比较复杂的反射才逐渐恢复，如搔爬反射，对侧伸肌反射等。在脊髓躯体反射恢复的同时，血压也上升到一定水平，动物可具有一定的排粪、排尿反射。反射恢复后，有些反射比正常亢进并广泛扩散。如屈肌反射亢进，而伸肌反射减弱。横断L_2以上的脊髓后，当腿上皮肤受刺激，除了引起屈肌反射外，还引起排尿和广泛地发汗反应。

脊休克的发生原因，是由于脊髓突然失去了高位中枢的调节，而不是因切断损伤的刺激性影响引起的。因为在脊休克过后，进行第二次脊髓切断损伤不能使脊休克重现。脊休克的产生与恢复，说明了脊髓可单独完成一些简单的反射活动，但正常状态脊髓是在高位中枢调节下进行反射活动的。高位中枢对脊髓反射既有易化作用，也有抑制作用，这就是脊休克过后，有些反射亢进，有些反射减弱的主要原因。

（三）屈肌反射和对侧伸肌反射　　肢体的皮肤受到伤害性刺激时，受刺激的一侧肢体的屈肌收缩、伸肌舒张，肢体曲屈，称为**屈肌反射**。屈肌反射具有

●脊休克是脊髓与高位中枢离断后，断面以下脊髓暂时处于无反应的状态。

●脊休克的发生是脊髓突然失去高位中枢调节所致。

205

保护意义，可使肢体避开伤害性刺激。屈肌反射的程度与刺激强度有关。例如，在脊髓反射的实验中，用较弱的电刺激施于脊髓蟾蜍的后肢趾部皮肤，只引起踝关节屈曲。加大刺激强度，膝关节和髋关节也发生屈曲。如刺激强度再加大，在引起同侧肢体屈曲的基础上，出现对侧肢体伸直的反射反应，这称为**对侧伸肌反射**。动物的一侧肢体屈曲，对侧肢体伸直，有利于支持体重，维持姿势。屈肌反射和对侧伸肌反射的中枢均在脊髓。

（四）骨骼肌的牵张反射　牵张反射是指有神经支配的骨骼肌受到牵拉而伸长时引起受牵拉的同块肌肉收缩的反射。

1. 牵张反射的类型　根据牵拉形式和肌肉收缩反应的不同，牵张反射分为腱反射和肌紧张两种类型。

腱反射是指快速牵拉肌腱时发生的牵张反射，又称位相性牵张反射。例如，当叩击股四头肌肌腱时引起股四头肌收缩的膝跳反射。叩击跟腱时引起腓肠肌收缩的跟腱反射。腱反射主要发生于肌肉的快肌纤维，反射的潜伏期很短，是一种单突触反射。

肌紧张是指缓慢持续牵拉肌腱时发生的牵张反射，其表现为受牵拉的肌肉能发生微弱而持久的收缩，阻止肌肉被拉长。肌紧张的意义是维持身体的姿势，不表现明显的动作，又称紧张性牵张反射。例如，人体处直立位时，支持体重的关节趋向于被重力作用所弯曲，使伸肌肌腱受到持续牵拉，引起牵张反射，使伸肌紧张性加强以对抗关节屈曲，从而维持直立姿势。由于重力经常作用于关节，因此肌紧张也就持续地发生。肌紧张能持久维持而不易疲劳，可能是在同一块肌肉内的不同运动单位交替收缩的缘故。肌紧张和腱反射的感受器都是肌梭，但肌紧张中枢突触延搁时间较长，可能是多突触反射的缘故，其效应器主要是慢肌纤维。

2. 肌梭和腱器官　肌梭是一种感受牵拉刺激的梭形感受器，感受肌肉长度的变化。其外层为一结缔组织囊，囊内一般含有 6~12 根肌纤维，称为梭内肌纤维。梭内肌纤维的收缩成分位于纤维的两端，感受装置位于中间部，二者呈串联关系。肌梭外的一般肌纤维称为梭外肌，与梭内肌纤维平行排列呈现并联关系。梭外肌纤维和梭内肌纤维分别受 α 和 γ 传出神经支配。梭内肌的感受装置的传入神经纤维的两类，$I\alpha$ 类传入纤维和 II 类传入纤维。当梭外肌被拉长时，梭内肌也随之被拉长，肌梭内牵拉感受装置受到刺激，冲动经传入神经到中枢，引起支配受牵拉肌肉的 α 运动神经元兴奋，经 α 纤维传出，使梭外肌收缩。γ 传出纤维活动加强时，梭内肌纤维收缩，从而提高了肌梭内感受装置对牵拉的敏感性，使其传入冲动增多，引起支配同一块肌肉的 α 运动神经元兴奋，使梭外肌收缩，这一反射途径为 γ 环路（γ-loop）。

腱器官存在于肌腱中，与梭外肌纤维呈现串联关系，是感受肌肉张力的感受器。传入纤维是 I_b 类神经纤维。当肌肉受到牵拉时，首先肌梭感受器发动牵张反射，引起受牵拉的肌肉收缩以对抗牵拉，当牵拉的力量进一步加大时，使肌腱所受张力增加，腱器官兴奋，I_b 类传入冲动增多，使牵张反射受到抑制，以避免被牵拉肌肉因过度收缩而受到损伤。

● 牵张反射是受牵拉的同一块肌肉收缩的反射活动。

● 腱反射是指快速牵拉肌腱时发生的牵张反射。
● 肌紧张是指缓慢持续牵拉肌腱时发生的牵张反射。

● 肌梭为长度感受器。

● 腱器官是张力感受器。

206

二、脑干对躯体运动的调节

在正常情况下，脊髓的牵张反射受脑干的调节。动物实验证明，脑干对脊髓运动神经元的调节具有两重性，既有易化作用，又有抑制作用。

(一)抑制区和易化区

利用定向仪刺激动物脑干的不同部位，发现延髓网状结构的腹内侧部分具有抑制肌紧张和运动的作用，称为**抑制区**。大脑皮层运动区、纹状体、小脑前叶蚓部等通过其下行神经路径加强抑制区的作用，可抑制脊髓的牵张反射。

电刺激延髓网状结构的背外侧部分、脑桥的被盖、中脑的中央灰质及被盖，以及下丘脑和丘脑的某些区域对肌紧张和腱反射有加强作用，称为**易化区**。小脑前叶两侧部和前庭核传来的神经冲动可加强易化区的作用使脊髓牵张反射活动加强。由此可见，脑内有抑制肌紧张的中枢部位，也有易化肌紧张的中枢部位，在正常情况下两者对抗而取得相对平衡，以维持正常的肌紧张。当病变造成这两个相对的系统之间关系失调时，将出现肌紧张亢进或减弱（图9－16）。

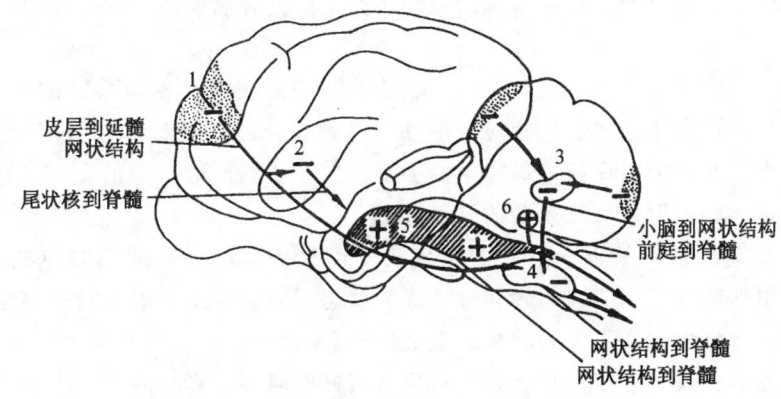

图9－16　猫脑肌紧张抑制区和易化区及其路径

＋：代表易化区　－：代表抑制区

1.表层　2.尾状核　3.小脑　4.延髓网状结构

5.脑干网状结构　6.前庭核

(二)去大脑僵直　在动物的中脑上下丘之间横断脑干，动物立即出现全身肌紧张明显加强，主要表现是：四肢伸直、脊柱挺直、头尾昂起，呈现角弓反张现象，称为**去大脑僵直**（decerebrate rigidity）。去大脑僵直主要表现是反射性伸肌紧张性亢进（图9－17）。其原因是：由于中脑水平切断脑干后，中断了大脑皮层运动区和纹状体等区域对抑制区的作用，使抑制区活动减弱而易化区活动相对增加，使易化作用占有明显的优势，出现去大脑僵直现象。

僵直分为 α僵直和 γ僵直两种类型。经典的去大脑僵直属于 γ僵直，这是由于上丘和下丘之间横断脑干后，易化区下行作用明显增加，首先加强脊髓 γ运动神经元的活动，使肌梭敏感性增高，传入冲动增多，转而使脊髓 α运动神经元传出冲动增加，导致肌紧张（主要通过皮层脊髓束）加强而出现僵直。当切断脊髓背根、破坏 γ环路后，使 γ僵直现象消失。

在去大脑动物中切断背根传入纤维僵直消失，进一步切除小脑前叶（蚓

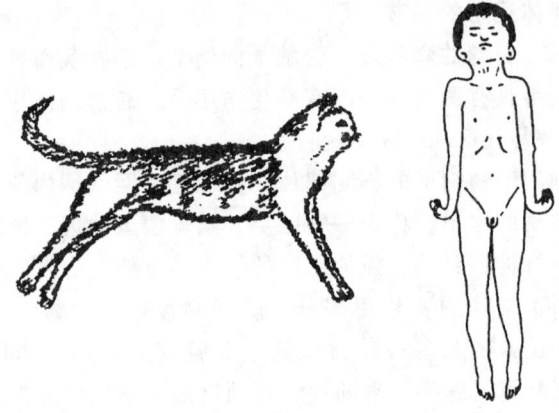

图 9 – 17　去大脑僵直

部），则使僵直现象重现，这种僵直属于 α 僵直。这是由于小脑蚓部被切除后使抑制区作用进一步减弱，易化区作用相对加强，因为背根已切断，γ 僵直已不可能发生，所以伸肌过度紧张的重现主要是前庭脊髓束使 α 神经元活动提高所致。

（三）脑干对姿势反射的调节　**姿势反射**是指在中枢神经系统的调节下，骨骼肌能保持紧张性或产生相应的运动，从而保持或改正身体在空间的姿势。牵张反射、对侧伸肌反射是最简单的姿势反射，状态反射、翻正反射、直线或旋转加速运动反射是比较复杂的姿势反射。

1. 状态反射　头部在空间的位置改变以及头部与躯干的相对位置改变，可以反射性改变躯体肌肉的紧张性，称为**状态反射**。状态反射包括迷路紧张反射和颈紧张反射，在去大脑动物表现最突出。

迷路紧张反射是指内耳迷路耳石器官（椭圆囊和球囊）的传入冲动对躯体伸肌紧张性地调节反射。在去大脑动物中可见到，动物处于仰卧位时，耳石感受细胞受刺激最大，伸肌紧张性最高；当动物取俯卧位时，耳石感受细胞受刺激最小，则伸肌紧张性最低。这一反射的主要中枢是前庭核。

颈紧张反射是指颈部扭曲时，颈椎关节韧带或肌肉受刺激后，对四肢肌紧张性地调节反射。当将去大脑动物的头扭向一侧时，下颏所指方向一侧的伸肌紧张性加强；头后仰时，前肢伸肌紧张性加强，而后肢紧张性降低；头前俯时，后肢伸肌紧张性增加，而前肢伸肌紧张性降低。颈紧张反射有利于动物仰视和俯视时保持适当的姿势，反射中枢在颈部脊髓。正常人体，由于高位中枢的作用，状态反射受抑制而不易表现出来。

2. 翻正反射　正常动物可保持站立姿势，如将其推倒，则可翻正过来，此反射称为**翻正反射**。如将一动物四足朝天从空中掉下，在下落过程中，可观察到一系列的反射活动，最后灵巧地以四肢着地。反射活动的感觉冲动首先来自视觉和内耳迷路，引起头部翻正，随后颈部和躯干肌肉受到刺激，使躯干的位置翻正。在人类由视觉引起的翻正反射最重要。

三、基底神经节对躯体运动的调节

基底神经节包括尾状核、壳核、苍白球、丘脑底核、黑质和红核。尾状核、壳核和苍白球统称纹状体。纹状体与丘脑底核、黑质在结构和功能上有密切联系（图 9-18）。其中苍白球是纤维联系的中心，尾核、壳核、丘脑底核、黑质均发出纤维与丘脑底核、黑质相联系。此外，苍白球与丘脑、下丘脑、红核和脑干网状结构之间有纤维联系。纹状体接受大脑皮层运动区和运动前区的下行纤维，并经过丘脑向大脑皮层运动前区和运动区投射。基底神经节属于皮层下起源的锥体外系，对躯体运动有重要调节作用。鸟类以下动物中，纹状体是躯体运动的最高中枢部位。哺乳类动物中，由于大脑皮层和锥体系统的高度发达，纹状体成为次一级运动中枢。

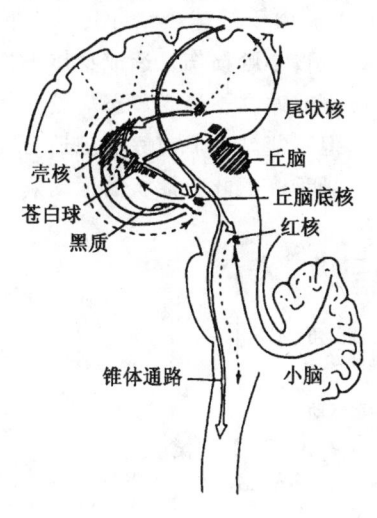

图 9-18　基底神经节及其纤维联系示意图

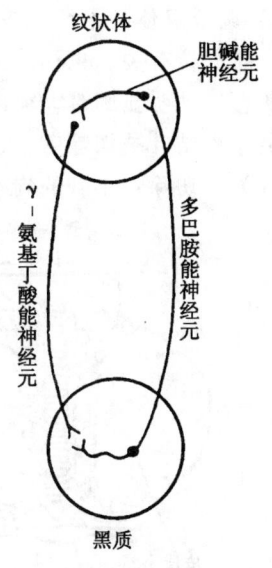

图 9-19　黑质纹状体环路示意图
1. 胆碱能神经元　2.γ 氨基丁酸能神经元　3. 多巴胺能神经元

基底神经节与随意运动的稳定、肌紧张的控制、本体感觉传入信息的处理有关，对躯体运动有重要调节作用。人体基底神经节损害后的症状主要分两类：一类是运动过多而肌紧张不全的综合征，如舞蹈病和手足徐动症等，病变主要在纹状体。另一类是运动过少而肌紧张过强的综合征，如震颤麻痹，也称帕金森病（Parkinson's disease），主要病变在黑质。舞蹈病患者主要临床表现是上肢和头部的舞蹈样动作，并伴有肌紧张减弱。病因主要是由于纹状体中胆碱能和 γ 氨基丁酸能神经元功能减退所致，而黑质多巴胺能神经元功能相对亢进。患者动作过多的症状，可能是基底神经节对大脑皮层的抑制功能减退所致。震颤麻痹的患者主要病变在黑质（图 9-18、19），病人的主要症状是不能发动随意运动，全身肌紧张增强，肌肉强直，随意运动减少，动作缓慢，面部表情呆板。患者常有静止性震颤，多出现于上肢。黑质的多巴胺能神经元功能被破坏是此病的主要原因，因此注射左旋多巴（多巴胺前体，能透过血－脑屏障）可使症状好转。采用 M 型胆碱能受体阻断剂，如阿托品、东莨菪碱等治疗震颤麻痹也有一定效果，说明乙酰胆碱递质系统在其中起一定作用。目前认为，中脑黑质上行抵达纹状体的多巴胺递质系统，在于抑制纹状体内乙酰胆

●基底神经节属于锥体外系。基底神经节损害主要引起两类病症。

209

碱递质系统的功能，震颤麻痹患者由于多巴胺递质系统功能受损，导致乙酰胆碱递质系统功能相对亢进，才出现一系列震颤麻痹的症状。

四、小脑对躯体运动的调节

●小脑对躯体运动调节的三个功能：①调节身体的平衡；②调节肌紧张；③调节随意运动。

小脑的主要功能是维持身体平衡、调节肌紧张和协调随意运动。小脑与大脑皮层有双向纤维关系，即小脑接受大脑皮层下行的纤维，也发出纤维到大脑皮层。根据小脑的传入、传出纤维联系，可将小脑划分成三个主要功能部分，即前庭小脑、脊髓小脑和皮层小脑（图9-20）。从种系发生上看，小脑分为古小脑、旧小脑和新小脑。

（一）调节身体的平衡　主要与古小脑有关。由于绒球小结叶传入与传出纤维均与前庭核有关，也称前庭小脑。动物或人古小脑损伤，造成身体平衡障碍，而随意运动明显困难，突出表现是不能站立或站立不稳，步态蹒跚。例如猴子的绒球小结叶被切除后，仍能用手进食，但不能站立。前庭小脑还与运动病发生有关，切除古小脑的狗不再发生流涎、舐舌、呕吐为症状的运动病。

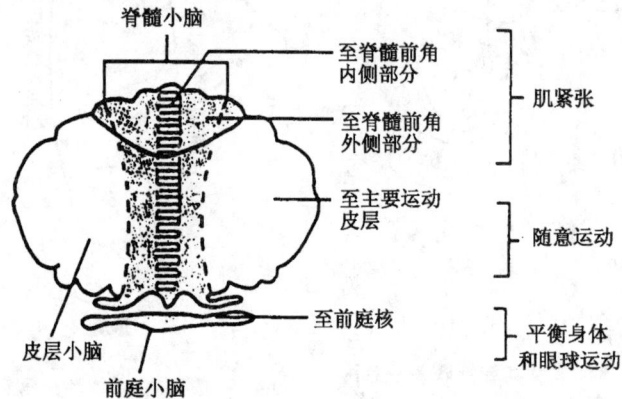

图9-20　小脑的功能分区示意图

（二）调节肌紧张　旧小脑尤其是前叶与调节肌紧张有关。旧小脑也称脊髓小脑，由小脑前叶（包括单小叶）和后叶的中间带区（旁中央小叶）构成。它对肌紧张既有易化作用，又有抑制作用。易化作用主要在小脑前叶两侧部。在猴子实验中证明，刺激小脑前叶两侧部的活动。抑制肌紧张的作用。其作用途径可能通过加强脑干网状结构易化区而加强脊髓运动神经元的活动。抑制肌紧张的区域主要在小脑前叶蚓部。来自肌肉和关节等本体感受器的传入冲动经脊髓小脑束到达前叶蚓部，转而可能传出到延髓网状结构抑制脊髓运动神经元的活动。

小脑前叶对肌紧张的双重作用在不同动物中作用不一致。从进化过程上看，小脑前叶的肌紧张抑制作用逐渐减小，而肌紧张易化作用逐渐占主要地位。人类小脑损伤后只表现为肌紧张降低。

（三）调节随意运动　主要与新小脑（指小脑后叶接脑桥纤维部分）的功能有关。小脑后叶外侧部称为皮层小脑。当切除或损伤新小脑后可发生肌紧张减退和运动不协调的症状。主要表现为：不能完成精巧动作，肌肉在进行动作时把握不住动作的方向，运动的准确性发生障碍，行走时摇晃呈蹒跚状。新小脑在肌肉进行运动过程中起协调作用，新小脑损伤后的动作性协调障碍称为共济失调。主要表现是运动的准确性发生障碍，如指物不准，并在动作进行中发生震颤，称为动作性震颤或意向性震颤。这种震颤在静止时不会发生。此外，新小脑损伤后还出现肌张力减退和四肢乏力现象。

五、大脑皮层对躯体运动的调节

机体的随意运动受大脑皮层的控制，大脑皮层控制躯体运动的部位称为**皮层运动区**。

（一）大脑皮层的运动区　中央前回的 4 区和 6 区是主要运动区。刺激这些部位可引起对侧一定部位的肌肉收缩，损毁这些部位后会产生明显的运动障碍。运动区有以下特点：①对躯体运动的调节是交叉性的。当一侧运动区兴奋时，引起对侧肌肉发生收缩，但对头面部肌肉的支配是双侧性的，而下部面肌和舌肌仍受对侧皮层控制。②机能定位精确。从运动区顶部到底部对躯体运动的支配部位呈身体的倒影。即顶部支配下肢肌运动，底部支配头面部肌的运动，中间支配上肢肌的运动。但头面部代表区内部的安排是正立的。③运动愈精细愈复杂的肌肉，其皮层代表区也愈大。例如，手和五指的代表区几乎与整个下肢所占的区域大小相等。④刺激所引起的肌肉运动主要为个别肌肉的收缩，甚至只引起某块肌肉一部分发生收缩，因此不会发生肌肉群的协同性收缩（图 9 - 14）。

在皮层的内侧面（两半球纵裂的侧壁）存在运动辅助区，刺激该区可引起肢体运动和发声，反应一般为双侧性。

大脑皮层运动区对躯体运动的调节是通过锥体系和锥体外系下传实现的。

（二）锥体系及其功能　**锥体系**是大脑皮层下行控制躯体运动的最直接的路径。其主要功能是发动随意运动完成精细动作。锥体系起自大脑皮层中央前回的锥体细胞及额叶、颞叶等神经元，其轴突所组成的下行纤维经内囊、大脑脚底、脑桥基底、延髓锥体等结构，其中继续下行到脊髓的纤维为皮层脊髓束；中途止于脑干，与支配头面部肌肉的运动神经元接触称为皮层脑干束。因此，锥体系包括两部分：皮层脊髓束和皮层脑干束。运动辅助区不参与锥体束的形成。

锥体束中约有 80% ~ 90% 的纤维与脊髓运动神经元之间有一个以上的中间神经元接替，是多突触联系。只有 10% ~ 20% 的纤维与脊髓运动神经元构成单突触联系。这种单突触联系支配前肢的神经元比支配后肢多，支配肢体远端肌肉的神经元比近端的多。这表明，单突触联系与精细肌肉运动和技巧性活动有关。锥体束可作用于脊髓 α 和 γ 运动神经元，α 运动神经元激活后可发动随意运动，γ 运动神经元激活后可使肌梭保持敏感性以协调运动。两者共同控制肌肉的收缩，使肢体运动具有合适的强度和协调性。

（三）锥体外系及其功能　**锥体外系**包括两部分：由大脑皮层下行并经过皮层下核团接替，转而控制脊髓运动神经元的传导系统，称为皮层起源的锥体外系；由锥体束侧支进入皮层下核团，转而控制脊髓运动神经元的传导系统，称为旁锥体系。锥体外系的皮层起源比较广泛，几乎包括全部大脑皮层，所

● 中央前回的 4 区和 6 区是主要的皮层运动区。

● 皮层通过锥体系和锥体外系调控躯体运动。

● 锥体系的主要功能是发动随意运动、完成精细动作。

以，与锥体系的起源有重叠。锥体外系的皮层细胞属于中、小型锥体细胞，轴突较短，从大脑皮层下行终止于皮层下基底神经节、丘脑、脑桥和延髓的网状结构，通过一次以上的神经元接替，最后经网状脊髓束、顶盖脊髓束、红核脊髓束和前庭脊髓束下达脊髓，控制脊髓运动神经元。锥体外系的主要功能是调节肌紧张和肌群的协调性运动。

第五节　神经系统对内脏功能的调节

一、植物性神经系统

●植物性神经系统对内脏功能有重要的调节作用。

内脏的功能活动，如血液循环、气体交换、物质的消化与吸收、生长发育和繁殖等，是在神经和体液调节下进行的。植物性神经系统对内脏功能起着重要的调节作用，它控制呼吸、循环、消化、代谢、腺体分泌、体温和生殖等一些对生命十分重要的机能。植物性神经系统（图9–21）包括交感神经和副交感神经两部分，习惯上是指支配内脏器官的传出神经。

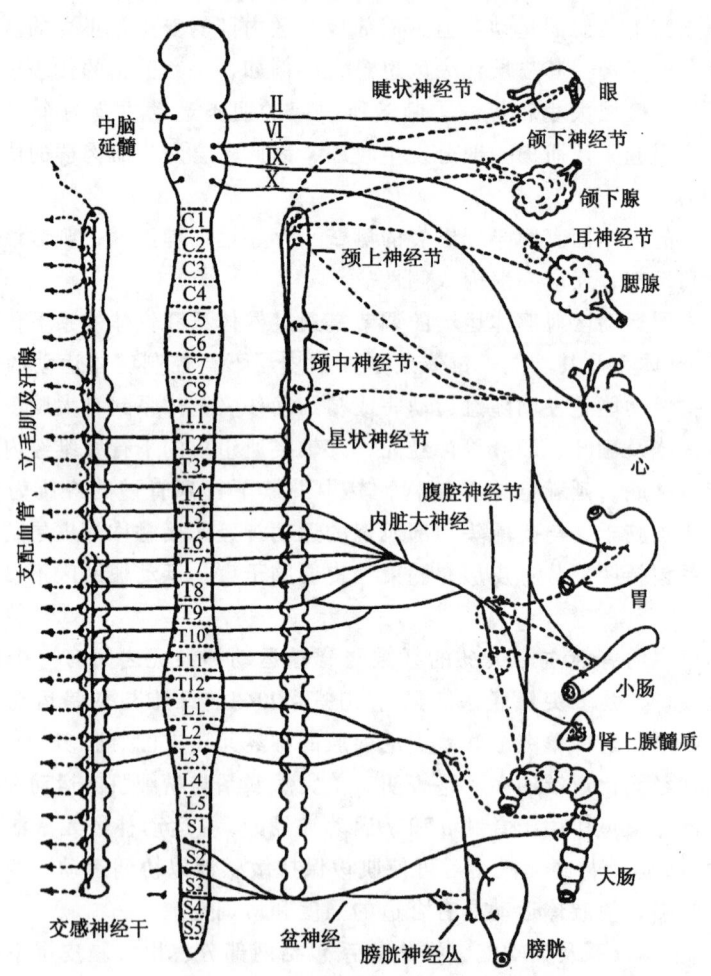

图9–21　植物性神经分布示意图

实线：节前纤维　　虚线：节后纤维

植物性传出纤维从中枢神经系统发出后不直接到达效应器，而是先进入一个外周神经节（交感或副交感神经节），由节内神经元再发出纤维支配效应装置。由中枢发出的纤维称为节前纤维，由节内发出的纤维称为节后纤维。多数交感神经节前纤维较短而节后纤维较长；副交感神经节前纤维较长而节后纤维较短。因为副交感神经节离效应器近，有的就位于效应器官内。交感神经的节前纤维起源于脊髓胸腰段侧角，由相应的前根传出，经白交通支进入交感神经节。刺激节前纤维，反应比较弥散，因为一根节前纤维能和多个节内神经元联系。交感神经在体内分布广泛，几乎全身所有内脏器官都受其支配。

副交感神经起源比较分散，一部分起自脑干的有关副交感神经核，如动眼神经中的副交感神经纤维起自中脑的缩瞳核，面神经和舌咽神经中的副交感纤维分别起自延髓的上涎核和下涎核。迷走神经中副交感纤维起自延髓的迷走背核和疑核，另一部分起自骶髓侧角神经元。副交感神经分布比较局限，某些器官不受副交感神经支配。例如，皮肤和肌肉内的血管、一般的汗腺、竖毛肌和肾上腺髓质就只有交感神经支配。

●心肌、平滑肌和腺体的活动，一般都接受交感和副交感双重神经支配。

总的说来，植物性神经系统的功能是调节心肌、平滑肌和腺体的活动。这些器官一般都接受交感和副交感双重神经支配。在一般情况下，交感神经中枢的活动和副交感神经中枢的活动是对立的，即交感神经系统活动加强时，副交感神经系统活动就处于相对减弱的地位，而对外周作用方面却表现协调一致。

交感神经系统常以连续不断的紧张性活动为其特征。这对于维持血压和心脏活动都是重要的。心脏接受的几乎是连续的交感输入，如果阻断交感神经，心率就会减慢。交感神经系统的活动一般比较广泛，当内环境的稳态遇到严重威胁时，如缺氧、剧痛、极冷或紧张等全身性交感活动增强，其中包括心率加快、血压升高、瞳孔扩大、血糖增高以及外周血管收缩等，这些现象大多是交感神经亢进所造成。交感系是一个应急装置，在环境急骤变化的条件下，可以动员机体的潜在力量、以适应环境的急变。

●交感神经系统是一个应急装置，以连续不断的紧张性活动为其特征。

副交感神经系统的活动相对比较局限。当副交感神经兴奋时可引起心率减慢；胃肠活动增强、促进营养吸收；瞳孔缩小，避免强光的损害等反应。整个系统的活动主要在于保护机体、休整恢复、促进消化、积蓄能量、加强排泄以及生殖功能等方面。

●副交感神经系统的活动相对比较局限，主要完成保护机体、休整恢复、促进消化、积蓄能量、加强排泄以及生殖等功能。

二、下丘脑对内脏活动的调节

下丘脑分为前（视上核）、中（结节）、后（乳头体）三区。视前区有时也并入下丘脑讨论。从纵的方向看，以穹窿为界，穹窿的外侧称下丘脑外侧部，穹窿的内侧称下丘脑内侧部（图9-22）。

下丘脑是脑内维持机体稳态的重要部位。在发生史上，它是脑的古老部分，在动物进化过程中，下丘脑在结构上颇为恒定，位于脑的中心，而且是全身植物性机能的中枢，对脊髓的植物性反射及脑干的自发性植物性机能有整合作用。下丘脑的这种整合机能范围不仅包括了植物性神经系统，而且也包括有躯体性神经系统和内分泌系统，在生理学各章中都涉及到下丘脑的功能，如对体温调节、对水盐代谢的调节、对内分泌器官的控制以及情绪反应等，说明下丘脑的功能的多样性。

●下丘脑是调节内脏机能较高级中枢，具有整合机能。

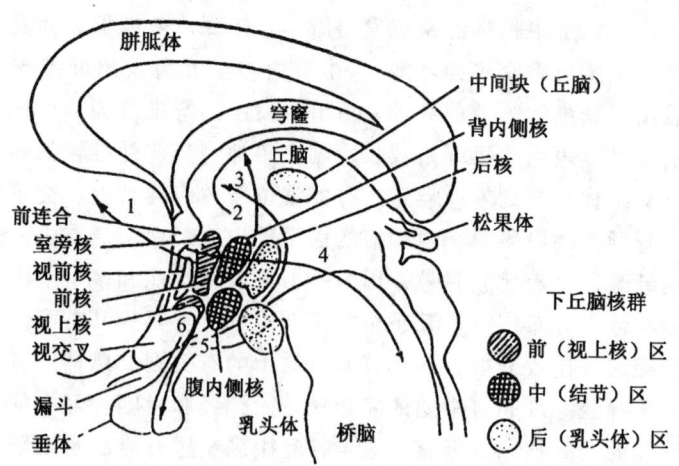

图 9-22 下丘脑的结构及核团示意图
1~6 代表下丘脑的主要神经纤维联系

从解剖上看，下丘脑由小型神经细胞组成，这些神经细胞组成核团，各核团之间边界一般不清楚，除个别情况下，要想指出某一特定核团的功能是不可能的。下丘脑的联系既多又复杂，概括地说，下丘脑接受的大部分冲动来自非特异的网状系统、嗅觉系统及海马。还有传导通路把下丘脑与边缘系统、额皮质、丘脑和导水管周围灰质联系起来。下丘脑发出纤维投射到上述区域中的大多数区域。参与调节水代谢的纤维从下丘脑的核团发出进入垂体后叶。另外，"垂体门脉系统"的存在，把下丘脑与腺垂体连接起来。现在认为，下丘脑不是单纯的交感或副交感中枢，而是较高级的调节内脏活动中枢，它能把内脏活动和其他生理活动联系起来，调节着体温、水平衡、摄食、内分泌、情绪反应等重要生理活动。

（一）体温调节 哺乳动物在下丘脑以下部位横切脑干后，便不能保持体温的相对稳定；而在间脑水平以上切除大脑皮层的动物，则体温基本保持相对稳定。现已肯定，调节**体温中枢**在下丘脑。研究表明，下丘脑前部有一区域能控制血管舒张、出汗和气喘，动物在冷环境中尤为明显，即下丘脑前部与散热有关。下丘脑后部有一区域能控制血管收缩、颤抖，即与产热有关。正常体温的维持可通过调节产热和散热活动来完成。下丘脑要完成体温调节功能，就一定要接受外界温度和体内温度的信息。信息来源于皮肤感受器和下丘脑的温度感受细胞。来自皮肤的冷觉和温觉信息，最后都要在下丘脑整合处理是肯定的，但处理温度信息是在下丘脑前部还是后部尚有争论。有人认为来自皮肤的温觉进入下丘脑前部，而冷觉信息进入下丘脑后部。下丘脑存在温度感受细胞已被证实。用改变脑组织温度的装置，对麻醉或不麻醉的兔、猫、狗等的下丘脑前部进行加温或冷却，发现在视前区－下丘脑前部中存在着**冷敏神经元和热敏神经元**。用改变颈内动脉血液温度的方法发现，温血可引起狗气喘、出汗和血管扩张，冷血可诱发寒战、血管收缩和竖毛。

（二）摄食的调节 在 20 世纪 40 年代，发现损伤动物的下丘脑可以改变其摄食活动。两侧下丘脑的腹内侧区损伤后，动物的食量增加而且变胖，而刺激此区域则动物拒食。认为下丘脑腹内侧区存在**饱中枢**。损伤下丘脑外侧区产生相反的效果－拒食、动物厌食，除非强迫喂食，否则会活活饿死，此区域称为**摄食中枢或饥饿中枢**。摄食活动取决于饱中枢和摄食中枢活动的平衡。下丘脑外侧区能兴奋和促进与摄食有关的反射活动，而内侧区则是抑制与摄食有关的反射活动。

（三）水平衡调节 水平衡的维持取决于两个机制：引起摄水的渴感和释放抗利尿激素。损伤下丘脑可引起烦渴与多尿，说明下丘脑对水的摄入与排出均有关系。证明脑调节水平衡的直接证据是在 20 世纪初在狗身上实验发现的。实验表明，狗的口渴（饮水的多少）与血浆渗透压有关。血液渗透压增加可以兴奋口渴中枢，引起饮水活动。将高渗盐水注射到狗颈内动脉可引起 ADH 的分泌，表明脑内某些细胞对血浆渗透压十分敏感，并调节 ADH 的释放，研究证明，控制摄水的部位与下丘脑外侧区有关，在摄食中枢附近。下丘脑内存在着**渗透压感受器**，它能按血浆渗透压的变化调节 ADH 的分泌，以控制水的排出。

（四）对腺垂体激素分泌的调节 下丘脑内某些神经细胞能够合成调节腺垂体分泌的肽类物质，称为**调节性多肽**。经垂体门脉系统运送到腺垂体，促进或抑制腺垂体激素的分泌。此外，下丘脑视上核和室旁核能够合成催产素和升压素，经下丘脑－垂体束运送到神经垂体。

（五）对情绪反应的影响 情绪反应的表现往往包括躯体和内脏活动两方面。在间脑水平切除大脑的猫，会出现张牙舞爪、心率加快、血压升高等一系列交感神经亢进的现象，称为假怒。在整体动物，下丘脑的这种活动受大脑皮层的抑制作用，而不易表现出来。在下丘脑近中线两旁的腹内侧区存在**防御反应区**，电刺激该区域（动物在麻醉状态下）出现心率加快、血压升高、骨骼肌血管舒张、皮肤和小肠血管收缩等交感神经反应。动物在清醒状态，刺激该区域可出现防御性行为。电刺激下丘脑外侧区，动物出现攻击撕杀行为，刺激下丘脑背侧区，则出现逃避行为。在人类，下丘脑的疾病往往伴随着不正常的情绪反应。

第六节 脑的高级功能

一、条件反射

中枢神经系统的基本活动方式是反射。反射分为非条件反射（unconditioned reftex）和条件反射（conditioned reftex）。非条件反射是先天固有的反射，如婴儿的吸吮反射；而条件反射是机体后天获得的，是在个体的生活过程中在非条件反射的基础上建立起来的反射。具有更大的易变性和适应性。

俄国生理学家巴甫洛夫系统地研究了条件反射活动的规律，提出了一系列概念，形成了巴甫洛夫关于高级神经活动的学说。下面主要介绍条件反射活动的基本规律。

（一）条件反射的建立 条件反射是经过学习、训练而建立的。建立条件反射的基本条件是无关刺激与非条件刺激在时间上的结合，这个过程叫**强化**。

●条件反射是后天经过学习、训练而

经过多次强化，无关刺激转化为条件刺激时，条件反射也就形成。例如，给狗食物时会引起狗分泌唾液，这是非条件反射。进食动作是非条件刺激。以铃声刺激不会引起狗分泌唾液，即铃声与唾液分泌无关，称为无关刺激。但是，如果每次给狗喂食前先出现铃声，然后再喂食，这样，铃声和喂食在时间上多次结合，当铃声一出现，狗就有唾液分泌。此时，铃声已转化为引起唾液分泌的条件刺激。

（二）条件反射的消退、泛化和分化　条件反射建立之后，如果反复应用条件刺激而不给予非条件刺激强化，条件反射就会逐渐减弱，最后完全不出现。这种现象叫**条件反射的消退**。例如，当建立起铃声引起唾液分泌的条件反射以后，反复单独使用铃声而不喂食进行强化，则铃声引起的唾液分泌量逐渐减少，最后完全不能引起分泌。条件反射的消退是由于在不强化的条件下，原来引起唾液分泌的条件刺激，转化成了引起大脑皮层抑制的刺激。这种由条件反射消退产生的抑制，称为消退抑制。

条件反射的泛化是指在条件反射建立的初期，除条件刺激外，与条件刺激相近似的刺激也具有一定的条件刺激效应。例如，以100Hz的音响与食物相结合，建立了唾液分泌的条件反射。形成反射的初期，不仅用100Hz音响，即使用80Hz或120Hz的音响也能或多或少引起唾液分泌。这便是条件反射的泛化。泛化出现后，如果以后实验者只在用100Hz音响时给予食物强化，用80Hz和120Hz的音响时不给予食物，反复进行多次后，动物只对100Hz的音响保持阳性效应，而对80Hz和120Hz的音响出现阴性效应，这种现象称为**条件反射的分化**。巴甫洛夫认为条件反射的分化是由于那些近似刺激引起了大脑皮层的抑制，并把这种抑制称为分化抑制，分化抑制是阴性条件反射的基础。

（三）条件反射的生物学意义　机体是在复杂多变的环境中生活，如果只有非条件反射而不建立条件反射，就无法在多变的环境中生存。条件反射的建立大大提高了机体对外界环境适应能力。例如，一些弱小动物当听到猛兽的叫声或闻到特殊气味时，就开始逃避，避免遭受伤害。这样的条件反射能使机体在某些非条件刺激到来之前，就发生反应，增加了机体的适应环境的能力，使机体具有预见性。人类可以利用语言、文字来形成条件反射，因此，人类对环境的适应能力和范围更加广阔，并且还能够改造环境。

（四）条件反射形成的机理　非条件反射的反射弧是机体生来就已接通的固定联系。条件反射是以非条件反射为基础而形成的。巴甫洛夫认为，在哺乳动物，条件反射的建立是大脑皮层的条件刺激兴奋灶与非条件刺激兴奋灶多次结合后，建立了暂时的功能联系的结果。然而多年来的研究结果提示，条件反射的建立是个复杂的过程。暂时联系不是简单地发生在两个大脑皮层中枢之间，与皮层下许多神经结构都有关。高等动物，如在狗和猴，大脑皮层是暂时联系接通的主要部位。在两栖类和鱼类，大脑两半球的切除并不排斥条件反射建立的可能性，它们的间脑、中脑或小脑可能是形成条件反射的器官。在无脊椎动物，如节肢动物，头神经节是建立条件反射的重要器官。

（五）第一信号系统和第二信号系统　巴甫洛夫根据动物和人类条件反射的特点提出了两个信号系统学说。信号可分为两类，一类是现实的具体的信号。如食物的形状、气味、音响的高低、光的强弱等。**第一信号系统**是指对现实、具体信号发生反应的大脑皮层功能系统。这是人和动物所共有的。另一类是抽象信号，如语言和文字。**第二信号系统**是指对抽象信号发生反应的皮层功能系统。第二信号系统是人类特有的，人类既有第一信号系统，也有第二信号系统，是人类区别于动物的主要特征。动物经过训练也可以用词语建立条件反射，但这不属于第二信号系统。因为词语对人脑的刺激作用除其物理性质（指声音或文字图形）外，更重要是与物理性质相关联的含义作用。对于动物，词语的刺激像其他具体信号一样，只对其物理性质做出反应，而不能对其内在含义做出反应。即使在动物可能存在至今仍未被人类破译的所谓语言，但比起人类社会交往的语言来简单的多。

第一信号系统，也有第二信号系统。

二、脑电图和皮层诱发电位

大脑皮层作为一个整体，其神经元活动所产生的电位变化，可以通过大脑这个容积导体，反映到大脑表面。当在大脑皮层表面或头皮上安放记录电极后，可记录到大脑中神经元所产生的电变化。从记录到的电位变化发生原因上分析，可分为自发电位和诱发电位两类。

人类在安静状态下，没有任何特定的刺激，在大脑皮层上也能记录到持续和节律性的电变化，这种电变化称为**脑的自发电位**。将引导电极放置在头皮上，通过脑电图机所记录的皮层自发电位变化的图形称为**脑电图**（electroencephalogram，EEG）。如果将引导电极直接放在皮层上，所记录到的自发电活动称为皮层电图。脑电图和皮层电图，其电位的图形基本上是一致的，由于引导电极安放部位不同，所记录的波形的振幅不同。一般说皮层电图的振幅比脑电图者约大 10 倍。

●脑的自发电位是指没有任何特定的刺激，在大脑皮层上记录到持续和节律性的电变化－脑电图。

（一）脑电图的基本波形　脑电图的按其频率不同，分为四种基本类型。通常频率慢的波，其波幅较大；频率快的波，波幅较小（图 9－23），分为 α、β、δ、θ 四种波形。

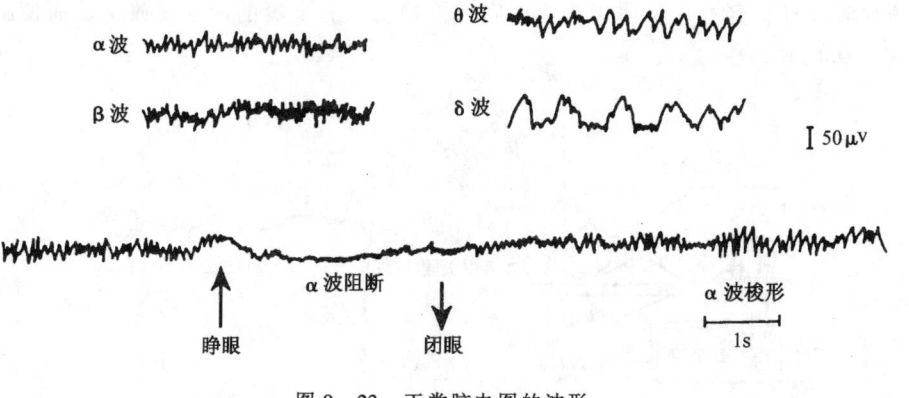

图 9－23　正常脑电图的波形

1.α 波　频率为 8～13 次/秒，振幅为 20～100μV。α 波在大脑皮层各区普遍存在，在枕叶皮层最为明显。其波形近似正弦波。正常成人在安静、清醒并闭目时可出现。其波幅随时间由小变大，再由大变小，形成 α 波的梭形波群。第一梭形波持续约 1~2 秒。当受试者睁开眼或进行紧张性思维接受其他刺激时，α 波立即被低振幅、高频的快波所取代，这种变化称为"α 阻断"。如受试者再安静闭眼时，α 波又重视。

2.β 波　频率为 14~30 次/秒，振幅为 5~20μV。β 波是一种不规则的低振幅快波，在额叶部位最易引出。当兴奋、觉醒和 α 阻断时都能观察到这类去同步化的脑电。

3.θ 波　频率为 4~7 次/秒，振幅为 100~150μV。在额叶部位最明显。当受试者困倦时可记录到 θ 波。幼儿时期，脑电图频率比成人慢，一般常出现 θ 波。θ 波多见于精神病患者和癫痫病患者。

4.δ 波　频率为 0.5~3 次/秒，振幅为 20~200μV。正常成人在清醒状态下，几乎没有 δ 波，但在睡眠过程中可出现。δ 波是大的、不规则的慢波。在婴儿时期，一般常见到 δ 波。儿童时期，当受试儿童处于困倦、不活跃或感到悲伤、愤怒时，容易记录到 δ 波。看来 δ 波可能与孩子的情绪行为有关。

一般认为，脑电波由高振幅的慢波转化为低振幅的快波时表示兴奋过程增强，这是一种去同步化现象。当脑电波由低振幅快波转化为高振幅慢波时表现抑制过程的发展，这是一种同步化现象。

（二）脑电波形成的机制　脑电波是记录电极下的神经元群活动时所产生的突触后电位的总和。皮层锥体细胞排列整齐，其顶树突互相平行垂直于皮层表面，当它们发生同步活动时，其电场较为强大，所产生的电变化在头皮上可记录下来。因此，大脑皮层中的锥体细胞在脑电波的产生中起着主要的作用。

脑电波节律的产生与丘脑活动有关。丘脑的节律性电波动与头表面上记录的脑电波有相似性。资料认为从外周进入中枢的神经冲动，能促进丘脑接替核发放神经冲动，一方面经其轴突投射到大脑皮层，同时又通过其侧支激活抑制性中间神经元，反过来作用于接替核中的神经元，使它在每次发放神经冲动之后产生一个超极化过程，这样就形成了 EPSP 与 IPSP 的交替。从外周向上传导的神经冲动，经过这种作用变成中间有停顿的、有节奏的冲动发放，从而使脑电波具有节律性。

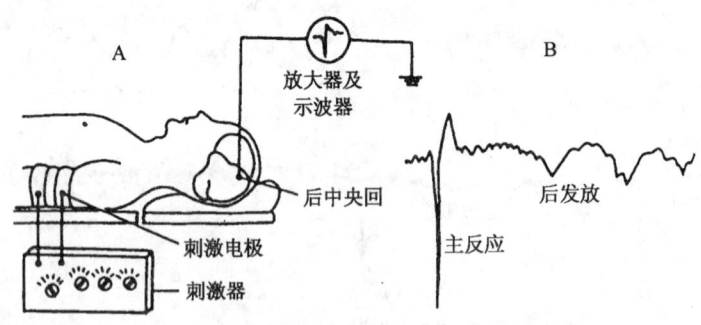

图 9-24　大脑皮层感觉运动区诱发电位
A：人皮层诱发电位记录方法　B：诱发电位（猫）

（三）皮层诱发电位　**皮层诱发电位**（evoked potential）是指感觉传入系统受刺激时，在大脑皮层引起的电位变化（图9-24）。诱发电位作为一种研究方法，已被广泛应用于实验性研究。如大脑皮层功能定位，主要以皮层诱发电的方法进行研究。刺激感觉传入系统时，在皮层上相应的感觉投射区引出的诱发电位分为主反应和后发放两部分（图 9 - 24B）。**主反应**的潜伏期一般为 5 ~ 12ms，是先正后负的电位变化。**后发放**是在主反应之后相继出现的一系列正相的周期性电变化。主反应的形成很可能主要是大锥体细胞电活动综合表现。兴奋由皮层深层向皮层表面传布过程中，大锥体细胞的胞体部先发生兴奋，而皮层表面尚未兴奋。兴奋处电位相对为正，所以先出现正相波，当兴奋沿顶树突传到皮层表面时，再出现负波。所以主反应表现为先正后负的电位变化。主反应之后的后发放形成可能是皮层与丘脑接替核之间环路活动的结果。

●皮层诱发电位是指在感觉传入冲动的激发下，在皮层产生的较为局限的电位变化。

三、睡眠与觉醒

觉醒（awakening）和睡眠（sleep）都是正常生理活动所必需的。机体只有在觉醒状态下，才能进行各种活动。通过睡眠又使机体的精力得以恢复。睡眠的习惯，在种系之间和个体之间差异很大。人的一生中，大约有三分之一的时间在睡眠中度过。每天所需要的睡眠时间，随着年龄、个体和职业性活动而不同。新生儿在 24 小时内有一半以上时间是睡眠，而是多周期性的，即睡眠-醒觉周期不断反复进行。随着年龄的增长，睡眠时间缩短，睡眠周期减少。成人每天约 8 小时睡眠，只有一个睡眠周期。老年人睡眠约 5 ~ 7 小时。

（一）睡眠期间一般生理变化　在睡眠状态下，会出现一系列与清醒状态时不同的生理变化。主要表现为：嗅、视、听、触等感觉功能减退，骨骼肌的反射运动和肌紧张减弱和一系列植物性功能的改变。例如，交感神经系统活动减弱，副交感神经系统的活动增强。一般表现为：心率减慢、血压降低、呼吸减慢、瞳孔缩小、尿量减少、代谢率降低、体温下降、发汗增多、胃液分泌增多而唾液分泌减少等。睡眠过程中发生的种种生理变化，随睡眠的时相而不同。

（二）睡眠的时相　根据睡眠过程中脑电、肌电和眼电的表现和特征，将睡眠分为两种不同时相。一是**慢波睡眠**，脑电呈现同步化慢波，又称同步睡眠。二是**快波睡眠**或称异相睡眠，又因为此相常常伴有眼球的快速运动，故又称为快速眼球运动睡眠，脑电活动呈现去同步化快波。异相睡眠期间的生理功能变化与慢波睡眠比较，在变化程度上存在差异。异相睡眠期各种感觉功能进一步降低，唤醒阈提高；骨骼肌的反射运动和肌紧张进一步减弱，肌肉几乎完全松弛，并伴有间断的阵发性表现，例如，部分肢体抽动，心率加快，血压升高或降低，呼吸加快而不规则。这种植物性神经系统的活动出现明显而不规则的短时变化，可能与某些疾病在夜间突然发作有关，如心绞痛、哮喘病的发作等。异相睡眠期间另一个明显特征是能观察到快速眼球运动，所以又称快速眼球运动睡眠。据报道，约有 80% 的人在异相睡眠期间做着各种丰富多彩的梦。

●睡眠分为两种时相。一是慢波睡眠。脑电呈现同步化慢波，又称同步睡眠。二是快波睡眠或称异相睡眠，又称为快速眼球运动睡眠。

在整个睡眠期间，慢波睡眠和异相睡眠交替出现。在正常成人睡眠一开始先进入慢波睡眠，持续约 80 ~ 120 分钟左右，然后转入异相睡眠，持续约 20 ~ 30 分钟后又转入慢波睡眠。整个睡眠期间，这种反复转化约 4 ~ 5 次，越接近睡眠后期，异相睡眠持续时间越长。若选择性除去异相睡眠，当其恢复时，则异相睡眠比正常时延长。

动物实验表明，异相睡眠期间脑内蛋白质合成加快。有人推测异相睡眠是神经元活动增高时期，它与幼儿神经系统的成熟有密切关系，并认为有利于建立新的突触联系而促进记忆活动。慢波睡眠期间，生长素分泌明显高于觉醒状态，转入异相睡眠后，生长素分泌又减少。慢波睡眠是消除躯体疲劳，恢复体力的主要方式。因为生长素有助于蛋白质和核糖核酸的合成，促进全身细胞的新陈代谢，有利于养精蓄锐，为觉醒期间的紧张活动准备条件。

（三）睡眠发生的机制　目前认为，在低位脑干中存在与慢波睡眠有关的神经结构。如果用低频电刺激作用于脑干尾端，可引起脑电的同步化。动物实验证实，刺激颞叶梨状区、扣带回前部、视前区等边缘系统结构均能诱发睡眠。并认为这些部位的活动很可能是通过内侧前脑束下行而影响到低位脑干。因此认为睡眠发生是由于中枢神经系统内发生了主动调节过程而引起。存在于脑干尾端的睡眠中枢向上传导作用于大脑皮层，与上行激活系统相对抗，从而调节睡眠与觉醒的相互转化。

睡眠的产生与中枢内某些神经递质有密切关系。动物实验表明，选择性破坏中缝核（5-羟色胺递质系统）上部，慢波睡眠明显减少；选择性破坏中缝核下部，则快波睡眠受到严重抑制；选择性破坏蓝斑（去甲肾上腺素递质系统）下部，快波睡眠也明显减少。因此认为，中缝核的5-羟色胺递质系统和蓝斑下部的去甲肾上腺素递质系统与睡眠的产生均有很大关系。

另外，睡眠发生还与某些体液物质有关。应用动物血液交叉循环的方法，观察到电刺激甲猫下丘脑的睡眠中枢，能使其入睡，而对未受刺激的乙猫也能诱发睡眠。因此推测在甲猫血液中可能产生了一种与睡眠有关的激素，通过交叉循环的血管进入乙猫，诱发其睡眠。有人在剥夺睡眠后的山羊脑脊液中发现一种能使大鼠活动减少、睡眠增多的物质，命名为"睡眠促进因子"。此因子为肽类物质，主要促进慢波睡眠。

（曲瑞瑶）

第十章 感 觉 器 官

感觉是内、外环境客观事物在人脑中的主观反映。内、外环境的变化，首先刺激机体的感受器或感觉器官后，并将其转变为相应的神经冲动，沿一定的神经传导通路到达大脑皮层的相关部位，经过脑的分析处理，才能产生相应的感觉，因此，感觉的产生是由感受器（或感觉器官）、神经传入通路和感觉中枢三部分共同活动的结果。

第一节 概 述

一、感受器、感觉器官的定义和分类

感受器（receptor）是指分布在体表或组织内部专门感受机体内、外环境所发生变化的结构或装置。感受器的组成结构形式是多种多样的：有些感受器就是外周感觉神经末梢本身，如与痛觉感受有关的游离神经末梢；有些感受器是在裸露的神经末梢周围再包绕一些特殊的结缔组织的被膜样结构，如与触压觉有关的环层小体。体内还存在一些结构和功能都高度分化的感受细胞，如视网膜中的视杆细胞和视锥细胞，耳蜗中的毛细胞。

感觉器官是由感受器及对其起支持、营养和保护作用的附属结构组成。人体内重要的感觉器官有视觉器官、听觉器官、前庭器官、嗅觉器官和味觉器官等。

感受器的种类很多，根据感受器的分布部位不同分为内感受器和外感受器。内感受器分布于身体内部的器官或组织中，感受机体内部的环境变化，如颈动脉窦的压力感受器、本体感受器、下丘脑的渗透压感受器等。外感受器多分布在体表，感受机体外界环境的变化，如光、声、味、触、压觉等感受器。根据感受器所接受刺激的性质，分为机械感受器、光感受器、化学感受器和温度感受器等。机体的有些感受器的传入冲动通常能引起明确的主观感觉，而有些感受器一般只是向中枢神经系统内提供内、外环境中某些因素改变的信息，引起各种调节性反应，但在主观上并不产生特定的感觉。

二、感受器的一般生理特性

（一）感受器的适宜刺激 每一种感受器只对一种能量形式的刺激敏感，这种刺激即为该感受器的**适宜刺激**。也就是说，只需要极小的强度就能引起相应的感觉。如一定波长的光波是视锥细胞和视杆细胞的适宜刺激，一定频率的声波是耳蜗中毛细胞的适宜刺激。感受器对于一些非适宜刺激也可起反应，只是所需的刺激强度一般要比适宜刺激大得多。这种现象是由于动物在长期进化过程中逐步形成的结果，它有利于机体对内外环境中某种有意义的变化进行精确的分析。

（二）感受器的换能作用 不同的刺激能量，如光能、声能、热能、机械

●感受器是指分布在体表或组织内专门感受内外环境变化的结构或装置
●感觉器官是由感受器及对其起支持、营养和保护作用的附属结构组成。

221

能、化学能等作用于感受器后，可经感受器最终转换为传入神经的动作电位，这种不同能量形式的转换作用称为感受器的换能作用。因此，可以把感受器看成是生物换能器。当刺激作用于感受器时，一般在把刺激能量转变为传入神经的动作电位之前，先在感受器细胞（或感觉神经末梢）出现过渡性电位变化，称为**感受器电位**（receptor potential）。感受器电位具有局部电位的特点：能以电紧张的形式向周围扩布，电位的大小在一定范围内与刺激强度呈比例，可以发生时间性总和及空间性总和。

感受器电位的产生是由于不同的外界刺激信号作用于细胞膜上的通道蛋白质或膜的特异受体－G蛋白－第二信使系统，通过跨膜的信号传递，转换成生物电信号变化的结果。感受器电位可使与其相连的传入神经纤维膜发生去极化，当达到阈电位水平时，就能在传入神经上引起动作电位。

（三）感受器的编码作用　感受器在受到刺激时，不仅发生了能量形式的转换，而且把刺激所包含的环境变化的信息，也转移到动作电位的序列之中，这一作用称为感受器的编码作用。在同一感觉系统或感觉类型的范围内，不同强度的刺激作用于感受器时，是通过单一传入纤维动作电位的频率高低和参加这个信息传输的神经纤维数目多少来编码。因此，刺激强度不同所引起的感觉程度不同。不同性质的刺激作用于不同感受器后，产生不同的感觉和反应，则是取决于传入冲动最终所达到的高级中枢部位。感受器的编码作用是一个目前尚未完全解决的问题。

（四）感受器的适应现象　当以恒定强度的刺激连续作用于感受器时，虽然刺激在持续作用，但传入神经纤维上动作电位的频率却逐渐下降，主观感觉可以减弱或消失，这种现象称为感受器的适应现象。各种感受器产生适应现象的速度并不一样。有的感受器的适应过程发展较慢，称为慢适应感受器，如肌梭、颈动脉窦压力感受器、痛觉感受器等。感受器的慢适应过程，有利于机体对某些功能状态进行经常性的监测，并根据其变化随时调节机体的功能。有的感受器较快出现适应现象，称为快适应感受器，如皮肤触觉感受器。快适应感受器对于刺激的变化十分敏感，它有利于机体探索新异的刺激物，有利于中枢再接受新的信息。

机体所有的感受器都存在适应现象。适应并非疲劳，因为感受器对某一强度刺激产生适应后，如增加此刺激强度，又可引起传入冲动的增加。人的主观感受也常出现适应现象。如"入芝兰之室，久而不闻其香"之类的生活体验。

第二节　视 觉 器 官

视觉是人体的一种重要的主观感觉，在人脑获得的全部信息中，大约有95％以上来自于视觉系统。视觉是由眼、视神经和视觉中枢三部分共同活动完成的。引起视觉的外周感受器官是眼，视网膜中的视锥细胞和视杆细胞是光感受器，人眼的适宜刺激是波长 370～740nm 的电磁波。

人眼的基本结构见图 10－1。眼内与视觉传入信息产生直接有关的结构，是位于眼球正中线上的折光系统和位于眼球后部的视网膜。折光系统由角膜、房水、晶状体和玻璃体组成，它们的功能是使来自眼外的光线经过折射后，聚焦在视网膜上，从而形成清晰的物像。视网膜上光感受器可接受光的刺激并将其转变成电信号，最后以动作电位的形式由视神经传入大脑。

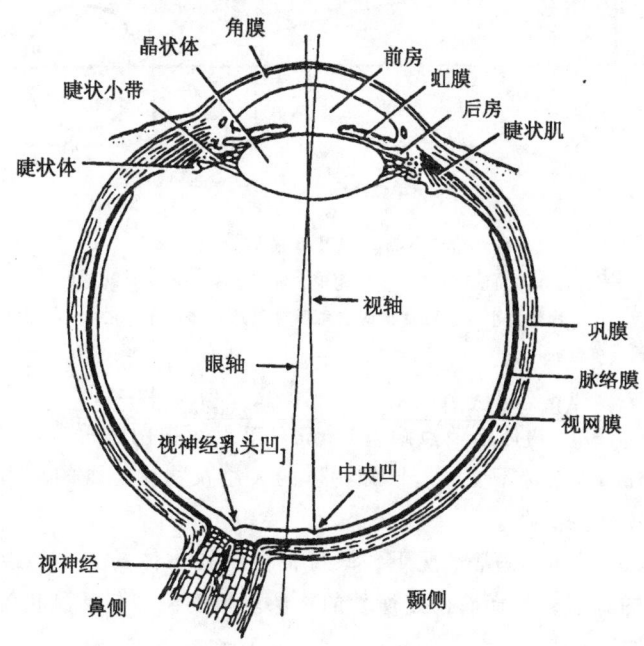

图 10-1　眼球的水平切面（右眼）

一、眼的折光功能

（一）眼内光的折射成像与简化眼　眼的折光系统是一个复杂的生物透镜光学系统，由四种折射率不同的介质：角膜、房水、晶状体和玻璃体及曲率半径各不相同的四个折射面，即角膜和晶状体的前后表面组成。眼折光能力与折射面的曲率半径有关，曲率半径越大，其折光能力越小；曲率半径越小，折光能力越大。晶状体在眼的折光系统中起重要作用，因为晶状体的曲率半径可以随机体视物距离的远近而改变。

●折光能力与折射面的曲率半径有关，曲率半径越大，其折光力越小，反之亦然。

眼的折光成像原理与物理学上凸透镜成像原理相似，但眼的折光系统不是一个简单的凸透镜，而是由一系列折射率和折射面不同的折光系统。要用一般的几何光学的计算原理来精确地画出光线在眼内的走行途径和分析折光成像的情况是不易的。为了便于理解和实际应用上的方便，有人设计出一种称为**简化眼**（reduced eye）的人工模型，其光学参数与正常人眼的折光系统总的光学参数等值，所以可用来分析眼的成像情况和进行其他计算。常用的一种简化眼模型（图 10-2），假定眼球由一个单球面折光体构成，其前后径为 20mm，折光率为 1.33，外界光线由空气进入眼内时，只在角膜表面发生一次折射，角膜的曲率半径为 5mm，节点在前方球界面后的 5mm 的位置，后主焦点在节点后 15mm 处，正好是简化眼的后极，相当于视网膜的位置。这个模型和正常安静时人眼一样，正好能使平行光线聚焦在视网膜上。

●简化眼是一种人工模型，用它来计算眼的折光成像情况较简便，结果和实际情况接近或等效。

利用简化眼可以方便地计算出不同远近的物体在视网膜上成像的大小，如图 10-2 所示，AnB 和 anb 是具有对顶角的两个相似三角形，因此可用下式表示

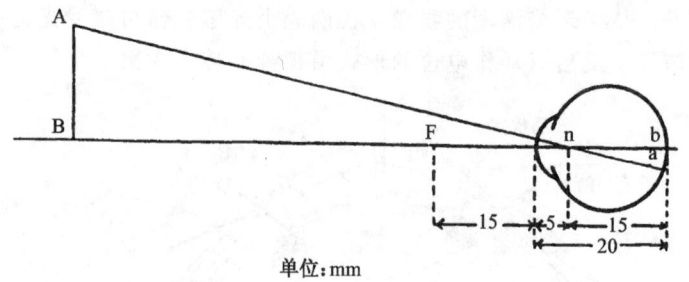

单位：mm

图 10-2　简化眼及其成像示意图

n 为节点，AnB 和 anb 是两个相似三角形，如果物距为已知，就可以由物体大小算出物像大小，也可算出两三角形对顶角（即视角）的大小。图中数字单位 mm

$$\frac{AB\,（物体的大小）}{Bn\,（物体至节点距离）} = \frac{ab\,（物像的大小）}{nb\,（节点至视网膜距离）}$$

nb 为 15mm，固定不变，若已知物体的大小及物体距眼的距离，就可以算出视网膜上物像的大小。

（二）眼的调节　正常情况下，眼可根据所视物体的大小、距离和明暗情况进行适当的调节，从而看清楚所看的物像。眼的调节包括晶状体的调节、瞳孔的调节和眼球会聚。

1. 晶状体的调节　晶状体为一透明的半固体物，富有弹性，呈双凸透镜形，通过睫状小带附着于睫状体上。

眼在安静情况下，睫状肌松弛，睫状小带被拉紧，使晶状体被牵拉而形状相对扁平。此时看远处（6m 以外）物体时，由于远物的光线到达眼时接近平行光线，经折射后正好成像在视网膜上，产生清晰的物像，眼无需进行调节。

当人看近物时，由于近物发出的光线呈辐射状，通过折光系统成像于视网膜之后，形成模糊的物像。模糊的视觉形象经神经传到视觉中枢后，其下行冲动将通过中脑动眼神经副交感核，经睫状神经传至睫状肌，使环行肌收缩，睫状小带松弛，晶状体受牵拉的力减少而弹性回位。晶状体向前和向后均凸出，以前凸显著，晶状体的曲率半径增加，增强了折光能力，从而使近物的辐散光线经折光后仍能聚焦在视网膜上，形成清晰的物像（图 10-3）。

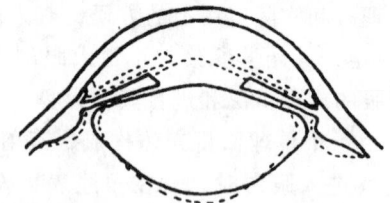

图 10-3　视近物时睫状体位置和晶状体形状的改变

因此，晶状体的调节实际上是指视近物（6m 以内）时，晶状体变凸的反射活动，它可以增加折光系统的折光力，使近物在视网膜上形成清晰的物像。

●晶状体的调节是视近物时晶状体变凸的反射活动，通

224

晶状体的调节能力有一定限度。这主要与晶状体的弹性有关，晶状体的弹性越强，其凸起的能力也就越强，所能看清近物的距离就越近。晶状体的调节能力可用**近点**（near point of vision）表示。近点是指眼能看清物质的最近距离。近点越近，表示晶状体的弹性越好，看近物时，晶状体变凸的程度较明显，因而使距离眼睛较近的物体也可在视网膜上形成清晰物像。例如，8 岁左右的儿童的近点平均约为 8.6cm，20 岁左右时平均约为 10.4cm，而 60 岁时，近点远移，可增大到 83.3cm。老年人晶状体弹性下降，看近物时不清楚，看远物时正常，这种现象称为老视，即一般所说的老花眼。所以，老年人看近物时，要戴上适度的凸透镜，增加眼的折光能力，才能看清近物。

2. 瞳孔的调节　　瞳孔的大小可随视物距离和光线强弱而改变。正常人眼瞳孔的直径可变动在 1.5~8.0mm 之间。瞳孔的调节包括瞳孔近反射和瞳孔对光反射。

瞳孔近反射也称瞳孔调节反射，表现为在视近物时发生的瞳孔缩小。瞳孔近反射的生理意义是减少进入眼内的光线量和减少折光系统的球面像差和色像差，使视网膜上形成清晰的物像。

瞳孔的直径在强光下缩小，在弱光下散大的现象称为**瞳孔对光反射**，其意义在于调节进入眼内的光线量，在强光下避免造成视网膜受损，在弱光下可增加进入眼的光量，以产生清晰视觉，瞳孔对光反射具有双侧效应，即当光照一侧瞳孔时，两侧瞳孔将同时缩小。瞳孔对光反射的中枢在中脑，临床上常把它作为判断中枢神经系统病变的部位，麻醉深度和病情危重程度的重要指标。

3. 眼球会聚　　当看近物时，可反射性地发生两眼球同时向鼻侧会聚的现象，称为**眼球会聚**。其生理意义是可使双眼看近物时所形成的物像位于两眼视网膜的对称点上，以产生单一视觉，避免形成复视。

（三）眼的折光能力和调节能力异常　　正常人的眼，在看远物时，折光系统不需要进行调节，就可以使来自远处的平行光线聚焦在视网膜上；看近物时，如果物体离眼的距离不小于近点，经过调节的眼也可以看清楚，称为正视眼。若眼的折光能力异常，或眼球的形态异常，在安静状态下不能使平行光线聚焦在视网膜上，则称为非正视眼或屈光不正，包括近视、远视和散光。

1. **近视**（myopia）　　近视是指看远物时不清楚，其发生多数是由于眼球前后径过长或折光系统的折光力过强。近视眼看远物时，因远物发出的平行光线聚焦在视网膜之前，故物像模糊。但看近物时，由于物体发出的光线呈辐散状，眼不需要调节或只进行较小程度的调节就可在视网膜上成像。近视眼的近点比正视眼近。近视可配戴凹透镜加以矫正（图 10-4）。

2. **远视**（hyperopia）　　远视眼在看远物时，就需要经过眼的调节增加折光力，才能使物像聚焦于视网膜上。当它看近物时，需要进行更大程度的调节才能看清物体。由于晶状体的调节能力有一定限度，所以远视眼的近点比正视眼远。远视眼容易视物疲劳是因为它无论视物的远近都需要调节。远视眼的发生是由于眼球的前后经过短或折光系统的折光力太弱，使物像聚焦在视网膜之后。可配戴凸透镜加以矫正。

●过增加折光力，使近物的光线聚焦于视网膜上。

●近点是指眼能看清物体的最近距离。

●老视眼是由于晶状体弹性下降，近点远移，可用凸透镜矫正。

●瞳孔大小随照射到眼上光线强弱而变化的现象称为瞳孔对光反射。其中枢在中脑。

●近视眼视物时所形成的物像位于视网膜之前，可用凹透镜矫正。

●远视眼看远处和近处物体时，均需要眼的调节，所形成的物像位于视网膜之后，可用凸透镜矫正。

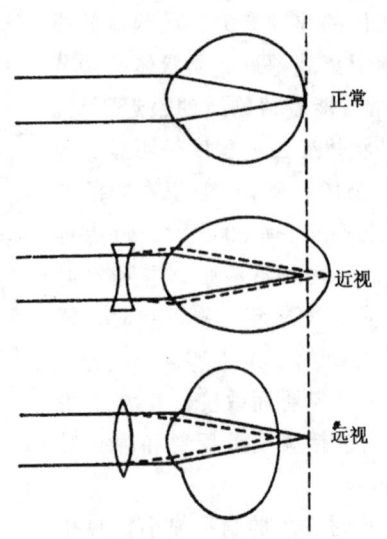

图 10-4　眼的折光异常及其矫正
实线为矫正前、虚线为矫正后的折射情况

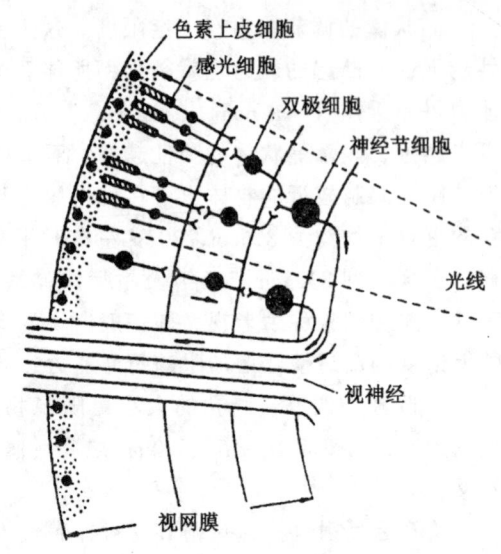

图 10-5　视网膜的主要细胞层次及其联系模式图

3. **散光**（astig matism）　散光眼视物不清或变形。产生的原因主要是折光面的不同方位上曲率半径不同，不是一个正球面，所以折光力不同，平行光线进入眼内不能同时聚焦在视网膜上，这种情况常发生在角膜。散光可用圆柱形透镜加以矫正。

二、眼的感光功能　外界物体通过眼的折光系统在视网膜上形成清晰的物像，这是物理学现象。要产生主观意识上的视觉，还必须通过视网膜的感光换能作用，感受光线的刺激，并将光能转换为视神经上的动作电位，传入视觉中枢才能实现。

（一）视网膜的感光换能系统　视网膜的总厚度为 0.1～0.5mm，主要含有感光细胞、水平细胞、双极细胞、无长突细胞和神经节细胞。按主要的细胞层次，视网膜由外向内可分为四层（图 10-5）。

视网膜最外层是色素细胞层，它靠近脉络膜，血液供应来自脉络膜。这层细胞对和它相邻的感光细胞起营养和保护作用。

色素层的内侧为感光细胞层。感光细胞有视锥细胞和视杆细胞两种。从形态上这两种细胞都可由外向内分为外段、内段、胞体和终足四部分，外段是感光色素集中的部位。（图 10-6）。

●散光眼用柱面形透镜矫正。

●视网膜是神经组织的一部分，它的功能是把光线刺激转变成电信号。

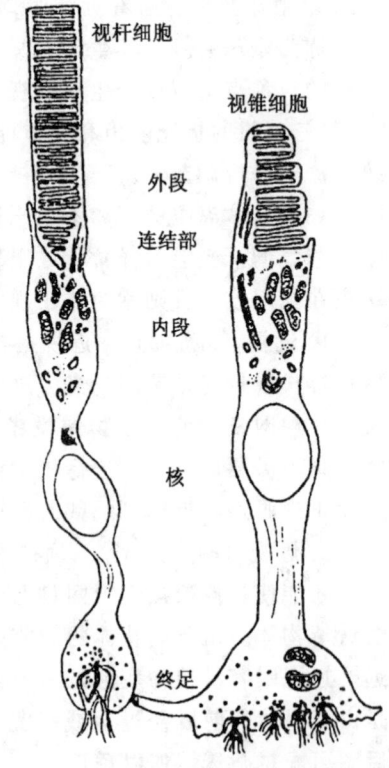

图 10-6　哺乳动物感光细胞模式图

226

两种感光细胞都通过终足与双极细胞层的双极细胞形成突触联系。双极细胞再和节细胞层中的神经节细胞联系。神经节细胞发出的轴突构成视神经。在视神经穿出眼球的部位为视神经乳头，此处没有感光细胞，因而无视觉感受，称为**盲点**（blint spot）。

在视网膜中除了这种纵向的细胞间联系外，水平细胞和无长突细胞在视网膜不同层次的细胞间还起着水平方向传递信息的作用。

在视网膜中存在着两种感光换能系统。一种称为视锥系统或明视觉系统，由分布在中央凹的视锥细胞和与它相联系的双极细胞、神经节细胞等构成，它们对光的敏感性较差，在较强的光线刺激下发生反应，可分辨物体的细微结构和颜色。在视网膜中央凹处，视锥细胞与双极细胞及神经节细胞的单线式联系方式有利于该处视锥细胞的高分辨力。另一种感光换能系统称为视杆系统或暗视觉系统，由视杆细胞和与它相联系的双极细胞、神经节细胞构成，它们对光的敏感度较高，能感受昏暗环境下弱光的刺激，对物体细微结构的分辨力差，不能辨别物体的颜色。视杆细胞主要分布在视网膜的周边部，它与双极细胞、神经节细胞的聚合式联系方式有利于感受弱光刺激。视锥和视杆这两个感光换能系统结构及功能的不同，称为视觉的二元学说。

（二）视网膜和光化学反应　光线刺激感光细胞后，先使视锥和视杆细胞外段中的感光色素发生光化学反应，才能把光能转化为生物电信号。

1. 视紫红质的光化学反应　视紫红质是视杆细胞的感光色素，对它的光化学反应过程了解的比较清楚。

视紫红质是一种结合蛋白质，由视蛋白和视黄醛组成，它对波长500nm的电磁波最敏感，这与人眼在暗处对光谱上蓝绿光区域（相当于500nm波长附近）的感觉最明亮的现象相一致，说明人眼的暗视觉与视紫红质的光化学反应有直接关系。

视紫红质在暗光条件下为紫红色，其中的视黄醛的分子构型为卷曲状的11～顺型。当光线照射视紫红质时，可使它迅速分解，颜色变成白色，视蛋白和视黄醛分离，视黄醛的分子构型变成一种较直形状的全反型。视黄醛分子构型的变化可导致视蛋白分子构型的变化，诱发视杆细胞膜上部分 Na^+ 通道失活，Na^+ 内流比 Na^+ 的外流相对减少，产生超极化的感受器电位。

视紫红质既有分解过程，又有合成过程，是一个可逆的光化学反应。在暗光下，视紫红质的合成过程超过分解过程，视杆细胞中的视紫红质浓度较高，使视网膜对弱光的敏感度增高，有利于暗视觉。在亮处，视紫红质的分解大于合成。维生素 A 经代谢可转变为视黄醛，在视紫红质的分解和合成过程中，有一部分视黄醛被消耗，可由血液中的维生素 A 来补充（图10-7）。当机体摄入维生素 A 缺乏时，视紫红质合成减少，可发生夜盲症。

2. 视锥系统的光化学反应　视锥细胞的感光色素是三种不同的结合蛋白质，其差别只是视蛋白的分子结构不同，它们分别存在于三种不同的视锥细胞中，分别对波长430nm、530nm 和560nm 的刺激最敏感，相当于蓝光、绿光和红光的波长。光线照射视锥细胞时，也会产生超极化的感受器电位，其机制类

●视觉的二元学说要点是指视锥系统和视杆系统的结构及功能的不同。

●视锥细胞主要分布在中央凹，对光敏感性差，在强光下发生反应，可辨别细微结构及颜色。

●视杆细胞分布于视网膜周边，对光敏感度高，在弱光下起反应，分辨力差，不辨颜色。

●视网膜的感光细胞中存在的感光色素是把光能转换成电信号的物质基础。

●视紫红质是视杆细胞的感光色素。

●维生素 A 是合成视紫红质的原料，长期缺乏维生素A，可致夜盲症。

似视杆细胞的感受器电位机制。视锥细胞有分辨颜色的功能，色觉是由不同波长的光线作用于视网膜后在大脑中引起的主观印象，它的引起是一个复杂的过程，目前尚不完全清楚。

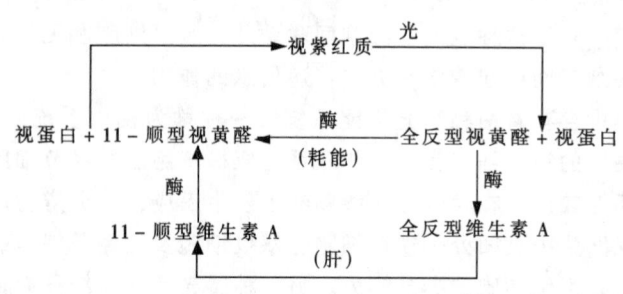

图 10-7　视紫红质的光化学反应

三、与视觉有关的其他生理现象

（一）暗适应与明适应　当人从亮处进入黑暗的环境时，最初任何物体都看不清楚，经过一段时间后，能逐渐看清暗处的物体，这一过程称为**暗适应**。相反，从黑暗处来到强光下时，最初感到一片耀眼光亮，不能看清物体，稍待片刻后才恢复视觉，这一过程称为**明适应**。

暗适应的产生机制与视网膜中视锥和视杆细胞感光色素在暗处的合成有关，但主要取决于视杆细胞的视紫红质在暗处的大量合成。在亮处，视杆细胞中的视紫红质大量分解，剩余量较少，已达不到兴奋的程度，在暗处对光的敏感度下降，所以刚进入暗处时不能视物。经过一定时间后，视紫红质的合成逐渐增多，对暗光的敏感度提高，在暗处的视觉恢复。整个暗适应过程大约经历 30min。

明适应过程较快，约需 1min 即可完成。初到强光下时的耀眼光感主要是由于在暗处合成的视紫红质在强光下迅速分解的结果。在对光敏感的视紫红质大量分解后，视锥细胞中的感光色素才承担起明亮处的感光任务。

（二）视敏度　**视敏度**又称**视力**，是指眼能分辨物体两点间最小距离的能力，它表明了眼对物体细微结构的分辨能力。通常以视角的大小来衡量视力是否正常。**视角**是指物体上两点的光线投射入眼内时，通过节点相交时所形成的夹角。视角越小，表明视力越好。国际视力表就是根据这一原理设计的。在良好的光照条件下，人眼能看清 5m 远处视力表上第 10 行 E 字形符号的缺口方向时，说明该眼具有正常视力，以 1.0 表示，此时视角为 1 分（1/60 度，也称 1 分度）。若在同样条件下，只能看清视力表上第 1 行 E 字形符号时，其视力仅为正常眼的 1/10，以 0.1 表示。当视角为 1 分度时，在视网膜上所形成的物像两点间的距离为 $4 \sim 5\mu m$，大致相当于视网膜中一个视锥细胞的平均直径，这样两条光线分别刺激两个视锥细胞，而两点间刚好间隔有一个未被刺激的视锥细胞，冲动传入中枢后可形成清晰的视觉（图 10-8）。

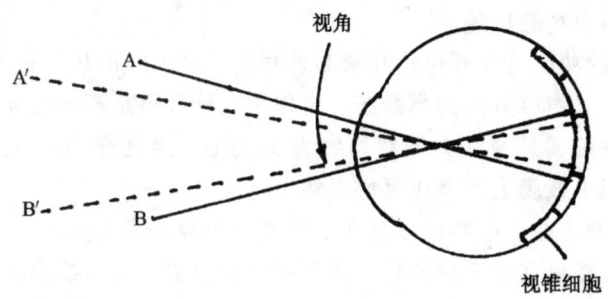

图 10-8　视敏度原理示意图

（三）视野　单眼固定注视正前方一点不动时，该眼所能看到的空间范围，称为**视野**（visual field）。用视野计将检查结果记录在图纸上，称为视野图。正常人颞侧视野大于鼻侧视野，下方视野大于上方视野。在同一光照的条件下，不同颜色的目标物所测得的视野不同，以白色最大，其次是黄蓝色、红色，绿色视野最小（图 10-9）。在临床上检查视野，有助于诊断某些视网膜或视觉传导通路的病变。

●视野是指单眼固定注视正前方一点时该眼能看到的空间范围。

●正常人不同颜色的视野范围不同，绿色视野最小，白色视野最大。鼻侧和上侧视野较小，颞侧和下侧视野较大。

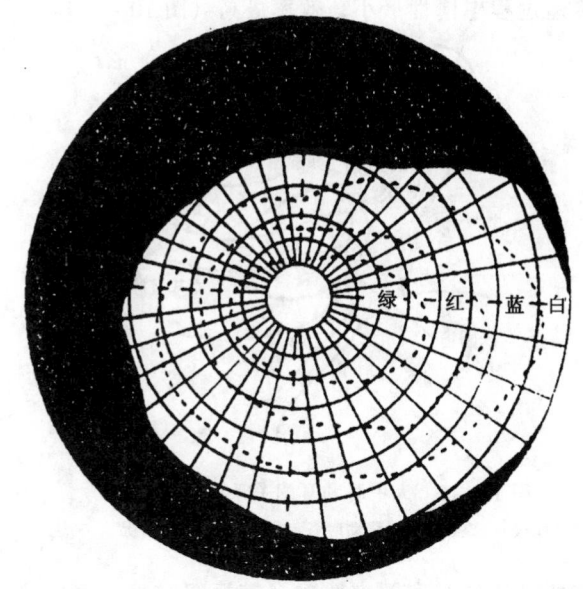

图 10-9　人右眼视野图

第三节　听觉器官

听觉的外周感觉器官是耳，对耳的适宜刺激是 16～20 000Hz 的声波振动。声源振动引起空气产生疏密波，通过外耳和中耳的传递，引起内耳耳蜗中淋巴液和基底膜的振动，使耳蜗螺旋器的毛细胞产生兴奋，经内耳的换能作用，将声波的机械能最后转变为听神经纤维上神经冲动，由听神经将神经冲动传入大脑皮层的听觉中枢，产生听觉。

●听觉是由耳，听神经和听觉中枢共同完成的。

●听觉感受器是位于内耳螺旋器基底膜上的毛细胞。

一、外耳和中耳的功能

（一）外耳的功能　外耳包括耳廓和外耳道。耳廓的形状有利于收集声波，通过头部运动，对声源方向的判断起一定作用。外耳道是声波传导的通路。它可作为一个共鸣腔，其最佳共振频率约为3800Hz，当这样的声音由外耳道传到鼓膜时，作用于鼓膜上的声压可增强约10倍。

（二）中耳的功能　中耳包括鼓膜、听小骨和咽鼓管等结构。其主要作用是将声波振动的能量高效率地传递到内耳淋巴液中去，其中鼓膜和听骨链在传音过程中起着重要作用。

鼓膜呈椭圆形，面积约 $50 \sim 90mm^2$，厚度约0.1mm，它不是一个平面膜，而像一个浅漏斗，其顶点朝向中耳，内侧与锤骨柄相连。它没有固定的振动，具有较好的频率响应和较小的失真度，因此能将声音如实地传到内耳，而且与声波振动同始同终，很少有残余振动。

听骨链从外向内依次由锤骨、砧骨和镫骨相连组成。锤骨柄附着于鼓膜，镫骨底与卵圆窗膜相连。听骨链构成一个有固定角度的杠杆，锤骨柄为长臂，砧骨长突为短臂，两臂长度之比为1.3:1，杠杆的支点刚好在听骨链的重心上，因此在能量传递过程中惰性最小，效率最高（图10-10）。

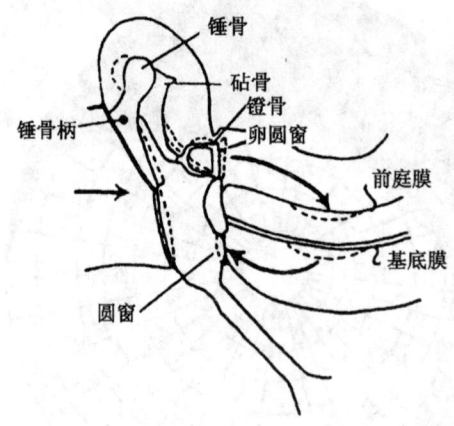

图10-10　人中耳和耳蜗关系模式图
点线表示鼓膜向内侧移动时各有关结构的移动情况

声波由鼓膜经听骨链传至卵圆窗膜时，其振幅减小，而振动的压强增大，发生中耳的增压作用，这样不仅可提高传音效率，还可避免对内耳造成损伤。增压作用的产生和两个因素有关。一个因素是由于鼓膜实际发生振动的面积为 $55mm^2$，而卵圆窗的面积仅有 $3.2mm^2$，二者之比为17.2:1。若听骨链传递时总压力不变，则作用卵圆窗上压强将增大17.2倍。另一个因素是听骨链杠杆长臂与短臂之比为1.3:1，经杠杆作用后，在短臂一侧的压力将增大到原来的1.3倍。由于上述两方面因素的作用，声波在整个中耳传递过程中的增压效应为 $17.2 \times 1.3 \approx 22.4$ 倍，极大地提高了传递声波的效率。

咽鼓管是连通鼓室和鼻咽部的通道，因此鼓室内的空气与外界大气相通。咽鼓管的主要功能是调节鼓室内空气压力与外界大气压二者之间的平衡，维持鼓膜的正常位置、形状和振动性能。咽鼓管在鼻咽部的开口一般情况下处于闭合状态，在吞咽、打呵欠或喷嚏时，可暂时开放。如耳咽部的炎症使咽鼓管闭塞后，鼓室内的空气被吸收，鼓膜将内陷，影响听骨髓的运动，产生耳鸣、听力下降等症状。

（三）声波传入内耳的途径　声波通过气传导和骨传导两条途径传入内耳。

1. 气传导　声波经外耳道空气传导使鼓膜振动，再经听骨链和卵圆窗膜传入耳蜗，推动淋巴液使基底膜发生振动，这条声波传导的途径称为**气传导**（air conduction）。气传导是声波传入内耳的主要途径。气传导的另一途径是声波经中耳鼓室内空气的振动，再经圆窗传入内耳，在正常情况下，这一气传导途径传音效果差，不太重要。

2. 骨传导　声波直接引起颅骨振动，再经耳蜗的骨壁引起内淋巴液振动的传导途径称为**骨传导**（bone conduction）。在生理情况下，骨传导在引起听觉中所起的作用不大。临床上检查患者的气传导和骨传导的情况，有助于诊断听觉障碍的病变部位和原因。

（四）人耳的听阈和听域　只有一定频率范围和一定强度的声波作用于耳才能引起听觉。人耳所能感受的声波振动频率为 16～20 000Hz。对于每一种频率的声波，都有一个能引起听觉的最小振动强度，称为**听阈**（auditory threshold）。如果振动频率不变，随着强度在听阈以上增加时，听觉的感受也相应增强，但当强度增大到某一限度时，除了引起听觉外，还有鼓膜的疼痛感，称这个强度为**最大可听阈**。每一频率的声波都有它自己的听阈和最大可听阈。听阈与最大可听阈曲线包绕的面积称为**听域**，它显示人耳对声频和声强的感觉范围。正常人在声音频率为 1000～3000Hz 时听阈最低，即听觉最敏感，随着频率的升高或降低，听阈都会升高。声音强度通常以分贝（dB）为相对单位。一般讲话的声音强度在 30～70dB 之间。长期在 60dB 以上声音强度刺激下，可使听力下降。

二、内耳耳蜗的功能

内耳由耳蜗和前庭器官两部分组成，耳蜗的功能是感音换能，即把传到耳蜗的声波机械能转变成听神经纤维上的神经冲动。

（一）耳蜗的结构　耳蜗由一条骨质管道围绕一个锥形骨轴（耳蜗轴）盘旋而构成，管腔被斜行的前庭膜和横行的基底膜分隔为三个腔，即前庭阶、鼓阶和蜗管。前庭阶内和鼓阶内充满外淋巴液，与耳蜗顶部的外淋巴液通过蜗孔相通，在耳蜗底部，前庭阶和鼓阶分别与卵圆窗膜和圆窗膜相接。蜗管是一个盲管，其中充满内淋巴液。声音感受器位于基底膜上，称为螺旋器或柯蒂器，由内、外毛细胞及支持细胞等构成。毛细胞的顶端表面都有上百条排列整齐的听毛，其中一些听毛与盖膜相接触，盖膜的内侧与耳蜗相连，外侧游离在内淋巴液中，另一些较长的听毛则埋植在盖膜的胶状质中（图 10－11）。

（三）耳蜗的感音换能作用　耳蜗的功能是把传入耳蜗的机械振动转变成听神经纤维的动作电位。在这一换能过程中，基底膜的振动是个关键因素。声波经外耳道到达鼓膜，引起鼓膜振动。鼓膜振动又主要通过听骨链而传至卵圆窗，使外淋巴和内淋巴振动，造成基底膜的振动。当基底膜向上或向下位移

●声波传入内耳的途径有气导和骨导两种途径，正常情况气导是声波传入内耳的主要途径。
●气导的途径是：外耳→鼓膜→听骨链→卵圆窗→内耳。

●正常人能听到的频率范围为 16～20 000 Hz，但声波振动频率为 1000～3000Hz 时听觉最敏感。

●内耳耳蜗的功能是把声波刺激转变成电信号。

时，使毛细胞顶端和盖膜之间发生交错的移行运动，引起毛细胞纤毛的弯曲或摆动。毛细胞的弯曲或摆动是使毛细胞兴奋，并将机械能转变为电能的开端，可使耳蜗内发生一系列过渡性电变化，最后引起位于毛细胞底部的神经纤维产生动作电位。

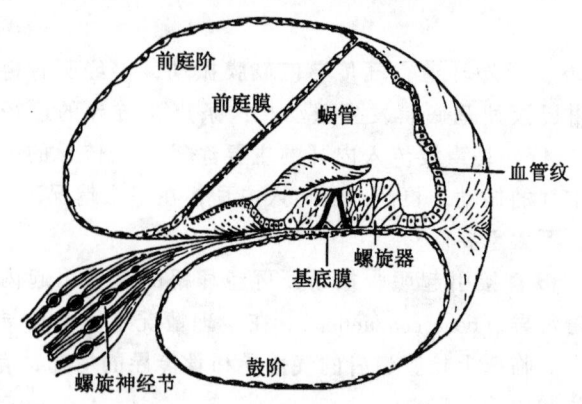

图 10 – 11　耳蜗的横断面图

当耳蜗受到声音刺激时，在耳蜗及其附近结构可记录到一种特殊的电位变化，此电变化的波形和频率与作用于耳蜗的声波的波形和频率相似，称为微音器电位。这是一种交流性质的电位变化，在一定强度范围内，它的振幅与刺激强度呈线性关系。微音器电位潜伏期极短；小于 0.1ms；没有不应期；对缺 O_2 和深麻醉相对地不敏感；不易疲劳和适应。目前认为，微音器电位是引发听神经纤维动作电位的关键因素。

（三）耳蜗对声音频率和强度的分析　关于人耳如何分析声音的频率和强度是一个比较复杂的问题。通常用行波学说来解释：当声音振动卵圆窗后，使基底膜以行波方式随之振动，就像抖动一条绸带时，有行波沿绸带向远端传播一样。不同频率的声音引起的行波都从基底膜底部开始，向顶部方向传播。但频率不同，行波传播最大行波振幅出现的部位不同。振动频率愈低，最大行波振幅愈接近基底膜顶部；声波频率愈高，最大振幅部位愈靠近基底膜底部，即卵圆窗附近。

不同频率的振动引起基底膜不同形式的行波传播，与基底膜的某些物理性质有关。人的基底膜长度约 30mm，宽度不一样。靠近耳蜗底部较窄，以后逐渐加宽。此外，基底膜上的螺旋器的高度和重量也随基底膜加宽而增大。这些因素决定了基底膜愈靠近底部，共振频率愈高；愈靠近顶部，共振频率愈低。临床和动物实验证明，耳蜗底部受损时主要影响高频听力，耳蜗顶部受损时主要影响低频听力。

对于声音强度的分析研究认为，听觉的强度决定于耳蜗神经传入冲动频率。声音刺激强度愈强，传入冲动的频率就愈高。对声音产生的感受愈强。另外，不同强度的声音刺激引起兴奋的神经纤维数量不同。声音刺激愈强，参与反应的神经纤维的数量也愈多，因此主观上产生的音觉愈强。

第四节 前庭器官

前庭器官由内耳中的椭圆囊、球囊和三个半规管组成。它们是感受人体进行旋转运动和直线运动时速度变化及头在空间位置变化的感觉器官。在维持人体的正常姿势和身体的平衡方面起着重要作用。

●前庭器官是机体对自身运动状态和头在空间位置的感受器。

一、前庭器官中的毛细胞

毛细胞是前庭器官的感受细胞，每个毛细胞的顶部有60～100条纤细的毛，其排列形式有一定规律，有一条最长的纤毛位于细胞顶端一侧边缘处，称为动毛；其余的纤毛长短不等，呈阶梯状排列，靠近动毛的较长，远离动毛的较短，称为静毛。毛细胞底部有前庭神经感觉纤维的分布。引起毛细胞兴奋的刺激是使纤毛弯曲的机械力。电生理实验方法证明，当静毛和动毛处于静止的自然位置时，毛细胞膜内外存在着电位差，即毛细胞的静息电位，与毛细胞相连的神经纤维上有一定频率的神经冲动传入。在外力的作用下，如果静毛一侧倒向动毛一侧时，毛细胞出现去极化，传入神经纤维的传入冲动频率增加；当动毛一侧倒向静毛一侧时，毛细胞发生超极化，同时传入冲动频率减少（图10－12）。机体在变速运动和头在空间位置改变时就会刺激毛细胞，使纤毛倒向某一侧，通过传入神经将信息传到中枢，引起相应的感觉和变化。

●前庭器官的感受细胞为毛细胞。

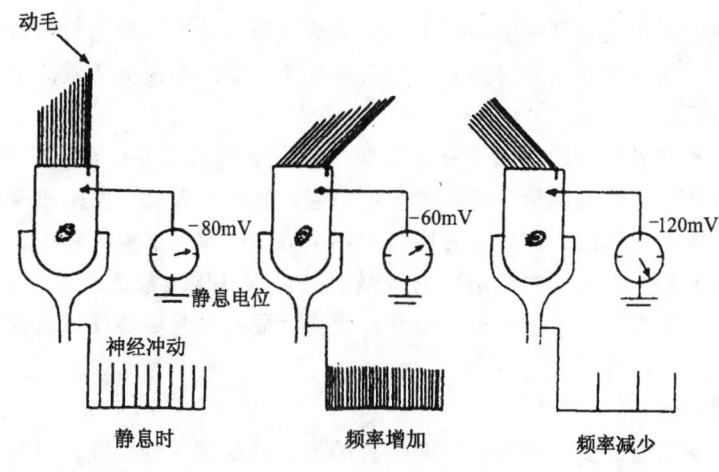

图10－12 前庭器官中毛细胞顶部纤毛受力时神经纤维发放冲动频率变化示意图

二、半规管的功能

人体两侧内耳中各有三条形状相似的半规管，三条半规管相互垂直，分别代表空间的三个平面。半规管内充满内淋巴，与椭圆囊相连处相对膨大，称为壶腹。两耳的水平半规管在同一平面上，当人在直立时头向前倾30°时，水平半规管的平面与地平面平行，其余的两个半规管分别与地平面垂直。壶腹内有一种隆起的特殊结构称壶腹嵴，它的位置与半规管的长轴垂直。在壶腹嵴中有一排毛细胞，面对管腔，毛细胞顶部的纤毛较长，互相粘集成束，包埋在一种胶质性的圆顶形状的终帽结构之内，前庭神经末梢分布于嵴的底部。毛细胞受到刺激时，静毛向动毛一侧弯曲时引起兴奋，而动毛向静毛一侧弯曲时引起抑制。

壶腹嵴的适宜刺激是身体旋转时的速度变化，即正负角加速度。当人体直立时，沿水平方向旋转，主要刺激水平半规管。当人体向左旋转时，由于内淋巴的惯性作用，左侧水平半规管中内淋巴将压向壶腹方向，而右侧水平半规管中的内淋巴压力作用方向是离开壶腹。内淋巴压力作用于壶腹时，该处的毛细胞兴奋。旋转停止时，左右两侧水平半规管壶腹受内淋巴压力的作用方向与旋转开始时相反。人脑通过对来自两耳水平半规管传入信息的不同判断旋转运动的方向和状态。人体的两耳中各三条半规管互相垂直，因此它们可以接受人体在不同平面和不同方向的旋转变速运动的刺激，产生不同的运动觉和位置觉，引起姿势反射，维持身体平衡。

三、椭圆囊和球囊的功能

椭圆囊和球囊的壁上有特殊分化的结构称为囊斑。囊斑的表面覆盖有一片均质性蛋白样胶质膜，称为耳石膜，其浅部含有极小的结晶体称为耳石。耳石是由碳酸钙结晶、粘多糖和蛋白质组成的混合物，比重大于内淋巴。毛细胞位于囊斑上，其纤毛游离端穿插在耳石膜结构中。当人体直立时，椭圆囊的囊斑平面处于水平位，毛细胞的顶部朝上，耳石膜在毛细胞纤毛的上方；球囊的囊斑平面则垂直于地平面，毛细胞的纵轴与地平面平行，耳石膜悬在毛细胞纤毛的外侧。在这两个囊斑平面上，几乎每个毛细胞顶部动毛和静毛的相对位置关系都不相同，毛细胞的这种排列有利于人体分辨在囊斑平面上所做的不同方向的直线变速运动。

椭圆囊和球囊的功能是感受机体头部位置在空间的改变和直线变速运动。当这些刺激作用于毛细胞后，耳石膜与毛细胞的相对位置就会发生改变，因为耳石膜的比重大于淋巴，因此耳石膜就向一个方向牵拉毛细胞的纤毛，使纤毛发生弯曲倒向某一方向，对毛细胞的刺激引起传入纤维发放的神经冲动变化，这些信息传入中枢后，可引起运动觉和位置觉，同时引起姿势反射以保持身体平衡。

四、眼震颤

人体运动状态的变化和头在空间位置的改变刺激前庭器官后，引起的神经冲动传入中枢神经系统的不同部位，可以产生运动觉、位置觉、各种姿势反射以及植物性功能的变化，这些变化称为**前庭反应**。

前庭反应中最特殊的是机体在旋转运动时引起眼球不随意的往返运动，称为**眼震颤**（nystagmus）。它主要是由于半规管受刺激引起的，眼震颤的方向因刺激不同的半规管而不同，两侧水平半规管受刺激时，引起水平方向的眼震颤，上、后半规管受刺激时引起垂直方向的眼震颤。当人体向左侧旋转时，左侧半规管壶嵴中毛细胞受刺激增强而右侧减弱，这时两侧眼球先缓慢向右侧移动，称为眼震颤的慢动相；当眼球移动到两眼裂右侧不能再移时，又突然快速返回到眼裂正中，这就是眼震颤的快动相；以后接着出现新的慢动相和快动相，如此往返不已。当旋转突然停止时，眼震颤的方向与旋转开始时正好相反

（图 10 – 13）。正常人眼震颤为中等强度，持续 15 ~ 40s，临床上常以快动相代表眼震颤的方向。眼震颤的生理意义是在机体运动过程中的某一段时间内，使眼内的物像暂时不动，可以看清物体，辨别机体自身的运动方向。

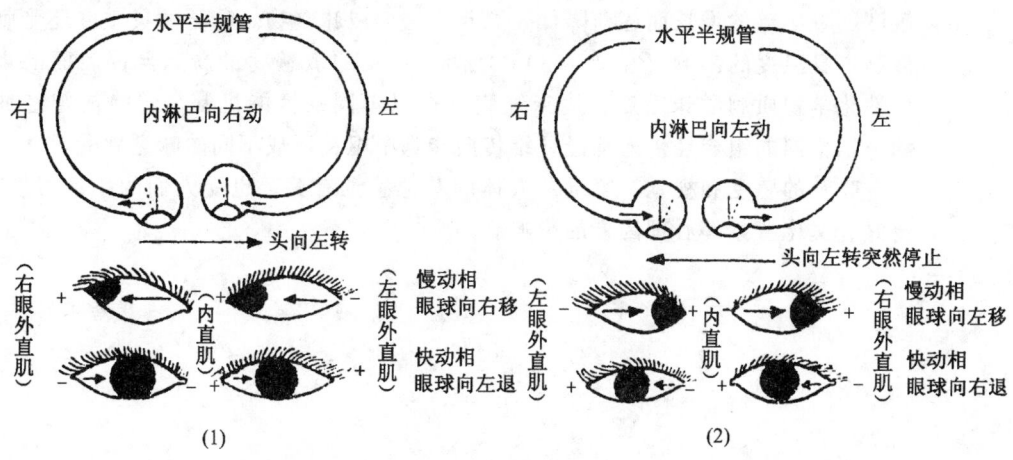

图 10 – 13　旋转运动时眼震颤的产生机制及眼球运动方向

前庭器官受到过强或过久的刺激，常会引起植物性功能的反应，如恶心、呕吐、眩晕、皮肤苍白等现象，严重时称为晕车、晕船或航空病。前庭功能过敏的人，微弱的刺激就会引起上述反应。

第五节　嗅觉和味觉

一、嗅觉器官

鼻是人的嗅觉器官，嗅觉感受器是位于上鼻道及鼻中隔后上部的嗅上皮，两侧总面积约 $5cm^2$。嗅上皮由嗅细胞、支持细胞和基底细胞组成。嗅细胞是双极神经细胞，呈杆状，细胞顶端有 5 ~ 6 条短的纤毛，覆盖在鼻粘膜所分泌的粘液层中，细胞的底端是轴突，组成嗅丝，穿过筛骨的筛板后进入嗅球，进而传入更高级的嗅觉中枢。

嗅觉感受器的适宜刺激是有气味的挥发性和水溶性的有机化学物质，这些物质可与嗅细胞纤毛膜上的受体相结合，引起生物电变化，产生的神经冲动经嗅球传到嗅觉中枢，引起嗅觉。人和动物怎样感受和区分出难以计数的气味，其机制并不完全清楚。

嗅觉的特点之一是较快产生适应现象，但这不是嗅觉的疲劳，因为对某种气味适应之后，对其他气味仍然很敏感。不同动物的嗅觉敏感程度差异很大，同一动物对不同物质的敏感也不相同。人随着年龄的增大，嗅觉的灵敏度会逐渐下降。

二、味觉器官

人的味觉器官是舌，味蕾是味觉感受器，主要分布在舌背部和舌缘的粘膜内。每一味蕾由味细胞，支持细胞和基底细胞组成。味细胞的顶端有纤毛，称为味毛。能够引起味觉的刺激物是一些水溶性的化学物质。

人类能够感受和分辨多种味道，一般认为是由酸、甜、苦、咸这 4 种基本味觉组成而成的。舌尖部对甜味比较敏感，舌两侧对酸味比较敏感，舌两侧前部对咸味比较敏感，舌根部对苦味比较敏感，但这种划分是相对的。味觉的灵敏度随着年龄的增长而逐渐降低，老年人嗜偏咸味食物。味觉的灵敏度还受刺激物本身温度的影响，在 20 ~ 30℃之间，味觉的敏感度最高。当舌表面的水溶性化学物质刺激味毛后，使味细胞兴奋以不同的换能机制，转换成神经冲动，以不同的组合经传入神经纤维传向味觉中枢，形成不同的味觉感受。

味觉的感受和视觉，嗅觉及人体的其他感觉有关，也受人们的生活习惯、嗜好、文化背景等心理因素的影响。

（崔浩军）

第十一章 内 分 泌

第一节 概 述

一、内分泌系统和激素的基本概念

内分泌系统（endocrine system）是由内分泌腺和分散存在于某些组织器官中的内分泌细胞组成的一个体内信息传递系统，它与神经系统密切联系、相互配合、共同调节机体的各种功能活动，使机体各个系统的活动适应内外环境的变化，并维持内环境相对稳定。

人体内主要的内分泌腺有垂体、甲状腺、甲状旁腺、肾上腺、胰岛、性腺等；散在于组织器官中的内分泌细胞分布比较广泛，如消化道粘膜、心、肾、肺、皮肤、胎盘等部位均存在各种各样的内分泌细胞；此外，在中枢神经系统内，特别是下丘脑存在兼有内分泌功能的神经细胞。由内分泌腺与散在的内分泌细胞所分泌的高效能的生物活性物质，经血液或组织液传递而发挥其调节作用，此种化学物质称为**激素**（hormone）。

二、激素的分类

激素的种类繁多，来源复杂，按其化学性质可分为三类，即**含氮激素、类固醇激素和固醇类激素**（表 11 – 1）。

●内分泌系统由内分泌腺和散在的内分泌细胞组成

●激素是指由特殊细胞分泌的高效能生物活性物质。

表 11 – 1 主要激素的化学分类

化学性质		主要来源	激 素	英文缩写
Ⅰ．含氮类激素	蛋白质、肽	下丘脑	促甲状腺激素释放激素	TRH
			促性腺激素释放激素	GnRH
			生长素释放抑制激素（生长抑素）	GHRIH（SS）
			生长素释放激素	GHRH
			促肾上腺皮质激素释放激素	CRH
			促黑（素细胞）激素释放因子	MRF
			促黑（素细胞）激素释放抑制因子	MIF
			催乳素释放因子	PRF
			催乳素释放抑制因子	PIF
			抗利尿激素（血管升压素）	ADH（VP）
			催产素	OXT
		腺垂体	促肾上腺皮质激素	ACTH
			促甲状腺激素	TSH
			促卵泡激素	FSH
			黄体生成素	LH
			促黑（素细胞）激素	MSH
			催乳素	PRL
			生长素	GH
		甲状旁腺	甲状旁腺激素	PTH
		甲状腺 C 细胞	降钙素	CT
		胰 岛	胰岛素、胰高血糖素、胰多肽	
		消 化 道	胃泌素、促胰液素 胆囊收缩素	CCK
		心 房	心房利尿钠肽	ANP
	胺类	甲状腺	甲状腺素（四碘甲腺原氨酸） 三碘甲腺原氨酸	T_4 T_3
		肾上腺髓质	肾上腺素 去甲肾上腺素	E NE

化学性质	主要来源	激　素	英文缩写
Ⅱ．类固醇激素	肾上腺皮质	糖皮质激素（如皮质醇） 盐皮质激素（如醛固酮）	
	睾　丸	睾酮 抑制素	T
	卵巢、胎盘	雌二醇、雌三醇 孕酮 抑制素 人绒毛膜促性腺激素	E_2、E_3 P HCG
Ⅲ．固醇类激素	肾	$1,25-$二羟维生素 D_3	$1,25-(OH)_2-VD_3$

三、激素作用的途径

●激素可以通过远距分泌、旁分泌、神经分泌或自分泌等途径作用于靶细胞。

　　与唾液腺、胰腺等外分泌腺不同，内分泌腺所分泌的激素不是通过特殊的管道分泌出来的，而是由腺细胞直接释放进入血液或组织液，然后再传递到身体各部。激素传递的方式可归纳为 4 种（图 11－1），①**远距分泌**(telecrine)：大多数激素被释放后直接进入毛细血管，通过血液循环运输至远距离的靶组织发挥作用；②**旁分泌**(paracrine)：某些激素不经血液运输，而是进入细胞外间隙，通过组织液扩散作用于邻近的靶细胞；③**神经分泌**(neurocrine)：具有内分泌功能的神经细胞合成的激素，可沿轴浆运输到神经末梢，释放后或直接作用于所连接的组织细胞，或进入血液再运输到靶细胞；④**自分泌**(autocrine)：有些内分泌细胞分泌的激素在局部扩散后又返回作用于该内分泌细胞而发挥作用。

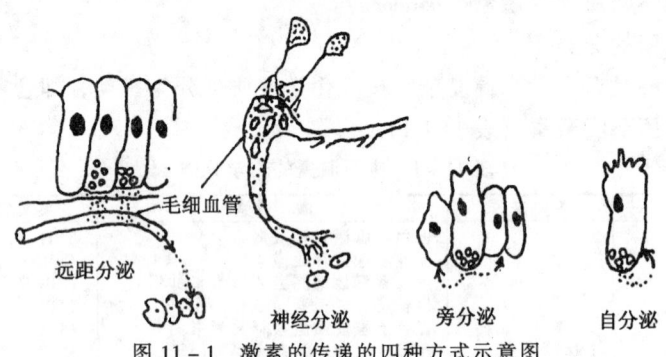

毛细血管

远距分泌　　　神经分泌　　旁分泌　　　自分泌

图 11－1　激素的传递的四种方式示意图

四、激素作用的一般特点

　　激素虽然种类多、作用复杂，但它们在对靶细胞发挥调节作用的过程中，都具有以下的共同特点。

　　（一）激素的信息传递过程　激素是在细胞与细胞之间进行信息传递。它作用于靶细胞，既不添加成分，也不能提供能量，仅仅起"信使"的作用，将生物信息传递给靶细胞，发挥增强或减弱靶细胞内固有生理生化过程的作用。

●被激素选择性作用的器官、组织和细胞为该激素的靶器官、靶组织和靶细胞。

　　（二）激素作用的相对特异性　激素释放进入血液，被运输到全身各个部位，虽然它们与各处的组织、细胞有广泛接触，但只选择地作用于某些器官、组织和细胞，此种特性称为激素作用的特异性。被激素选择性作用的器官、组织和细胞，分别称为**靶器官**、**靶组织**和**靶细胞**。有些激素专一性地选择作用于某一内分泌腺体，称为激素的靶腺。激素作用的特异性与靶细胞上存在能与该激素发生特异性结合的受体有关。

（三）激素的高效能生物放大作用　激素在血中的浓度都很低，一般在 nmol/L，甚至在 pmol/L 数量级。激素的含量虽甚微，但其作用显著。如 1mg 的甲状腺激素可使机体增加产热量约为 4200kJ。这与激素与受体结合后，在细胞内发生一系列的酶促放大作用，逐级放大，形成一个效能极高的生物放大系统有关。例如，0.1μg 促肾上腺皮质激素释放激素，可使腺垂体释放 1μg 促肾上腺皮质激素，后者能引起肾上腺皮质分泌 40μg 糖皮质激素，放大了 400 倍。

（四）激素间的相互作用　当多种激素共同参于某一生理活动的调节时，激素与激素之间往往存在着**协同**或**拮抗**作用，这对维持其功能活动的相对稳定起着重要作用。例如，生长素、肾上腺素、糖皮质激素及胰高血糖素，均能提高血糖，在升糖效应上有协同作用；相反，胰岛素则降低血糖，与上述激素的升糖效应有拮抗作用。

另外，有的激素本身并不能直接对某些器官、组织或细胞产生生理效应，然而它的存在，可使另一种激素的作用明显增强，即对另一种激素的调节起支持作用，这种现象称为**允许作用**（permissive action）。糖皮质激素的允许作用是最明显的，它对心肌和血管平滑肌并无收缩作用，但是，只有在有糖皮质激素存在的情况下，儿茶酚胺才能很好地发挥对心血管的调节作用。

五、激素作用的机制

（一）含氮激素的作用机制——**第二信使学说**　含氮激素作用于靶细胞，和膜上的特异性受体结合后，可激活膜内的**腺苷酸环化酶**，后者在 Mg^{2+} 存在的条件下，促进胞浆内三磷酸腺苷（ATP）转变为**环一磷酸腺苷**（cAMP）。细胞内 cAMP 可激活无活性的蛋白激酶，催化细胞内多种蛋白质发生磷酸化反应，包括一系列酶蛋白发生磷酸化，而引起靶细胞各种生理生化反应（图 11－2）。细胞内生成的 cAMP 将迅速地被磷酸二酯酶转变为 5′－AMP 而灭活。

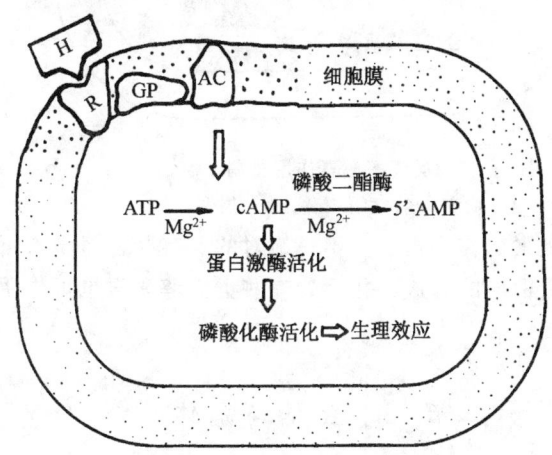

图 11－2　含氮激素作用机制示意图

H：激素，R：受体，GP：G蛋白，AC：腺苷酸环化酶

在实现内分泌调节过程中，激素把信息传至靶细胞，而 cAMP 则将此信息由靶细胞表面传送到细胞内的有关酶系。因此，人们把激素称为**第一信使**（first messenger），而把 cAMP 称为**第二信使**（second messenger）。关于激素作用机制的这种学说称为第二信使学说。

除 cAMP 外，还有 cGMP、三磷酸肌醇（IP₃）、二酰甘油（DG）和 Ca²⁺ 等均可作为第二信使。

近年来研究证明，在细胞膜内存在一种在膜受体与膜内效应器酶（如腺苷酸环化酶）之间起耦联作用的调节蛋白——**鸟苷酸结合蛋白**（guanine nucleotide-binding protein），简称**G 蛋白**。G 蛋白有兴奋型 G 蛋白（Gs）和抑制型 G 蛋白（Gi）两种，它们的作用是分别激活腺苷酸环化酶或抑制腺苷酸环化酶。不同激素和受体结合后通过 Gs 或 Gi 控制腺苷酸环化酶的活性，进而增加或降低胞浆内 cAMP 的量来改变细胞的功能。

● 类固醇激素主要是通过调控基因表达而发挥作用。

（二）类固醇激素的作用机制——基因调节学说　类固醇激素的分子小（分子量约为 300 左右）、且呈脂溶性，因此可以扩散透过细胞膜进入细胞内。进入细胞的类固醇激素与胞浆受体结合，形成激素–胞浆受体复合物，复合物通过构型变化获得进入核内的能力，进到细胞核内。复合物与核内受体结合，形成激素–核受体复合物，进而启动 DNA 的转录过程，生成新的信使核糖核酸（mRNA）。在核内形成的 mRNA 透出核膜进入胞浆，在核糖体上诱导某种蛋白质（酶）的合成，引起相应的生物学效应。由于类固醇激素的作用是通过对基因的作用实现的，所以把这一作用机制称为基因调节学说（图 11 - 3）。

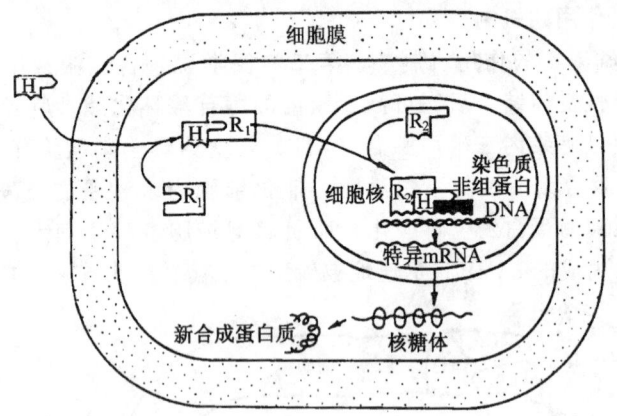

图 11 - 3　类固醇激素作用机制示意图

H：激素，R₁：胞浆受体，R₂：核受体

应该指出，两类激素的作用机制并不是绝对的。有些含氮激素可作用于转录和翻译阶段而影响蛋白质的合成；相反，有些类固醇激素也可作用于细胞膜上，引起一些非基因效应。

第二节　下丘脑与垂体

一、下丘脑的内分泌功能

● 下丘脑起着换能器的作用，把神经调节和体液调节紧密地联系起来。

下丘脑的一些神经元既能分泌激素（神经激素），具有内分泌细胞的作用，又保持典型的神经细胞的功能。它们可将从大脑或中枢神经系统其他部位传来的神经信息，转变为激素的信息，起着换能神经元的作用，从而以下丘脑为枢纽，把神经调节与体液调节紧密联系起来。

240

下丘脑的神经内分泌细胞主要存在于视上核、室旁核与"促垂体区"的核团内。视上核与室旁核的神经元主要产生抗利尿激素和催产素；促垂体区核团分布于下丘脑的内侧基底部，主要产生调节腺垂体激素释放的激素称为**下丘脑调节肽**，目前已知的调节肽共有9种（表11-2）。

表11-2　下丘脑调节肽

种　类	英文缩写	化学性质	主要作用
促甲状腺激素释放激素	TRH	3肽	促进 TSH、PRL 释放
促性腺激素释放激素	GnRH	10肽	促进 FSH 与 LH 释放
生长素释放抑制激素（生长抑素）	GHRIH	14肽	抑制 GH 释放，对其他促激素的分泌也有抑制作用
生长素释放激素	GHRH	44肽	促进 GH 释放
促肾上腺皮质激素释放激素	CRH	41肽	促进 ACTH 释放
促黑（素细胞）激素释放因子	MRF	肽	促进 MSH 释放
促黑（素细胞）激素释放抑制因子	MIF	肽	抑制 MSH 释放
催乳素释放因子	PRF	肽	促进 PRL 释放
催乳素释放抑制因子	PIF	肽	抑制 PRL 释放

＊激素指已知化学结构者，因子指化学结构未定者

二、下丘脑与垂体的功能联系

下丘脑与垂体的联系非常密切，两者一起组成下丘脑-垂体功能单位（图11-4）。

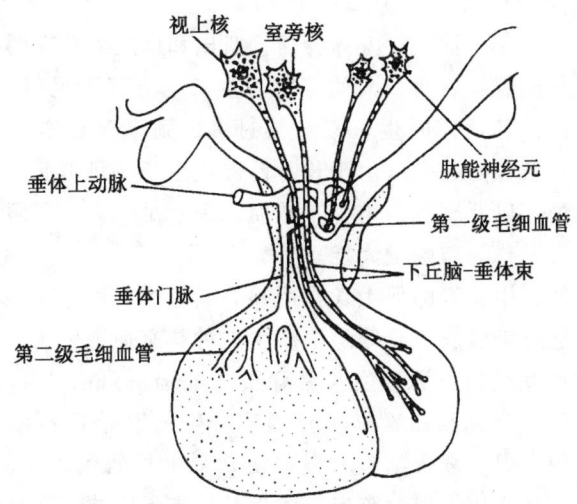

图11-4　下丘脑-垂体功能单位示意图

（一）下丘脑-神经垂体系统　下丘脑视上核和室旁核的神经元轴突延伸终止于神经垂体，形成**下丘脑-垂体束**。由视上核和室旁核的神经元胞体合成的抗利尿激素和催产素通过轴浆运输至神经垂体贮存起来。在适宜的刺激下，这两种激素由神经垂体释放入血。组成了下丘脑-神经垂体系统。

（二）下丘脑-腺垂体系统　一般认为下丘脑与腺垂体之间没有直接的神经联系。它们之间靠垂体门脉系统在功能上紧密联系起来。垂体上动脉的分支在下丘脑的正中隆起及漏斗柄上部形成第一级毛细血管丛，后又汇合成小静脉沿垂体柄下行至腺垂体，在此，小静脉再次分支形成第二级毛细血管丛，这

●下丘脑垂体束将下丘脑视上核与室旁核合成的激素运送至神经垂体贮存。

●下丘脑调节肽通过垂体门脉系统运送到腺垂体，调节其分泌活动。

241

一结构称为**垂体门脉系统**。由下丘脑促垂体区的神经元合成和分泌的下丘脑调节肽，由神经末梢释放进入第一级毛细血管丛，由血流带至腺垂体，再由第二级毛细血管丛扩散出来，作用于腺垂体，调节着腺垂体的分泌活动。这一功能单位称为下丘脑－腺垂体系统。

三、腺垂体

●腺垂体共分泌 7 种激素，其中 4 个为促激素。

腺垂体是体内最重要的内分泌腺。它与下丘脑组成一个紧密联系的功能单位，起着上接中枢神经系统，下连靶腺的"桥梁"作用。腺垂体共分泌七种激素：生长素（GH）、促肾上腺皮质激素（ACTH）、促甲状腺激素（TSH）、促卵泡激素（FSH）、黄体生成素（LH）、促黑（素细胞）激素（MSH）和催乳素（PRL）。在腺垂体分泌的 7 种激素中，TSH、ACTH、FSH 和 LH 均有各自的靶腺，分别形成①下丘脑－垂体－甲状腺轴；②下丘脑－垂体－肾上腺皮质轴；③下丘脑－垂体－性腺轴。它们通过调节靶腺的活动而发挥作用，称为促激素。而 GH、PRL 和 MSH 则是分别作用于各自的靶细胞，调节着个体生长、乳腺发育与泌乳及黑素细胞的活动。本节先介绍 GH、PRL 和 MSH，而 4 个促激素的作用将在有关节段中讨论。

（一）生长素（growth hormone，GH）　GH 是腺垂体中分泌量最大的一种激素。它在腺垂体的含量无明显的年龄差异。人生长素是由 191 个氨基酸组成的蛋白质，具有显著的种属特异性，除猴的 GH 外，其他动物的 GH 对人无效。

1. 生长素的生理作用

●生长素对骨骼、肌肉和内脏器官的促生长作用是通过刺激肝、肾等组织产生生长素介质而起作用的。

（1）促生长作用　生长素对人体骨骼、肌肉和内脏器官有明显的促生长作用。动物实验及临床观察表明，人幼年时若生长素分泌不足将出现身材矮小，称为**侏儒症**。相反，若幼年时生长素分泌过多，则出现身体高大，称为**巨人症**。成年后若生长素分泌过多，由于长骨已停止生长，将引起肢端骨、颌面骨等向宽厚方向发展，以及软组织增生，从而出现手足粗大、下颌突出及内脏器官如肝、肾等增大，称为**肢端肥大症**。

实验研究表明，生长素的促生长作用并非其直接作用，而是在营养充足的条件下，生长素通过刺激肝、肾等组织产生一种具有促进生长作用的肽类物质而起作用的。这种肽类物质称为**生长素介质**（somatomedin，SM），由于其化学结构与胰岛素相似，又称胰岛素样生长因子。生长素介质具有促进蛋白质合成、增加胶原组织、促进软骨细胞分裂和使软骨生长的作用，它对肝、肌肉、成纤维细胞也有类似作用，但对脑组织的生长发育无影响。在饥饿或缺乏蛋白质时，生长素不能刺激生长素介质生成，因此，营养不良的儿童常会出现生长停滞。

（2）对代谢的作用　生长素可促进氨基酸进入细胞，并加速 DNA 和 RNA 的合成，因此有促进蛋白质合成的作用。生长素对糖代谢的作用与其分泌量有关。生理水平的生长素可刺激胰岛素分泌，加强糖的利用，但生长素过量分泌则可抑制糖的利用，使血糖水平升高。生长素可促进脂肪的分解。由于脂肪分解提供了能量，也减少了糖的利用。因此，生长素分泌过量时可产生"垂体性糖尿病"。

●生长素分泌受下（二）生长素分泌的调节　生长素的分泌受下丘脑生长素释放激素和生长

素释放抑制激素的双重调节。生长素释放激素促进其分泌，而生长素释放抑制激素（也称生长抑素），则抑制其分泌。通常情况下生长素释放激素的作用占优势。

丘脑 GHRH 和 GHRIH 双重调节，深睡眠、低血糖引起生长素分泌↑。

生长素的分泌还受睡眠、代谢等因素的调节。在慢波睡眠期、低血糖以及饥饿、运动及应激刺激下，生长素分泌量增多。血浆中生长素介质及生长素水平升高对下丘脑生长素释放激素和腺垂体生长素的分泌有抑制作用。

生长素分泌的调节归纳如下（图 11 - 5）。

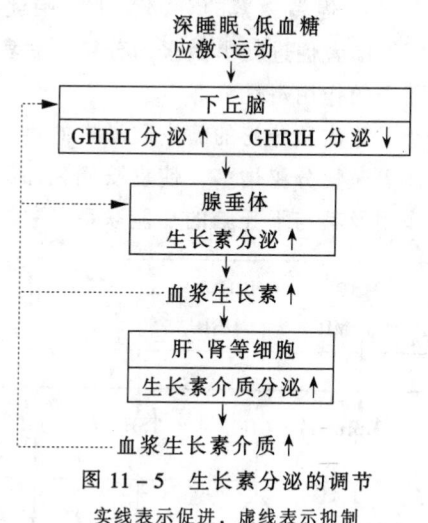

图 11 - 5　生长素分泌的调节

实线表示促进，虚线表示抑制

（三）催乳素（prolactin，PRL）　催乳素是一种蛋白质激素。平时血中催乳素的水平很低，妊娠期和哺乳期血中催乳素水平显著升高。

1. 催乳素的生理作用

（1）对乳腺的作用　催乳素的主要作用是促进乳腺发育生长，并引起和维持泌乳。

女性青春期乳腺发育是多种激素（主要是雌激素、孕激素、生长素、皮质醇、胰岛素、甲状腺激素以及催乳素）共同作用的结果。在妊娠期间，催乳素、雌激素和孕激素分泌增加，使乳腺进一步发育成熟，并具备泌乳能力，而不分泌乳汁，这是由于血中雌激素和孕激素浓度较高与催乳素竞争受体，使催乳素不能发挥作用。分娩后，血中雌激素和孕激素浓度大大降低，则催乳素发挥引起和维持泌乳的作用。

（2）对性腺的作用　小量的催乳素能促进卵巢排卵和黄体生长，并刺激雌激素和孕激素分泌，但大量时则起抑制作用。

在男性，催乳素可促进前列腺及精囊的生长，并可提高睾酮的合成。

2. 催乳素分泌的调节　催乳素的分泌受下丘脑催乳素释放因子和释放抑制因子的双重控制。前者促进催乳素分泌，后者则抑制其分泌。平时以催乳素释放抑制因子的抑制作用为主。

在分娩后，授乳时婴儿吸吮乳头的刺激经传入神经传至下丘脑，使分泌催乳素释放因子的神经元兴奋，催乳素释放因子分泌增加，使腺垂体分泌催乳素增加。这是一个典型的神经内分泌反射活动。

（四）促黑（素细胞）激素（melanocyte-stimulating hormone，MSH）　促黑激素是低等脊椎动物垂体中间部产生的一种肽类激素。在人类，垂体中间部退化，产生促黑激素的细胞分散在腺垂体远侧部中。

1. 促黑激素的生理作用　促黑激素的靶细胞为黑素细胞，在人体主要分布于皮肤及毛发等部位。促黑激素可促进黑素细胞中酪氨酸酶的合成和激活，从而促进酪氨酸转变为黑色素，使皮肤及毛发的颜色加深。

2. 促黑激素分泌的调节　促黑激素的分泌受下丘脑促黑激素释放因子和释放抑制因子的双重控制。前者促进促黑激素的分泌，后者则抑制其分泌。平时以促黑激素释放抑制因子的作用占优势。

促黑激素的分泌受肾上腺皮质分泌的糖皮质激素的负反馈调节。当糖皮质激素分泌减少时，可致促黑激素分泌增多，使皮肤颜色加深。

腺垂体激素的生理作用及其与下丘脑的功能联系可总结如图11-6。

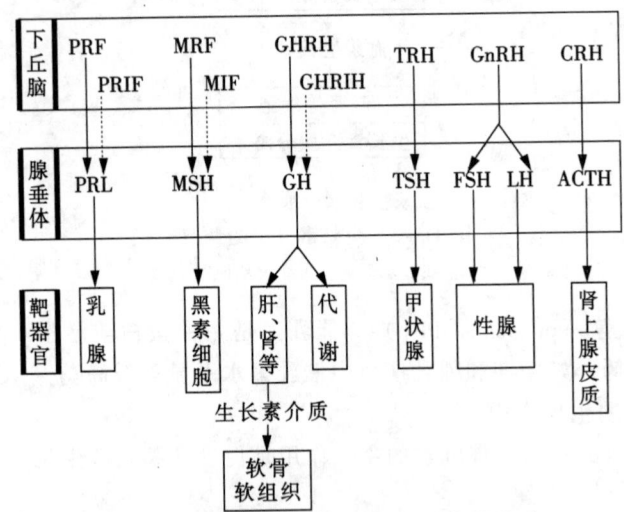

图 11-6　下丘脑、腺垂体与靶器官的关系
①图中未列出反馈关系　②图中激素的中文名称见表11-1

四、神经垂体

●神经垂体具有贮存和释放 ADH 和 OXT 的作用。

神经垂体是神经组织，由神经胶质细胞和神经纤维组成，不含腺细胞，不能合成激素，只能贮存和释放激素。下丘脑的视上核以产生抗利尿激素（ADH）为主，室旁核以产生催产素（OXT）为主。合成的激素沿下丘脑-垂体束运输到神经垂体贮存，在适宜的刺激下，由神经垂体释放进入血液循环。

（一）抗利尿激素（antidiuretic hormone，ADH）　抗利尿激素是含9个氨基酸的多肽。有关抗利尿激素的生理作用和分泌的调节、在肾脏章已有详细叙述。

由于大剂量的抗利尿激素有收缩血管、升高血压的作用，因此也称为血管加压素（vasopressin，VP）。生理情况下，血浆中抗利尿激素浓度很低，对血压调节没有明显作用。在禁水、失水、失血等情况下，血中抗利尿激素的浓度显著升高时，才有缩血管作用，对维持动脉血压起一定的作用。

●生理量的 ADH 具有促进肾远曲小管和集合管重吸收水的作用。大剂量时还可收缩血管，升高血压。

（二）催产素（oxytocin，OXT）　催产素的化学结构也为9肽，与抗利尿激素极为相似，只是第3位和第8位的氨基酸残基有所不同。因此，这两种激素的生理作用有交叉现象。

催产素具有促进子宫收缩和排乳两种作用。在分娩及哺乳时才发挥生理作用。

平时子宫平滑肌对催产素的敏感性很低，妊娠晚期子宫平滑肌对催产素的敏感性大大提高，有较强的刺激子宫平滑肌收缩作用而有助于分娩。

哺乳期的乳腺，在催乳素作用下，不断分泌乳汁，贮存于乳腺腺泡。哺乳时，吸吮乳头产生的信息经传入神经传至下丘脑，可反射性引起神经垂体贮存的催产素释放入血，催产素可促进乳腺腺泡周围的肌上皮细胞收缩，促进乳汁的射出，称为排乳反射。该反射是一种典型的神经内分泌反射，且极易形成条件反射，例如哺乳的母亲看见婴儿或听到婴儿的哭声，都可以引起催产素分泌而出现排乳反射。

●催产素具有促进子宫收缩和排乳作用。应当注意泌乳和排乳是两个不同的概念。

第三节　甲　状　腺

甲状腺是人体内最大的内分泌腺。位于气管上端两侧，分左右两叶，中间有峡部连接。甲状腺主要由许多单层上皮细胞构成的腺泡组成。腺泡腔内充满由腺泡上皮细胞分泌的胶质，其主要成分是甲状腺球蛋白。腺泡上皮细胞是甲状腺激素合成与释放的部位，而腺泡腔是激素的贮存库。此外，在腺泡之间另有一些散在的滤泡旁细胞，又称 C 细胞，分泌降钙素（见第六节）。

一、甲状腺激素的合成、贮存、释放、运输和代谢（图 11－7）。

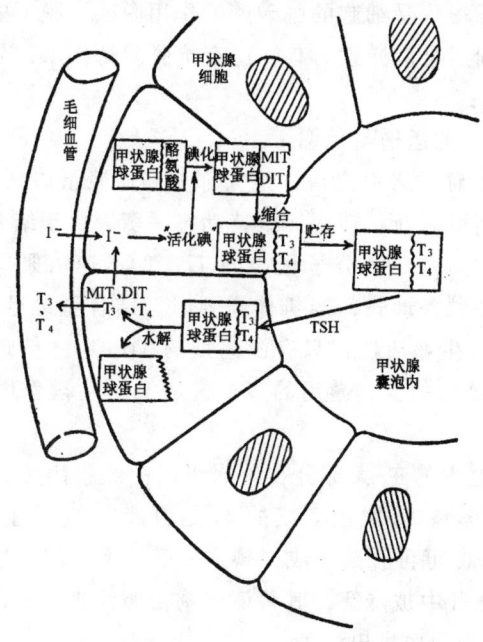

图 11－7　甲状腺激素的合成与分泌示意图

（一）甲状腺激素的合成　**甲状腺激素**（thyriod hormone）主要有两种。一种是四碘甲腺原氨酸（T_4）即甲状腺素，另一种是三碘甲腺原氨酸（T_3），二

●甲状腺激素为酪氨酸碘化物，合成

245

原料为碘和甲状腺球蛋白。

●甲状腺激素的合成包括碘的活化、酪氨酸的碘化及耦联等过程，过氧化酶在这些过程中起重要的催化作用。

者都是酪氨酸的碘化物。

合成甲状腺激素的原料有碘和甲状腺球蛋白(TG)。碘主要由食物供应，食物中的碘以无机碘化物的形式迅速由肠道吸收入血。甲状腺组织从血浆中摄取碘的能力很强。甲状腺细胞摄取碘是一种逆电－化学梯度的主动转运过程，有赖于细胞膜上碘泵的作用。摄入的碘在过氧化酶的作用下被活化，活化的碘与 TG 分子上的一些酪氨酸残基结合生成碘化酪氨酸，包括一碘酪氨酸（MIT）和二碘酪氨酸（DIT）。然后在同一 TG 分子上 2 个分子 DIT 耦联合成 T_4；1 个分子 MIT 和 1 个分子 DIT 耦联合成 T_3。经耦联作用形成的 T_4、T_3 仍结合于 TG 分子上。碘的活化、酪氨酸的碘化和耦联过程都是在细胞顶端微绒毛与腺泡腔交界处进行的，且都是在同一过氧化酶系催化下完成的。因此抑制此酶活性的药物如硫尿嘧啶，具有抑制 T_4 与 T_3 合成的作用，可用于治疗甲状腺机能亢进。

（二）甲状腺激素的贮存和释放

1. 贮存　在甲状腺球蛋白上形成的甲状腺激素，在腺泡腔内以胶质的形式贮存。它的贮存有两大特点：一是贮存在分泌细胞外（腺泡腔内）；二是贮存的量很大，可供机体利用长达 50～120 天之久。因此，应用抗甲状腺药物时，用药时间需要较长方能奏效。

2. 释放　甲状腺激素释放时，腺泡细胞顶端向泡腔伸出伪足，通过吞饮作用将含有 T_4、T_3、MIT 和 DIT 的 TG 的胶质小滴吞入腺细胞内，然后与溶酶体溶合而形成吞噬体，并在溶酶体蛋白水解酶的作用下，将 T_4、T_3 以及 MIT 和 DIT 从甲状腺球蛋白上水解下来。TG 分子较大，不易进入血液，水解下来的 MIT 和 DIT 的分子很快受细胞的脱碘酶的作用脱碘，脱下的碘大部分贮存在甲状腺内，供重新利用合成激素。T_3、T_4 有抗脱碘酶作用，分子量又小，则释放入血。

（三）甲状腺激素的运输与代谢

●T_4 的分泌量大、活性低、半衰期长。T_3 的分泌量小，活性高、半衰期短。T_4 可转变为 T_3 而起作用。

1. 运输　T_4、T_3 释放入血之后，绝大部分和血浆蛋白结合，游离的甚少。结合型与游离型之间可以互相转变，维持动态平衡。由于结合型的量很大，游离型的量很少，一方面避免了分子量小的 T_4、T_3 迅速由尿排出，另一方面可把结合型看作是一种贮备形式，当机体需要时，结合型可迅速转变为游离型。结合型的 T_3、T_4 没有生物活性，只有游离型的 T_3、T_4 才能进入细胞内发挥生物学效应。由于 T_3 结合的少，游离的多，这是 T_3 的生理作用较 T_4 强而迅速的原因之一。

2. 代谢　循环血中的 T_4 大部分在外周组织中经脱碘酶脱碘后成为 T_3（占 45%）和 rT_3（占 55%）。T_4 脱碘变成的 T_3 是血液中 T_3 的主要来源。rT_3 不具有生物活性。T_3 和 rT_3 可再脱碘变成二碘、一碘及不含碘的甲状腺氨酸。大约有 20% 的 T_4 和 T_3 在肝中被降解，其代谢产物由胆汁排入小肠。肾也能降解少量的 T_4 和 T_3，其产物随尿排出体外。

二、甲状腺激素的生理作用

T_4 与 T_3 都具有生理作用，T_3 的生物活性比 T_4 约大 5 倍，但 T_3 的分泌量较少，半衰期短（约 1.5 天），而 T_4 分泌量大，半衰期较长（约 7 天）。

甲状腺激素的作用主要是促进物质和能量代谢，促进生长和发育过程，其作用特点是广泛、缓慢而持久。

（一）对代谢的影响

1. 产热效应　甲状腺激素可提高绝大多数组织的耗氧率，增加产热量。1mg甲状腺激素可使机体产热量增加 4184kJ、基础代谢率提高 28%，但脑、肺、性腺、脾、淋巴结、皮肤等器官不受其影响。因此，甲状腺激素分泌过多的病人，因产热增加而怕热喜凉、体温常偏高、多汗、基础代谢率显著增高；甲状腺功能减退的病人则相反，因产热量减少而喜热畏寒，基础体温也常偏低，基础代谢率降低。

2. 对物质代谢的影响　甲状腺激素对三大营养物质的代谢均有作用，但其作用可因血中浓度的不同而产生不同的效应。一般来讲，生理水平的 T_3、T_4 对合成代谢及分解代谢均起促进作用，而大剂量时促分解代谢作用更为突出。

（1）对蛋白质代谢的作用　生理剂量的甲状腺激素可促进蛋白质的合成，从而有利于机体的生长、发育。但大量的甲状腺激素却使蛋白质分解代谢显著增强，特别是加速骨骼肌蛋白质的分解，所以甲亢病人表现为肌肉消瘦和乏力。甲状腺分泌不足时，蛋白质合成减少，这时，细胞间粘液蛋白增多，由于粘液蛋白可结合大量的正离子和水分子，在皮下形成一种特殊的、指压不凹陷的水肿，称为粘液性水肿。

（2）对糖代谢的作用　生理剂量的甲状腺激素可促进消化道对葡萄糖的吸收，增强糖原的分解，并能增强肾上腺素、胰高血糖素、皮质醇和生长素的生糖作用，使血糖升高；同时，甲状腺激素还可加强外周组织对糖的摄取和利用，使血糖降低。因此，正常情况下，甲状腺激素对血糖浓度影响不大。但大量的甲状腺激素，生糖作用强于促进外周组织对糖利用的作用，使血糖升高。故甲亢病人吃糖稍多时即可出现高血糖，甚至出现糖尿。

（3）对脂类代谢的作用　甲状腺激素既能促进脂肪和胆固醇的合成，又能加速脂肪的动员、分解，促进肝将胆固醇变为胆酸盐排出，但总的效应是分解大于合成。因此，甲状腺功能亢进的患者血胆固醇常低于正常，反之，甲状腺功能减退的患者血胆固醇高于正常。

（二）促进生长、发育　甲状腺激素具有促进组织分化、生长与发育成熟的作用。切除甲状腺的蝌蚪，生长与发育停滞，不能变态成蛙，若及时给予甲状腺激素，又可恢复生长发育成蛙。在人类和哺乳动物，甲状腺激素是维持正常生长与发育不可缺少的激素，特别是在出生后最初的 4 个月内，对骨和脑的发育尤为重要。

甲状腺激素能促进神经细胞树突和轴突的形成，促进髓鞘与胶质细胞的形成，因此甲状腺激素对神经系统功能的影响极为重要，缺乏甲状腺激素可造成脑的发育明显障碍，表现为智力迟钝。甲状腺激素还影响长骨的生长。值得提出的是，在胚胎期胎儿骨的生长并不必需甲状腺激素，所以，患有先天性甲状腺功能不全的胎儿或出生后甲状腺功能低下的婴儿，出生时身长可基本正常，但脑的发育已受到不同程度的影响，在出生后数周至 3～4 个月后，就会表现出智力低下、身材矮小等现象，称为**呆小症**，又称克汀病（cretinism）。所以，在缺碘地区预防呆小症的发生，应在妊娠期补碘，治疗呆小症必须抓住时机，应在生后三个月以前补给甲状腺激素，过迟则难以奏效。

此外，甲状腺激素还通过对生长素的允许作用，促进生长、发育。

（三）对神经系统的影响　甲状腺激素对成年人已分化成熟的神经系统的活动也有影响，主要是提高中枢神经系统的兴奋性。因此，甲亢病人，常有烦躁不安、多愁善感、喜怒失常、失眠、多梦以及肌肉纤颤等症状。相反，甲状腺功能低下的病人，常表现记忆力减退、言行迟缓、淡漠无情及思睡等症状。

（四）其他作用　甲状腺激素可作用于心肌细胞膜上的相应受体，使心率加快、心收缩力增强、心输出量增加，但由于组织耗氧量增加，产热量增多，致使小血管扩张，外周阻力降低，结果致使收缩压升高、舒张压正常或稍低、脉压增大。此外，甲状腺激素还影响消化系统的功能，如甲亢病人常表现有食欲增强、摄食量增多。在女性，当甲状腺功能异常时，常引起月经失调，表现为月经过多或过少，甚至闭经。

三、甲状腺功能的调节

甲状腺功能主要受下丘脑和腺垂体的调节。下丘脑、腺垂体和甲状腺三个水平紧密联系，组成**下丘脑－腺垂体－甲状腺轴**（图 11 – 8）。此外，甲状腺还可进行自身调节及受植物性神经系统的调节。

（一）下丘脑 – 腺垂体 – 甲状腺轴

1. 腺垂体促甲状腺激素（thyroid-stimulating hormone，TSH）的作用　TSH是调节甲状腺功能的主要激素。TSH能促进甲状腺细胞增生、腺体增大以及促进甲状腺激素的合成和释放。同时还能促进甲状腺的血液供应。动物实验表明，在切除大鼠垂体后，甲状腺萎缩，激素合成与释放明显减少，及时补充TSH，可使甲状腺功能恢复正常。

有些甲状腺功能亢进的患者血中存在一种免疫球蛋白物质，其化学结构与TSH相似，因此可与TSH竞争作用于甲状腺腺细胞膜上的TSH受体，从而刺激甲状腺分泌。这种物质称为人类刺激甲状腺免疫球蛋白（human thyroid-stimulating immunoglobulin，HTSI），它可能是产生甲状腺功能亢进的原因之一。

2. 下丘脑对腺垂体 TSH 分泌的调控　下丘脑促垂体区神经元分泌的促甲状腺激素释放激素（TRH）可进入垂体门脉系统，随血流作用于腺垂体，促进TSH 的合成和释放。

在整体情况下，内外环境因素，如寒冷、应激，可影响下丘脑 TRH 的分泌，进而调节 TSH 及甲状腺的分泌。例如，寒冷刺激的信息到达中枢神经系统，能增加 TRH 的释放，进而促进腺垂体释放 TSH。此外，在应激情况下，下丘脑可释放较多的生长抑素（即生长素释放抑制激素），后者可抑制 TRH 的合成和释放，进而使腺垂体 TSH 的释放减少。

3. 甲状腺激素对下丘脑和腺垂体的反馈调节　血中游离 T_4、T_3 的浓度变化对腺垂体 TSH 的分泌起着经常性的反馈调节作用。当血中 T_4、T_3 浓度增高时可反馈性地抑制 TSH 的分泌，这种负反馈作用是维持体内甲状腺激素水平相对稳定的重要机制。甲状腺激素抑制 TSH 分泌的作用是由于甲状腺激素刺激腺垂体产生一种抑制性蛋白的结果。这种抑制性蛋白可使TSH

的合成和释放减少，并降低腺垂体对 TRH 的反应性。

甲状腺激素的负反馈调节作用可以解释某些地区由于饮食中缺碘造成甲状腺激素合成减少时，会出现甲状腺肿大（称地方性甲状腺肿）的现象。这是因为血液中甲状腺激素减少时对腺垂体的负反馈作用减弱，TSH 分泌增加而刺激甲状腺增生所致。

甲状腺激素对下丘脑是否存在负反馈作用，目前尚无定论。

（二）甲状腺的自身调节

甲状腺具有适应碘的供应变化而调节自身对碘摄取与合成甲状腺激素的能力。这一作用在缺乏 TSH 或血液中 TSH 浓度不变的情况仍能发生，故称为甲状腺的自身调节。自身调节是一个有限度的缓慢的调节系统。当碘的供应过多时，甲状腺对碘的摄取减少，对 TSH 敏感性也降低，甲状腺激素合成和释放便减少；相反，当碘的供应不足时，甲状腺对碘的转运机制增强，对 TSH 敏感性提高，使甲状腺激素的合成和释放不致因碘供应不足而减少。

临床上在甲状腺手术前准备时经常给予复方碘溶液，即利用甲状腺自身调节机制，通过供应碘暂时抑制甲状腺激素的合成与释放，以减轻症状。

（三）植物性神经对甲状腺活动的影响　甲状腺受植物性神经支配。交感神经兴奋可引起甲状腺激素合成和分泌增加；副交感神经则抑制甲状腺激素的分泌。

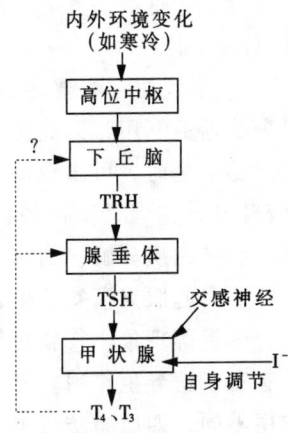

图 11-8　甲状腺激素分泌的调节示意图
实线表示促进；虚线表示抑制

第四节　肾　上　腺

肾上腺包括中央部的髓质和周围部的皮质两部分，二者在胚胎发生、组织结构和功能上均不相同，实际上是两种内分泌腺。

一、肾上腺皮质

（一）肾上腺皮质激素　肾上腺皮质由三层不同的细胞组成，从外向内分别称为球状带、束状带和网状带。各层细胞的形态和所含的酶不同，因此，所合成的激素也不相同。球状带分泌盐皮质激素，主要是醛固酮；束状带分泌糖

●肾上腺皮质分泌的激素均为类固醇激素。

皮质激素，主要是皮质醇；网状带主要分泌性激素，也能分泌少量的糖皮质激素。由于网状带分泌性激素（包括雄性和雌性激素）的量甚微，作用很弱。所以，通常肾上腺皮质激素仅指糖皮质激素和盐皮质激素。

糖皮质激素和盐皮质激素均属类固醇激素，合成的原料都是胆固醇，在结构上有相似之处（图 11-9），在生物活性方面也有交叉现象。

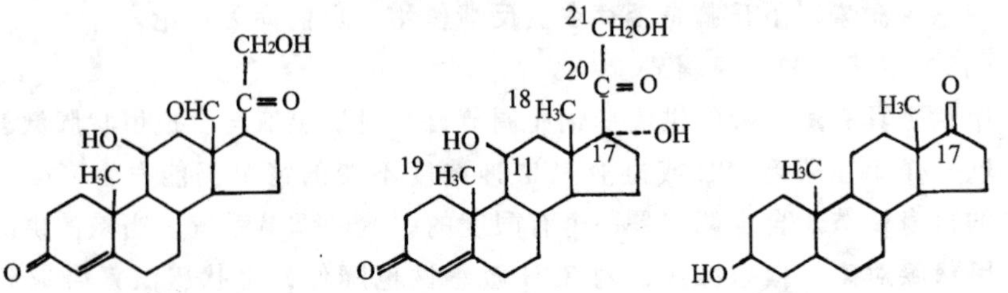

醛固酮　　氢化可的松（皮质醇）　　雄激素（脱氧异雄酮）

图 11-9　皮质激素的化学结构

动物切除双侧肾上腺后，如不适当护理，一、两周内即死去，如仅切除肾上腺髓质，动物可存活较长时间，说明肾上腺皮质是维持生命所必需的。

（二）肾上腺皮质激素的生理作用

1. 糖皮质激素（corticosteroid）的生理作用　糖皮质激素虽因对糖代谢有较强的调节作用而得名，但实际上，这类激素的生理作用是非常广泛的。糖皮质激素的主要代表是**皮质醇**（cortisol）。

●糖皮质激素对三大物质代谢的作用：
①蛋白质分解↑→糖异生
②脂肪分解↑→糖异生；脂肪分布改变→向心性肥胖
③糖异生↑，组织利用↓→血糖↑

（1）对物质代谢的作用：①糖代谢：主要促进肝糖原异生，增加糖原贮存，同时又抑制外周组织对葡萄糖的利用，因此使血糖升高。这对维持血糖浓度有重要意义。糖皮质激素分泌不足时，可出现低血糖；分泌过多（或服用此类激素药物过多），可使血糖升高，重者甚至出现糖尿。②蛋白质代谢：主要促进肝外组织、特别是肌肉组织蛋白质分解，加速氨基酸转移至肝，生成肝糖原。糖皮质激素分泌过多时，常引起肌肉消瘦、生长停滞、皮肤变薄、骨质疏松、淋巴组织萎缩及创口愈合延迟等现象。③脂肪代谢：促进脂肪分解，增强脂肪酸在肝内的氧化过程，有利于糖异生作用。肾上腺功能亢进时，糖皮质激素对身体不同部位的脂肪作用不同，四肢脂肪组织分解增强，而腹、面、肩及背部脂肪合成增加，以致呈现出面圆（满月脸）、背厚（水牛背）、躯体部发胖而四肢消瘦向心性肥胖的特殊体形。

（2）对水盐代谢的作用；糖皮质激素有较弱的醛固酮作用，即对肾的远球小管和集合管重吸收 Na^+ 和排 K^+ 有轻微的促进作用。另外，糖皮质激素对水负荷时水的快速排出有一定的作用。当其分泌不足时，排水能力明显降低，严重时可出现“水中毒”，如补给适量的糖皮质激素即可得到缓解，而补充盐皮质激素则无效。

（3）对其他器官的影响：①对血细胞的影响：糖皮质激素可使血中红细胞、血小板和中性粒细胞数量增加，而使淋巴细胞和嗜酸性粒细胞减少。糖皮质激素可抑制胸腺和淋巴组织的细胞分裂，故可用以治疗淋巴肉瘤及淋巴细胞性白血病。②对心血管系统的影响：糖皮质激素能增强血管平滑肌对儿茶酚胺的敏感性（允许作用），有利于提高血管的张力和维持血压。另外，它还可降低毛细血管壁的通透性，减少血浆的渗出，有利于维持血容量。③对胃肠道的影响：糖皮质激素能促进胃酸和胃蛋白酶原的分泌，并使胃粘膜的保护和修复功能减弱。因此，长期大量服用糖皮质激素，可诱发或加剧溃疡病，故有消化道溃疡病的患者一般不宜服用此类激素。④对神经系统的影响：糖皮质激素有提高中枢神经系统兴奋性的作用。肾上腺皮质功能亢进患者可出现思维不能集中、烦躁不安和失眠等症状。

（4）在应激反应中的作用：当机体受到各种有害刺激，如创伤、感染、缺氧、饥饿、疼痛、寒冷以及精神紧张和焦虑不安等，可引起血中促肾上腺皮质激素（ACTH）分泌增加，糖皮质激素也相应增多，并产生一系列非特异性的全身反应，这种现象称为**应激**（stress）反应。能引起 ACTH 与糖皮质激素分泌增加的各种激素，称为应激刺激。应激反应可能从以下几个方面调整机体的适应能力、增强机体对有害刺激的耐受力：①减少应激刺激引起的一些物质的产生量及其不良作用；②糖代谢增强，使血糖升高，以保证各器官对糖的需要量；③在维持血压方面起允许作用，增强儿茶酚胺对血管的调节作用。在这一反应中，交感－肾上腺髓质也参与，所以，在应激反应中，血中儿茶酚胺含量也相应增加。肾上腺功能不全时，应激反应减弱，对有害刺激的抵抗力大大降低，严重时可危及生命。

2．盐皮质激素（mineralocorticoid）的生理作用　盐皮质激素中以**醛固酮**（aldosterone）的作用最强。醛固酮主要促进远曲小管及集合管重吸收钠、水和排出钾，即保钠、保水和排钾作用。另外，盐皮质激素与糖皮质激素一样，能增强血管平滑肌对儿茶酚胺的敏感性（允许作用），其作用比糖皮质激素更强。

（三）肾上腺皮质激素分泌的调节

1．糖皮质激素分泌的调节　糖皮质激素的分泌主要受**下丘脑－腺垂体－肾上腺皮质轴**的控制（图 11－10）。

（1）腺垂体促肾上腺皮质激素（adrenocorticotropic hormone，ACTH）的作用：肾上腺皮质分泌糖皮质激素的束状带和网状带处于腺垂体 ACTH 的经常性控制之下，无论是糖皮质激素的基础分泌，还是应激状态下的分泌，都受 ACTH 的调控。切除动物的腺垂体后，束状带和网状带萎缩，糖皮质激素的分泌显著减少，如及时补充 ACTH，可使已发生萎缩的束状带与网状带基本恢复，糖皮质激素的分泌回升。

ACTH 的分泌呈现日周期节律波动，入睡后 ACTH 分泌逐渐减少，0 点最低，随后逐渐增多，至觉醒起床前进入分泌高峰，白天维持较低水平，入睡时再减少。由于 ACTH 分泌的日节律波动，使糖皮质激素的分泌也呈现相应的波动。ACTH 分泌的这种日节律波动是由下丘脑 CRH 节律性释放决定的。

（2）下丘脑 CRH 对 ACTH 分泌的调节：应激刺激作用于神经系统的不同部位，通过神经递质的信息传递，可促进下丘脑 CRH 神经元释放 CRH，CRH 通过垂体门脉系统进入腺垂体而引起 ACTH 的分泌增加。

（3）反馈调节：当血中糖皮质激素浓度升高时，可使 ACTH 的合成受到抑制、释放减少，同时腺垂体对 CRH 的反应性减弱。糖皮质激素的负反馈主

●伤害性刺激引起 ACTH 及糖皮质激素分泌增加称为应激反应。可增强机体对有害刺激的耐受力。

●盐皮质激素（醛固酮）的主要作用：
①促进肾远曲小管和集合管重吸收水、Na^+，分泌 K^+；②对儿茶酚胺血管平滑肌的允许作用。

251

要作用于腺垂体，也可作用于下丘脑。血液中糖皮质激素对腺垂体或下丘脑的反馈称为长反馈。腺垂体的 ACTH 也可反馈抑制下丘脑 CRH 神经元，称为短反馈。正是由于存在负反馈调节，在通常情况下体内血中 ACTH 和糖皮质激素的浓度维持在相对恒定的水平上。临床上长期大量使用糖皮质激素治疗时，ACTH 的分泌因负反馈作用而抑制，患者肾上腺皮质将逐渐萎缩而功能减退，如突然停药就会表现出肾上功能不足的症状。对这类患者在停药时应逐渐减量，或给予补充 ACTH，以促使其自身皮质功能的恢复。

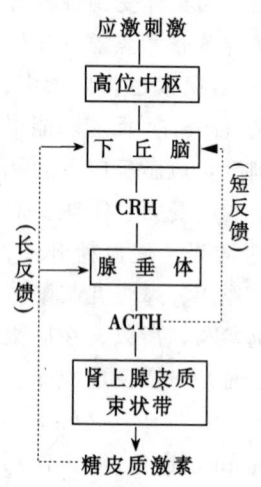

图 11 - 10　糖皮质激素分泌的调节示意图

实线表示促进；虚线表示抑制

2. 盐皮质激素分泌的调节　醛固酮的分泌除受肾素 - 血管紧张素调节外，血 K^+ 浓度升高和血 Na^+ 浓度降低也可直接刺激球状带增加醛固酮的分泌（详见肾脏章节）。

正常情况下，ACTH 对醛固酮分泌的调节作用不明显，但在应激反应中，ACTH 促进其分泌。

二、肾上腺髓质

（一）肾上腺髓质激素的生理作用　肾上腺髓质分泌**肾上腺素**(epinephrine，E) 和**去甲肾上腺素** (norepinephrine，NE)，两者都属于儿茶酚胺类。正常情况下，髓质中 E 和 NE 的比例约为 4:1，但在不同情况下，分泌的比例会发生变化。

肾上腺素和去甲肾上腺素对代谢、心血管系统、内脏平滑肌及神经系统都有作用。这两种激素的生理作用有相似之处，但又不完全相同。其差异的关键在于各种靶组织细胞膜上所存在的受体不同和这两种激素与不同的肾上腺素能受体的结合能力不同。髓质激素的主要生理作用已在各有关章节中分别介绍，现列表 11 - 3 比较如下。

●肾上腺髓质激素属儿茶酚胺（含氮）类激素。

●肾上腺素可与 α 和 β 两类受体结合。去甲肾上腺素主要与 α 受体结合，也可与 $β_1$ 受体结合，但和 $β_2$ 受体结合的能力较弱。

表 11 - 3　肾上腺素与去甲肾上腺素的主要作用

	肾上腺素	去甲肾上腺素
心率	加快	减慢*
心输出量	增加	不定

252

	肾上腺素	去甲肾上腺素
冠状血流量	增加	增加
皮肤小动脉	收缩	收缩
肌肉小动脉	舒张	收缩
血压	升高（心输出量增加）	明显升高（外周阻力增大）
支气管平滑肌	舒张	稍舒张
妊娠子宫平滑肌	舒张	收缩
代谢	增强	稍增强

* 离体心脏消除减压反射影响后，心率可稍快

肾上腺髓质直接受交感节前神经纤维的支配,交感神经系统兴奋时,肾上腺髓质激素分泌增多。髓质激素的作用与交感神经兴奋时的效应相似,因此,把交感神经与肾上腺髓质在结构和功能上的这种紧密的关系,称为**交感－肾上腺髓质系统**。人体安静时，由于交感神经系统的紧张性较弱，髓质激素的分泌量很少。当机体遇到紧急情况时，如畏惧、焦虑、剧痛、失血、脱水、乏氧、暴冷、暴热以及剧烈运动等，该系统立即被调动起来，使髓质激素大量分泌（可达基础分泌量的 1000 倍）。其意义在于调动机体的潜在能力，使得机体与恶劣环境做"斗争"，从而渡过难关，脱离险境。此时，中枢神经系统兴奋性增高，使机体处于警觉状态，反应灵敏；心率加快，心缩力增强，心输出量增加，血压升高，全身血液重新分配，以利于重要器官（如心脏、脑及骨骼肌等）得到更多的血液供应；呼吸加强，肺通气量增大；糖原分解增加，血糖升高，脂肪分解加强，血中游离脂肪酸增多，以便提供更多的能源。此反应称为**应急反应**（emergency）。实际上，引起应急反应的各种刺激也同时引起应激反应。

- 伤害性刺激通过激活交感－肾上腺髓质系统引起应急反应。

（二）肾上腺髓质激素分泌的调节

1. 交感神经　肾上腺髓质直接受交感节前纤维的支配，交感神经兴奋时，节前纤维末梢释放乙酰胆碱，作用于髓质嗜铬细胞上的 N 型受体，使肾上腺素和去甲肾上腺素分泌增加。

2. ACTH　ACTH 主要通过糖皮质激素促进髓质激素的合成，也可直接促进髓质激素的合成。

3. 反馈作用　当细胞内合成的去甲肾上腺素达一定量时，可抑制酪氨酸羟化酶，使去甲肾上腺素合成减少；相反，当肾上腺素和去甲肾上腺素从细胞内释放入血后，胞浆内含量减少，解除了上述的负反馈机制，髓质激素合成增加。

第五节　胰　岛

胰岛是散在于胰腺外分泌细胞之间的一些如同岛屿一样的内分泌细胞群。人类的胰岛细胞分为四类，分别是 A 细胞、B 细胞、D 细胞及 PP 细胞。A 细胞约占胰岛细胞的 20％，分泌胰高血糖素；B 细胞的数量最多，约占胰岛细胞的 60％～70％，分泌胰岛素；D 细胞占胰岛细胞的 5％左右，分泌生长抑素；PP 细胞的数量很少，分泌胰多肽。

- 我国科学家于 1965 年在世界上首先用化学方法人工合成了具有高度生物活性的结晶胰岛素，开创了人工合成蛋白质的先例。

一、胰岛素

胰岛素（insulin）是由 51 个氨基酸组成的小分子蛋白质，分子量约为 6000。B 细胞首先合成的是一个大分子前胰岛素原，以后加工成胰岛素原，再经水解成为胰岛素与连接肽（C 肽），释放入血。胰岛素在血中的半衰期只有 5min，主要在肝内灭活。

（一）胰岛素的生理作用　胰岛素是促进合成代谢、调节血糖浓度的主要激素，对机体的能源物质的贮存和人体生长有重要作用。

1. 对糖代谢的调节　胰岛素促进外周组织对葡萄糖的摄取和利用，加速肝糖原和肌糖原的合成，并抑制糖异生，促进葡萄糖转变为脂肪酸，贮存于脂肪组织。同时又能抑制肝糖原的分解，因而使血糖降低。

2. 对脂肪代谢的调节　胰岛素促进肝脏合成脂肪酸，然后转运到脂肪细胞贮存。胰岛素还促进葡萄糖进入细胞，除了合成脂肪酸外，还可转化为 α-磷酸甘油，脂肪酸与 α-磷酸甘油形成甘油三酯，贮存于脂肪细胞中。同时，胰岛素还抑制脂肪的分解。

3. 对蛋白质代谢的调节　胰岛素促进细胞对氨基酸的摄取和蛋白质的合成，并抑制蛋白质的分解和糖异生。因而有利于机体的生长。

（二）胰岛素分泌的调节

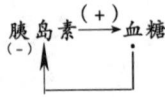

● 血糖浓度既是胰岛素的调节对象，又是控制胰岛素分泌的重要因素。

1. 血糖的作用　血糖浓度是调节胰岛素分泌的最重要的因素。当血糖浓度升高时，胰岛素分泌明显增多，从而促进血糖下降；血糖浓度降低时则抑制胰岛素的分泌，促使血糖回升。血糖浓度对胰岛素分泌的负反馈作用是维持血中胰岛素以及血糖正常水平的重要机制。

2. 氨基酸和脂肪酸的作用　许多氨基酸都有刺激胰岛素分泌的作用，以精氨酸、赖氨酸的作用最强。此外，血中游离脂肪酸和酮体增加时，也可促进胰岛素分泌。

3. 其他激素的作用　①一些胃肠道激素，如抑胃肽、胃泌素、胆囊收缩素和促胰液素等，都能促进胰岛素分泌。②胰高血糖素在胰岛内通过旁分泌作用直接刺激 B 细胞分泌，也可通过提高血糖浓度而间接地促进胰岛素分泌。③生长素、甲状腺激素、皮质醇、雌性激素等对胰岛素的分泌有促进作用；而肾上腺素作用于 B 细胞膜上的 α 受体，抑制其分泌。

4. 神经调节　迷走神经兴奋时释放乙酰胆碱，可通过 M 受体直接促进胰岛素分泌，也可通过刺激胃肠道激素释放，间接促进胰岛素分泌。交感神经兴奋时，则通过 α 受体抑制其分泌。

二、胰高血糖素

胰高血糖素（glucagon）是由 29 个氨基酸组成的直链多肽，分子量 3485，也是由一个大分子前体裂解而来。胰高血糖素在循环中的半衰期为 5~10min，主要在肝内和肾脏灭活。

（一）胰高血糖素的生理作用

胰高血糖素是一种促进分解代谢的激素。胰高血糖素的靶器官主要是肝脏，它具有很强的促进肝糖原分解和糖异生作用，因而使血糖明显升高，故名胰高血糖素。此外，胰高血糖素对脂肪和蛋白质都有促进分解和抑制合成的作用，从而使糖异生的原料增加、糖异生增强。

（二）胰高血糖素分泌的调节

1. 血糖的作用　胰高血糖素的分泌与胰岛素相同，也主要受血糖浓度的影响。血糖浓度降低时胰高血糖素分泌增加，反之减少。

2. 氨基酸的作用　氨基酸的作用与葡萄糖相反，氨基酸能直接刺激胰高血糖素分泌，也可通过促进胰岛素释放使血糖降低间接地促进胰高血糖素的分泌。

3. 其他激素的作用　胰岛素可通过降低血糖浓度间接刺激胰高血糖素分泌，但 B 细胞分泌的胰岛素和 D 细胞分泌的生长抑素经旁分泌途径直接作用于邻近的 A 细胞，抑制胰高血糖素的分泌。

4. 神经调节　迷走神经兴奋通过 M 受体抑制胰高血糖素分泌，而交感神经兴奋通过 β 受体促进其分泌。

第六节　甲状旁腺素、降钙素和维生素D_3

甲状旁腺分泌的甲状旁腺素和甲状腺 C 细胞分泌的降钙素以及$1,25-(OH)_2-D_3$共同调节体内钙、磷代谢，维持血钙的正常水平。

一、甲状旁腺素

甲状旁腺素（parathyroid hormone，PTH）是体内调节血钙浓度的最重要激素，化学结构是由 84 个氨基酸组成的直链多肽。

（一）甲状旁腺素的生理作用　PTH 的生理作用主要是升高血钙和降低血磷。主要是通过以下途径引起的：

1. 对骨的作用　体内 99% 以上的钙主要以磷酸钙的形式贮存于骨组织中。骨组织中贮存的钙和血浆中游离的钙经常相互转换，处于动态平衡中。PTH 能动员骨钙入血，提高血钙浓度。此作用包括快速效应和延缓效应两个时相。**快速效应**在 PTH 作用后数分钟内即出现，主要是 PTH 能迅速提高骨细胞膜对Ca^{++}的通透性，使骨液中的Ca^{++}进入细胞内，进而使骨细胞膜上的钙泵活动增强，将Ca^{++}转运至细胞外液。**延缓效应**在 PTH 作用后 12～14 小时出现，并在几天或几周后方达高峰。这是由于 PTH 通过刺激破骨细胞活动增强而实现的。

●主要靶器官：骨、肾
●主要作用：升高血钙
●主要机制：
①动员骨钙入血；
②促进肾重吸收钙；
③激活肾羟化酶。

2. 对肾的作用　PTH 能促进远球小管对钙的重吸收，使尿钙减少，血钙升高，同时还能抑制近球小管对磷的重吸收，使尿磷增加，血磷降低。

PTH 对肾脏的另一重要作用是激活$1,25-$羟化酶的活性，使$25-(OH)-D_3$转变为具有活性的$1,25-(OH)_2-D_3$，后者动员骨钙入血，增进消化道对钙的吸收，使血钙浓度升高。

（二）甲状旁腺素分泌的调节

PTH 的分泌主要受血钙浓度的调节。血钙浓度稍有下降即可使 PTH 分泌量迅速增加；而血钙浓度升高时，又通过负反馈作用减少 PTH 的分泌。

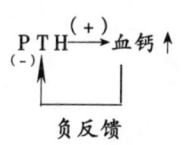

二、降钙素

降钙素（calcitonin，CT）是由甲状腺 C 细胞分泌的，其化学结构是由 32

个氨基酸组成的多肽，分子量为3400。

（一）降钙素的生理作用

降钙素的生理作用主要是降低血钙和血磷，其主要的靶器官是骨，对肾也有一定的作用。

1. 对骨的作用　CT能够抑制原始骨细胞向破骨细胞转化并促进破骨细胞转化为成骨细胞，同时抑制破骨细胞的活动。由于破骨细胞的数量减少，活动减弱，致使溶骨过程减弱，从而减少骨钙的释放，导致血钙浓度降低。

2. 对肾的作用　CT能抑制肾小管对钙、磷、钠及氯的重吸收，使这些离子从尿中排出增多，导致血钙、血磷浓度降低。

（二）降钙素分泌的调节

降钙素的分泌主要受血钙浓度的调节。当血钙浓度升高时，降钙素分泌增多；相反，血钙浓度降低则抑制其分泌。此外，进食引起一些胃肠道激素（如胃泌素、促胰液素等）的分泌具有促进降钙素分泌的作用。

三、维生素 D_3

从食物中摄取的维生素 D 以及在紫外线照射下由皮肤中 7 - 脱氢胆固醇转化而来的维生素 D，它们都没有生物活性。需先在肝内羟化成25 - (OH) - D_3，然后在肾脏进一步羟化成 1,25 - (OH)$_2$ - D_3，方具有生物活性。

维生素 D_3 的主要作用是促进消化道对钙的吸收并能动员骨钙入血，提高血钙浓度。

高血钙及甲状旁腺激素能增强肾脏内羟化酶活性，使1,25 - (OH)$_2$ - D_3 生成增加。

现将 PTH、CT 和1,25 - (OH)$_2$ - D_3 对血钙的调节作用归纳如图 11 - 11。

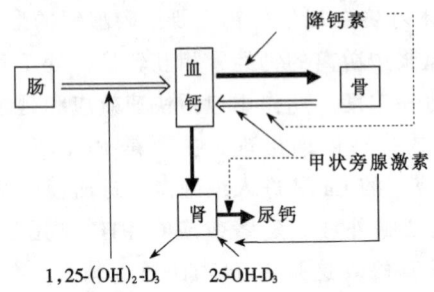

图 11 - 11　PTH、CT 和 1，25 - （OH)$_2$ - D_3 对血钙的调节示意图

粗箭头表示血钙的来源与去路，→表示促进，┈┈→表示抑制

（南瑞生）

第十二章 生 殖

生物体生长发育到一定阶段后，能够产生与自己相似的子代个体，这种功能称为生殖。在高等动物，生殖是通过两性生殖器官的活动实现的。生殖过程包括生殖细胞（精子和卵子）的形成过程、交配和受精过程以及胚胎发育等重要环节。

第一节 男 性 生 殖

男性主要生殖器官是睾丸，此外，还有附睾、输精管、精囊腺、前列腺、尿道球腺、阴茎等附属性器官。本节主要介绍青春发育期后的睾丸功能。

一、睾丸的功能

睾丸具有产生精子和内分泌功能。

（一）睾丸的生精作用 睾丸由曲精细管和间质细胞组成。曲精细管上皮又由生精细胞和支持细胞构成。原始的生精细胞为精原细胞。从青春期开始，精原细胞分阶段发育形成精子。其过程为：精原细胞→初级精母细胞→次级精母细胞→精子细胞→精子。整个生精过程大约历时两个半月。

支持细胞为各级生精细胞提供营养，并起着保护与支持作用，为生精细胞的分化营造合适的环境。

新生的精子释放入曲精管腔后，本身并没有运动能力，而是靠小管外周肌样细胞的收缩和管腔液移动被运送到附睾内。在附睾内精子进一步成熟，并获得运动能力。附睾上皮细胞的分泌物对精子有营养作用，附睾又是主要的精子贮存场所。

此外，精子的生成需要适宜的温度。阴囊内温度较腹腔内温度低 2℃左右，适合于精子的生成。

（二）睾丸的内分泌功能 睾丸的间质细胞分泌雄激素，支持细胞分泌抑制素。

1. 睾酮的生理作用 睾丸间质细胞分泌的雄激素主要是**睾酮**（testosterone）。睾酮的主要作用有：①促进睾丸曲精细管的发育和精子的生成。②刺激生殖器官的生长、发育；促进男性副性征的出现并维持其正常状态；维持正常的性欲。③促进蛋白质代谢，特别是肌肉和生殖器官的蛋白质代谢；促进骨骼生长与钙磷沉积；促进水钠潴留以及红细胞生成等。

2. **抑制素** 抑制素（inhibin）是睾丸支持细胞分泌的一种糖蛋白激素，分子量为 31000～32000。它对腺垂体 FSH 的分泌有很强的抑制作用，而生理剂量的抑制素对 LH 的分泌无明显影响。

二、睾丸功能的调节

睾丸的活动经常受到下丘脑－腺垂体的调控，而睾丸分泌的激素又对下丘

● 睾丸是男性主要生殖器官，具有产生精子和分泌男性激素的功能。

● 精子在附睾内获得运动能力，并在此贮存。

● 睾酮由睾丸间质细胞分泌。

● 睾丸支持细胞分泌抑制素，可抑制 FSH 的分泌。

● 睾丸功能受下丘

脑－腺垂体进行反馈调节。

（一）下丘脑－腺垂体对睾丸活动的调节　下丘脑通过释放**促性腺激素释放激素**（GnRH），经垂体门脉系统运输到腺垂体，调控着腺垂体卵泡刺激素（follicle-stimulating hormone，FSH）和黄体生成素（luteinizing hormone，LH）的分泌，进而影响睾丸的功能。

1. 腺垂体对曲精细管生精作用的调节　腺垂体分泌的 FSH 和 LH 对生精过程都有调节作用。LH 的作用是通过睾酮实现的。生精过程受 FSH 和睾酮的双重控制。大鼠实验表明，FSH 起着始动生精的作用，而睾酮则有维持生精的效应。

2. 腺垂体对间质细胞睾酮分泌的调节　腺垂体分泌的 LH 促进间质细胞合成和分泌睾酮，所以 LH 又称为间质细胞刺激素。

（二）睾丸激素对下丘脑－腺垂体的反馈调节

血中睾酮浓度升高，可作用于下丘脑和腺垂体，抑制 GnRH 和 LH 的分泌。支持细胞分泌的抑制素对腺垂体 FSH 的分泌有负反馈调节的作用。

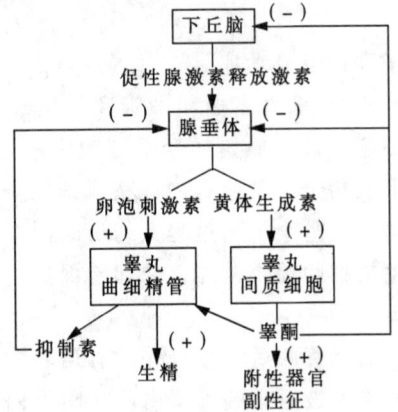

图 12 - 1　下丘脑－腺垂体－睾丸轴
（＋）表示促进，（－）表示抑制

第二节　女性生殖

女性主要生殖器官是卵巢。女性生殖功能主要包括卵巢的生卵作用与内分泌功能、妊娠与分娩等。

一、卵巢的功能

卵巢具有产生卵子和内分泌功能。

（一）卵巢的生卵作用　卵子由卵巢内的原始卵泡发育而成。原始卵泡内含有一个初级卵母细胞，周围还有一层卵泡细胞。自青春期起，一般每月有 15～20 个卵泡开始生长发育，但一般只有一个卵泡发育成熟。成熟卵泡壁发生破裂，卵被排出，称为**排卵**（ovulation）。排卵后，残存卵泡内的颗粒细胞和内膜细胞增生，逐渐形成**黄体**。若排出的卵未受精，黄体在排卵后 10 天开始退化、变性、纤维化而转变成白体，称为月经黄体。若卵子受精，黄体继续发育成为妊娠黄体。

女子在生育年龄，卵泡的生长发育、排卵与黄体形成呈现周期性变化，每月一次，周而复始，称为卵巢周期。

（二）卵巢的内分泌功能　卵巢主要分泌两种激素，即雌激素和孕激素。此外还分泌少量雄激素和抑制素。

1. 雌激素（estrogen）　卵巢在排卵前由卵泡分泌雌激素，排卵后由黄体分泌雌激素，妊娠黄体及胎盘均能分泌雌激素。

●雌激素可由卵泡、黄体及胎盘分泌。

人体内的雌激素主要是**雌二醇**（estradiol，E_2），另外还有雌酮和雌三醇，其中以雌二醇的作用最强。

现认为雌激素是由卵泡的内膜细胞和颗粒细胞共同分泌的。首先是内膜细胞在 LH 的作用下产生雄激素（雄烯二酮），然后扩散至颗粒细胞，在 FSH 作用下，进而把雄激素转变为雌激素（图 12－2）。

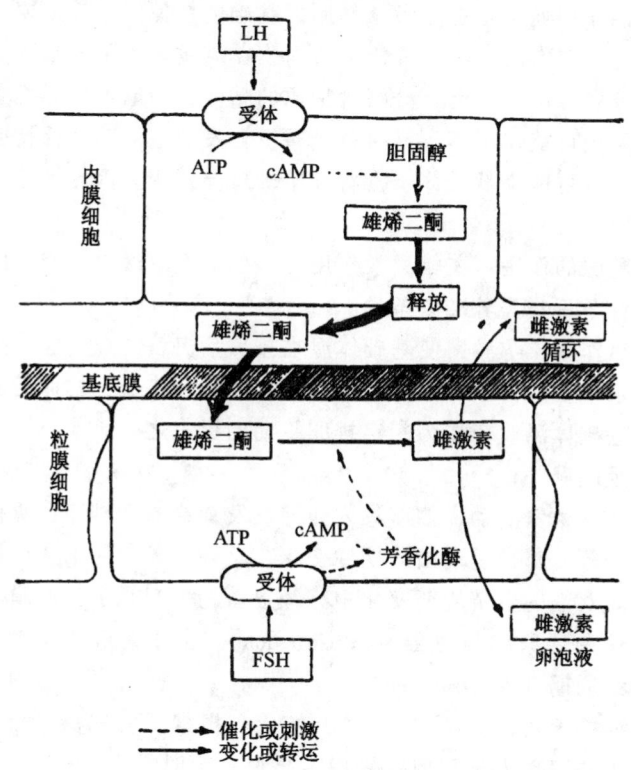

图 12－2　雌激素分泌示意图
┈┈►催化或刺激　→变化或转运

雌激素可促进女性生殖器官的发育和副性征的出现，并维持其在正常状态。此外，雌激素对代谢也有明显影响。雌激素的生理作用主要表现在以下方面：

（1）对生殖器官：①雌激素可协同卵泡刺激素促进卵泡发育并诱导和促进排卵；②促进子宫内膜发生增生期变化，促进子宫颈分泌大量稀薄的粘液，有利于精子的穿行；③增强输卵管的运动，有利于精子与卵子的运行；④促进阴道上皮细胞增生、角化，使阴道上皮细胞内糖原增加，阴道呈酸性而增强抵抗细菌的能力。绝经期妇女由于雌激素分泌减少，阴道抵抗力降低而易患老年性阴道炎。

（2）对副性征：雌激素刺激乳腺导管和结缔组织增生，促进乳腺发育，并使全身脂肪和毛发分布具有女性特征，如骨盆宽大、声调变高、臀部肥厚等。

（3）对代谢的影响：雌激素能促进肌肉蛋白质合成，加强钙盐沉着，对青春期发育与成长起促进作用。雌激素能降低血浆胆固醇，减少主动脉的弹性硬蛋白，对减轻动脉粥样硬化可能有作用。这可能是生育年龄妇女心血管系统发病率较男子低的原因。雌激素影响皮下脂肪的沉积，尤以肩、胸、背部较为明显，形成女性特有体型。雌激素能促进水分由血管进入组织间隙，使血容量减少，从而引起醛固酮分泌增加，促进水、钠潴留，引起水肿，这可能是某些妇女在月经前期水肿的原因。

2. 孕激素（progestogen，P）　孕激素主要由月经黄体、妊娠黄体和胎盘分泌。孕激素的作用通常是在雌激素作用的基础上发挥的，其主要作用有：

（1）对子宫的作用：孕激素使子宫内膜在雌激素作用的基础上，内膜细胞体积增大，分泌腺由直变弯，分泌含糖原的粘液，为妊娠做好准备，以利胚泡着床。孕激素还可能使子宫不易兴奋，减少自发放电活动，保持胚胎有较"安静"的环境，且可能降低母体子宫对胚胎的排异作用。因而缺乏孕激素时，有早期流产危险。

（2）对乳腺的作用：在雌激素作用的基础上，孕激素促使乳腺腺泡与导管发育，并在怀孕后为泌乳准备条件。

（3）产热作用：孕激素使基础体温在排卵后升高 1℃ 左右，并在黄体期一直维持在此水平上。由于体温在排卵前先表现短暂降低，排卵后升高，所以临床上将这一基础体温改变作为判定排卵日期的标志之一。

二、月经周期

许多动物的生殖活动，如卵巢内卵泡的发育成熟和排卵，腺体的分泌及子宫内膜的改变等，都常呈现出周期性变化，这种现象称为生殖周期。人类也存在生殖周期。女性的生殖周期变化中，最显著的表现是子宫内膜剥脱、出血从阴道流出。这种现象称为**月经**（menstruation）。由于月经表现为周期性出现，因此称为**月经周期**（menstrual cycle）。

月经周期的长短因人而异，平均 28 天。根据子宫内膜的变化分为三期：①月经期：主要表现为子宫内膜剥脱、出血，历时 3～5 天。②增殖期：主要表现为子宫内膜增生变厚，血管和腺体增生，但腺体尚不分泌，历时约 10 天。③分泌期：主要表现为子宫内膜进一步增生变厚，血管扩张充血，腺体分泌。也可根据月经周期中卵巢的变化，将月经周期分为排卵之前的卵泡期和排卵后的黄体期两个阶段。

三、月经与排卵的激素调节

月经周期中卵巢和子宫内膜的变化，与体液中 GnRH、FSH、LH 及卵巢激素的变化有紧密的联系。可见，月经周期的各种变化是在下丘脑－腺垂体－卵巢轴的调控下完成的。现按卵巢变化的两个时期，分别讨论它们与激素的关系（图 12－3）

●孕激素主要由黄体及胎盘分泌，它通常在雌激素作用的基础上促进子宫、乳腺进一步发育，为妊娠做准备。

●在卵巢激素周期性分泌影响下，子宫内膜发生周期性剥落和出血的现象称为月经。

●月经周期中子宫内膜的变化是在下丘脑－腺垂体－卵巢轴的调控下完成的。

260

（一）卵泡期　此期是指卵泡开始生长发育至成熟卵泡形成的过程，相当于子宫内膜的月经期和增殖期。

卵泡期开始时，血中雌激素（E_2）和孕激素（P）浓度很低，故二者对下丘脑和腺垂体的负反馈作用减弱或消除，致使下丘脑 GnRH 分泌增加，进而使腺垂体 FSH 和 LH 的分泌也增加。FSH 促使卵泡生长发育成熟，并在 LH 的协同作用下，使成熟卵泡分泌雌激素。在雌激素的作用下，子宫内膜表现为增殖期的变化。至排卵前一天左右，血中雌激素浓度达到顶峰。通过**中枢性正反馈**作用，使下丘脑 GnRH 分泌增多，刺激腺垂体分泌 LH 与 FSH，尤其是 LH 的分泌明显增加，形成 LH 分泌高峰。在高浓度 LH 的作用下，已发育成熟的卵泡破裂排卵。

（二）黄体期　此期是排卵后由残存卵泡变为黄体及黄体退化的过程，相当于子宫内膜的分泌期。

排卵后的残存卵泡，在 LH 的作用下形成黄体。同时 LH 促进黄体分泌雌激素和大量的孕激素。致使血中雌激素水平出现第二次高峰及孕激素分泌高峰。子宫内膜在雌激素作用的基础上又接受孕激素的刺激，表现为分泌期变化。

高浓度的雌激素和孕激素，通过负反馈作用使 FSH 和 LH 的分泌减少。若未受精，黄体得不到 LH 的支持，逐渐退化，大约在排卵后二周左右变为白体。于是，血中雌激素和孕激素水平明显下降，子宫内膜血管发生痉挛性收缩，随后出现子宫内膜剥脱与流血，出现月经。

雌激素和孕激素分泌减少，对下丘脑、腺垂体的负反馈减弱或消除，使 GnRH、TSH 和 LH 的分泌又开始增加，重复另一周期。如怀孕，胎盘分泌的绒毛膜促性腺激素可维持妊娠黄体的功能。

四、胎盘的内分泌功能

胎盘形成后，胎盘成为妊娠期的一个重要内分泌器官，大量分泌蛋白质激素、肽类激素和类固醇激素，使得妊娠能正常地维持。

（一）**人绒毛膜促性腺激素**（human chorionic gonadotrophin，HCG）　HCG 是一种糖蛋白。其生理作用与 LH 的作用相似。在妊娠早期刺激月经黄体转变成妊娠黄体，并维持其继续分泌雌激素，大约在妊娠黄体 10 周左右后，发生退化的同时，胎盘分泌孕激素和雌激素，逐渐接替妊娠黄体的功能。

HCG 可进入母体血中并由尿排出。在受精后第 8～10 天就出现在母体血中，随后其浓度迅速升高，在妊娠 60 天左右达到高峰，然后又迅速下降，在妊娠 20 周左右降至较低水平并一直维持至分娩。

（二）**人绒毛膜生长素**（human chorionic somatomammotropin，HCS）　HCS 是一种单链多肽激素，含有 191 个氨基酸残基，其中 96％ 与人生长素相同。因此具有生长素的作用，可调节母体与胎儿的物质代谢，促进胎儿生长。

（三）**雌激素和孕激素**

胎盘本身不能独立产生类固醇激素，需要从母体或胎儿得到前身物质，再加工合成雌激素和孕激素。妊娠后10周左右，胎盘接替妊娠黄体开始分泌雌

●在 FSH 和 LH 作用下，卵泡成熟并分泌雌激素，使子宫内膜出现增生期变化。

●LH 峰是由排卵前雌激素高峰诱导而出现的。

●LH 峰为排卵所必需。

●黄体分泌的雌激素和孕激素①使子宫内膜出现分泌期变化；②反馈抑制 FSH 和 LH 的分泌，导致黄体退化，引发月经。

●HCG 在妊娠早期即出现，检测母体血中或尿中的 HCG 可作为诊断早孕的指标。

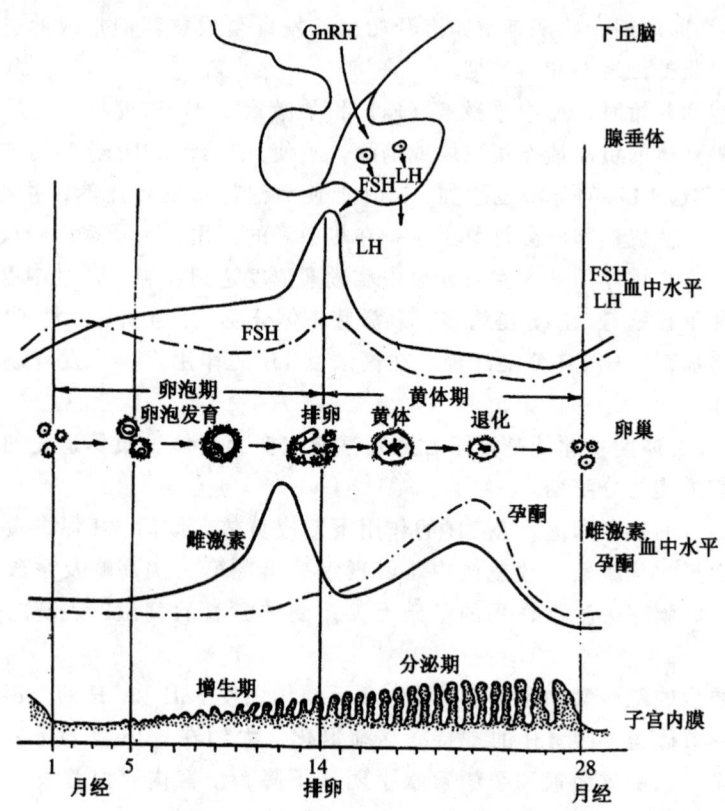

图 12-3 月经周期中各种变化和激素分泌水平的关系

激素和孕激素。使妊娠得以维持。胎盘分泌的雌激素主要是雌三醇。目前认为雌三醇可能是胎儿与胎盘共同参与生成的。因此，检测母体血中雌三醇含量的多少，可用来判断胎儿是否存活。

（南瑞生）

第十三章　衰　老

一、衰老的概念

在生命过程中，随着年龄的增长，所有的生物体都将发生功能上和器质上的某些变化，其主要表现是机体各器官、组织结构、生理功能和心理行为上的退化，这种变化过程称为**生理老化**（physiological aging），即衰老。虽然衰老是生命过程中与时间推移密切结合的不可逆的一种表现，但其进程却受诸多因素影响，与疾病、营养、生活方式（如运动、烟酒嗜好、生活不规律等）、环境和精神因素相互关联，密不可分。机体衰老时，各器官、系统的"生理储备"减少或消失，对疾病及其他破坏内环境稳定的因素耐受性很差，容易患病。因此，衰老和疾病常混合存在。正确认识衰老、延缓衰老并提高老年人生活质量是医学研究面临的重要课题。

年龄是以时间为单位计算人类个体生存期间的概念。通常有两种表示法。**时序年龄**是以时间表示自出生以后经历期间的个体年龄。**生理年龄**是指从正常个体生理学或解剖学上发育状况所推算的年龄。时序年龄取决于生存期的长短，而生理年龄取决于机体功能及结构的老化程度。由于先天性遗传因素与后天环境等因素不同，时序年龄与生理年龄之间的发展并不完全平行，有的人时序年龄不大，但未老先衰；有的人时序年龄虽已很高，但体质健壮、脏器功能和思维等未见衰退，尚在有为之时。因此，给"老年"下一个确切的定义是困难的。国际上目前没有对老年人的年龄界限作出统一的划分标准，多根据本国情况而定。我国1982年规定60岁以上作为划分老年人的标准。现阶段我国老年人的时序年龄分期的划分标准如下：45～59岁为老年前期；60～89为老年期；90岁以上为长寿期；分别称之为中老年人、老年人和长寿老人。

二、衰老的主要特征

（一）衰老的体态变化特点　主要表现在皮肤、毛发、指（趾）甲的变化以及身高体重的增减。

1. 皮肤与毛发　皮肤与毛发的改变是步入衰老过程的最初信号。主要表现有：皮肤弹性降低，皮下脂肪减少，而出现皮肤松弛，皱纹增加，皮肤的防御功能和损伤后愈合能力下降；身体暴露部分色素沉着，老年斑随年龄而增多；皮脂腺及汗腺的分泌减少，皮肤干燥易痒；皮肤神经末梢的密度减少，感觉迟钝。与此同时，毛发更新能力减弱，开始脱发，秃发以头顶及前额部位最为明显，并且头发变成灰白色、少光泽。

2. 身高与体重　人体在衰老过程中，身高因椎间盘萎缩、脊柱骨扁平而减低。从30～90岁之间身长下降程度，男子约为2.25%，女子约为2.5%。体重变化不明显。

3. 指（趾）甲的变化　指（趾）甲生长速度变慢，颜色变浊少光泽，甲面出现纵脊等。

● 衰老是指机体的器官组织随年龄增长而发生的组织结构、生理功能和心理行为上的退化过程。

● 我国1982年规定60岁以上作为划分老年人的标准。

263

（二）各系统的衰老表现　器官及系统的衰老应追溯至基本的细胞层次，细胞老化表现为细胞结构与功能的改变，如细胞内水分减少、酶活性降低、色素等的堆积，特别是 DNA 的复制和转录功能降低。同时，细胞间质老化，主要为胶原纤维形成不良，数目少，韧性差；弹性纤维合成减少，更新慢等。上述细胞和间质的老化必然使各器官、系统的特有功能发生障碍，一般表现为储备能力减低，适应能力下降，抵抗力减退等。

1．感觉器官　各种感觉均有不同程度的减退，以视觉和听觉的减退最为明显。

（1）视觉　一般在 40～50 岁时，睫状肌的调节能力降低，晶状体弹性变差或开始消失，眼视近物的调节能力降低，近点远移，形成老视眼。晶状体混浊，易发生老年性白内障。此外，视野范围也随年老变窄，暗适应的能力在 60 岁以后明显降低。眼对房水重吸收的能力降低，易发生青光眼。

（2）听觉　从 30 岁开始逐渐减退，首先出现的是对 5000Hz 以上的高频声音听阈上升，至 60 岁时除高音部阈值更加上升外，对于中音部（500～2000Hz）的阈值也同时上升，最终形成老年性耳聋，而对日常谈话产生影响。此外，老年人鼓膜增厚，听小骨活动迟钝，内耳毛细胞老化，听神经细胞数和纤维数均减少，故老年性耳聋既有传音性又有感音性，是一种全面的听力障碍。

2．神经系统　人类神经系统的细胞，在出生后已不再分裂、增加，而是随着年龄增加细胞不断死亡。一般 40 岁后，脑组织逐渐萎缩，脑细胞数减少，神经元内脂褐质的沉积增加，神经递质合成减少。因此，神经的调控功能减退，表现有兴奋和抑制过程的转换速度变得缓慢，睡眠不佳，近期记忆减退。对外界反应迟钝，动作的灵活性、协调性都变差。注意力不集中，思维敏捷性降低，对外界事物的兴趣范围变小，易产生孤独感和发生老年痴呆。

3．运动系统　运动功能随着年龄增加而减退。老年人肌肉纤维萎缩并减少，收缩力减弱。关节囊和肌腱韧带变僵硬，造成关节灵活性差。老年人还常见骨质疏松或骨质增生。前者易造成骨折，后者易造成局部神经、血管受压。椎间盘呈退行性变，脊柱变短并弯曲，故多出现驼背。

4．循环系统　老年期心肌纤维萎缩，顺应性下降，收缩力减弱，心输出量可较青年人减少 30%～60%，心指数约减少 0.8%。心贮备力也降低，在应激时（如运动负荷），心率、每搏输出量、心输出量不能相应增加，甚或降低。老年人窦房结内和周围有网状纤维增生，一些传导束支因长期劳损、缺血、受压等因素引起纤维化、硬化和钙化，因而易发生房室传导阻滞。此外，主动脉和周围动脉管壁增厚，硬化程度增加，对血流的阻抗增加，收缩压、脉压增加。在 40～80 岁间男性收缩压约增加 25mmHg，女性约增加 35mmHg，舒张压则在 60 岁以后轻微下降。

5．呼吸系统　随年龄增加，呼吸肌萎缩，肋骨关节硬化，以及脊柱后凸，胸廓桶状变形，使呼吸运动功能降低。老年人支气管粘膜萎缩，纤毛运动少而弱，加上咳嗽反射减弱，呼吸道分泌物不易咯出，易引起呼吸道感染。此外，老年人的肺泡数量减少，肺泡融合，泡腔增大，肺泡壁的微血管逐渐减少或部分消失。这些变化导致老年人肺的呼吸面积减少，肺换气效率下降。

6．消化系统　随年龄增加，牙齿逐渐损坏脱落，唾液腺分泌稀少，口腔干燥，味觉减退，吞咽能力下降，影响了食物的摄入与消化。另外，老年人消化道粘膜和肌层萎缩，胃液、胆汁和胰液分泌减少，各种酶的活性降低，因此胃肠的消化吸收功能减弱，尤以钙、铁及维生素 B_{12} 的吸收障碍为甚。

7．泌尿系统　老年人肾脏重量减轻，肾单位和肾血流量均明显减少。有人报道，人至 80 岁时，肾单位比青年期减少 1/3～1/2，肾血流量及肾小球滤过率（GFR）也分别减少近 50%。此外，肾小管和集合管的重吸收和分泌功能逐渐减退，尿液浓缩功能等降低。膀胱容量也减少，括约肌萎缩，易发生尿频、尿急、尿失禁及夜尿增多现象。男性老人还常有前列腺增生、肥大，引起排尿困难。

8．生殖系统　男女两性的生殖腺均可出现腺体萎缩与间质纤维化增生，使男、女附性器官和副性征逐渐退变，生殖功能减退或停止。人在步入老年期前有一过渡时期，称为更年期。女性一般发生在 45～50 岁，男性一般在 55～65 岁间。更年期的主要临床表现为由于自主神经功能失调所致的心悸不适、高血压等心血管症状，同时伴有记忆力减退、失眠、焦虑、抑郁易激动等精神神经症状以及新陈代谢方面的障碍。更年期症状以女性最为明显。

●女性更年期一般发生在 45～50 岁，男性稍晚。

9．内分泌系统　随年龄增长，下丘脑和垂体等内分泌器官都有不同程度的老化，使性腺、甲状腺和肾上腺皮质功能减退。结果更加促使组织的衰老和引起某些疾病。如性激素的分泌减少易引起骨质疏松而导致骨折；男性雄激素水平失调常会发生前列腺肥大；肾上腺皮质激素分泌失调可引起物质代谢紊乱。内分泌失调还可使老年人的应激反应能力降低。此外，胰岛 B 细胞功能降低以及肝细胞膜上的胰岛素受体对胰岛素的敏感性降低，导致老年人的糖尿病发病率增高。

三、延缓衰老的途径

（一）寿命　**寿命**是指从生到死的时间。有人提出人的自然寿命相当于性成熟期的 8～10 倍。按人的性成熟期 14～15 岁计算，人的自然寿命应是 110～150 岁。然而有许多因素影响人的寿命，如遗传、环境、社会和个人因素等。在饥寒交迫、缺医少药的旧中国，素有"人过七十古来稀"之说。在改革开放后的今天，我国人均寿命已较前大大延长，活过"古稀"的人已很常见。有关长寿的调查表明，一般长寿家系的子女，在社会经济发达、生活安定富裕的地区及在环境无污染的高寒山区生活的人寿命较长。而不良的生活、饮食、卫生习惯及精神忧郁、苦闷将导致寿命的缩短。另外，女性寿命一般比男性高。

（二）延缓衰老的途径　长寿与健康有着密切的关系，只有在健康的情况下才能有长寿。对于老年人来说，保持健康、延年益寿的途径，主要应重视以下几方面：

1．科学的饮食调养　（1）对运动量少，但食欲旺盛的人要适当减少碳水化合物的摄入量（因为老年人对碳水化合物的吸收能力不降低），避免体重增加而引起的疾病。（2）老年人对蛋白质的消化、吸收能力已经低下，即使是肥胖的老年人也不要减少蛋白质的摄入量，以防发生低蛋白血症和贫血。（3）从预防动脉硬化的角度，应限制动物性脂肪，而以食用植物性脂肪为主。(4) 多食蔬菜水果，保证足够的维生素的供应；限制钠盐的摄入量，适量多饮水。由于老年人容易出现钙的缺乏，故要注意钙的补充，还要多食富含纤维素的食物。

2. 适度的体力活动　运动和劳动能促进血液循环，增强机体的新陈代谢过程，改善各器官、系统的功能，延缓器官、系统老化的过程。同时，运动和劳动增强了机体能量代谢，再配合饮食的控制（即降低摄取的卡量），是预防肥胖和减肥的可信赖的办法。

3. 合理的生活方式　　(1) 注意生活起居的规律化，使机体各部分功能有条不紊。(2) 注意劳逸结合，保证良好的夜间睡眠。(3) 戒除不良嗜好，不吸烟、不酗酒。(4) 积极防治疾病，做到有病早治，无病早防。

4. 良好的精神状态　情绪稳定及乐观开朗的精神状态能增强机体的免疫力，使大脑皮层兴奋和抑制过程协调，使植物性神经系统和内分泌功能正常，各器官系统处于良好的功能状态。老年人积极合理地用脑，可增加脑的血液循环，促进脑细胞的代谢，延缓大脑的衰老过程。

（周崇坦）